AF898317

Carl-Auer

## Systemische Therapie und Beratung

In den Büchern der Reihe zur Systemischen Therapie und Beratung präsentiert der Carl-Auer Verlag grundlegende Texte, die seit seiner Gründung einen zentralen Stellenwert im Verlag einnehmen. Im breiten Spektrum dieser Reihe finden sich Bücher über neuere Entwicklungen der systemischen Arbeit mit Einzelnen, Paaren, Familien und Kindern ebenso wie Klassiker der Familien- und Paartherapie aus dem In- und Ausland, umfassende Lehr- und Handbücher ebenso wie aktuelle Forschungsergebnisse. Mit den roten Bänden steht eine Bibliothek des systemischen Wissens der letzten Jahrzehnte zur Verfügung, die theoretische Reflexion mit praktischer Relevanz verbindet und als Basis für zukünftige nachhaltige Entwicklungen unverzichtbar ist. Nahezu alle bedeutenden Autoren aus dem Feld der Systemischen Therapie und Beratung sind hier vertreten, nicht zu vergessen viele Pioniere der familientherapeutischen Bewegung. Neue Akzente werden von jungen und kreativen Autoren gesetzt. Wer Systemische Therapie und Beratung in ihrer Vielfalt und ihren transdisziplinären und multiprofessionellen Zusammenhängen verstehen will, kommt um diese Reihe nicht herum.

Tom Levold

Herausgeber der Reihe *Systemische Therapie und Beratung*

Carmen C. Unterholzer

# 101 Ideen für die systemische Gruppentherapie

2026

Themenreihe »Systemische Therapie und Beratung«
hrsg. von Tom Levold
Reihengestaltung: Uwe Göbel
Umschlaggestaltung: B. Charlotte Ulrich
Umschlagfoto: © Владимир – stock.adobe.com | KI-generiert
Redaktion: Nicola Offermanns
Satz: Drißner-Design u. DTP, Meßstetten
Printed in Germany
Druck und Bindung: CPI books GmbH, Leck

Erste Auflage, 2026
ISBN 978-3-8497-0627-2 (Printausgabe)
ISBN 978-3-8497-8588-8 (ePUB)


Bibliografische Information der Deutschen Nationalbibliothek:
Die Deutsche Nationalbibliothek verzeichnet diese Publikation
in der Deutschen Nationalbibliografie; detaillierte bibliografische
Daten sind im Internet über http://dnb.d-nb.de abrufbar.

Informationen zu unserem gesamten Programm, unseren Autoren
und zum Verlag finden Sie unter: https://www.carl-auer.de/

# Inhalt

*Im Gedenken an meine Schwester Ruth*
*(1970–2025)*

# Einleitung

Wozu noch ein Buch über systemische Methoden? Ist der Markt für systemische Literatur nicht bereits ausgiebig mit Büchern dieser Art gesättigt? Ja und nein. Ja, weil tatsächlich in den letzten Jahren viele Methodenbücher publiziert wurden (u. a. Eickhorst u. Röhrbein 2019; Asen u. Scholz 2015; Hanswille 2022b; Brauer 2025). Und nein – aus mindestens zwei Gründen: Erstens fehlt für das Setting »Gruppentherapie« nach wie vor ein Buch über systemische Methoden und zweitens, weil wir, meine Kolleg:innen und ich, am Institut für Systemische Therapie (IST), Wien, immer wieder erfahren, dass sich systemische Therapeut:innen, die eigentlich für Mehrpersonensettings ausgebildet sind, vor Gruppen scheuen – oft, weil es ihnen an »Methodischem« fehlt. Diese Lücke will das vorliegende Buch, wenn schon nicht schließen, so zumindest etwas kleiner machen.

Seit vielen Jahren arbeite ich mit Gruppen. Als niedergelassene systemische Psychotherapeutin arbeite ich in meiner Praxis mit geschlossenen, störungsunspezifischen Gruppen. Die Vielfalt ist ein wichtiger Faktor in diesen Gruppen, die Teilnehmer:innen kommen mit unterschiedlichen Anliegen, ihr Alter variiert stark: Die jüngsten sind junge Erwachsene Mitte 20, die ältesten über 70. Als Lehrtherapeutin begleite ich Ausbildungsgruppen und Selbsterfahrungsgruppen, als Poesie- und Bibliotherapeutin initiiere und leite ich Schreibgruppen. Gruppen sind also nicht nur in meinem privaten Leben relevante Systeme, sondern auch in meinem beruflichen Alltag.

Seit 2017 konzipieren wir – das Institut für Systemische Therapie (IST), Wien – Curricula zur systemischen Gruppentherapie, damals noch einzigartig im deutschsprachigen Raum. Wir haben seither mehrere Lehrgänge mit jeweils verschiedenen Themen und Referent:innen organisiert. Beim ersten Curriculum konzentrierten wir uns auf unterschiedliche Zielgruppen (Kinder, Jugendliche, Angehörige, ältere Menschen), beim zweiten dann auf unterschiedliche systemische Zugänge (problemorientiert, lösungsorientiert, narrativ, hypnosystemisch) sowie auf Familienrekonstruktion und Multifamilientherapie. Das dritte Curriculum setzte auf wenig berücksichtigte Themen in der systemischen Gruppentherapie wie Körper und Gefühle, das vierte auf Methodisches. Im bisher letzten Lehrgang, dem fünften Curriculum, das im Herbst 2025 startete, liegt der Fokus auf schwierigen Gefühlen und auf konflikthaften Situationen, die in Gruppentherapien entstehen oder ausgelöst werden können.

2022 erschien das *Handbuch der systemischen Gruppentherapie* (Unterholzer u. Gröger 2022), das ich mit meinem Kollegen Herbert Gröger herausgegeben habe. Methodisches wird darin lediglich »gestreift«. Von den Teilnehmer:innen unserer Curricula wissen wir, dass vielen Kolleg:innen Ideen für die konkrete Arbeit mit Gruppen fehlen. »Wie können wir in Gruppen einsteigen?«, »Wie können wir ein gutes Gruppenklima fördern?«, »Was tun, wenn negative Dynamiken in einer Gruppe überhandnehmen?« Immer wieder stellen wir fest, dass es einen großen Bedarf an Ideen gibt, wie wir gruppentherapeutische Prozesse gestalten und gut begleiten können.

Trotz ihrer Expertise in Sachen Mehrpersonensetting hat die Systemische Therapie die Arbeit mit Gruppen lange Zeit vernachlässigt, ihr Augenmerk lag auf der Paar- und Familientherapie. Doch Gruppen können wahre Treibhäuser für die Entwicklung von Kompetenzen sein (ebd.). Deshalb ist es mir ein großes Anliegen, dieses Setting noch stärker in der Systemischen Therapie zu verankern.

## Was Sie erwartet

Mein Anliegen mit diesem Buch ist es, Psychotherapeut:innen, Berater:innen und Kolleg:innen im psychosozialen Feld Ideen zu präsentieren, wie sie kreativ, abwechslungs- und hilfreich mit Gruppen arbeiten können, ohne dabei psychotherapeutische Haltungen, die Beziehungsgestaltung und Prozesse aus den Augen zu verlieren. Anfänger:innen finden in dem Buch eine Vielzahl an Vorschlägen, wie die Arbeit mit Gruppen gut gelingen kann. Erfahrenen Gruppentherapeut:innen bietet es Anregungen, die über ihre üblichen Praktiken hinausgehen. Sie können ihr Handlungsspektrum um die eine oder andere Methode erweitern.

Kapitel 1 stellt sich den Fragen rund um das Thema »Methoden«. Was hat es mit dem Bedürfnis nach Werkzeugen oder Tools auf sich? Wozu brauchen wir sie überhaupt? Was ist ihr Zweck? Gibt es »systemische Methoden« überhaupt und wenn ja, was zeichnet sie aus?

Kapitel 2 widmet sich dem Versuch, die verschiedenen Interventionen zu ordnen. Welche Ordnungskategorien bieten sich an und welche sind für die systemische Gruppentherapie relevant?

Kapitel 3 stellt den Kern des Buches dar. Die verschiedenen Methoden werden präsentiert – eingebettet in ein Schema von bis zu zehn Kategorien:

1) Beschreibung der Methode
2) Varianten
3) Ziel der Methode
4) generische Prinzipien
5) erforderliches Material
6) Dauer
7) kritische Situationen
8) Beispiele
9) Beschreibung der Methode in Anlehnung an …
10) weiterführende Literatur

Das Buch gibt Anregungen, um sich an Gruppen »ranzuwagen«, und soll es Kolleg:innen erleichtern, sich Gruppen »zuzumuten«. Neben der Angst vor Gruppen bzw. vor deren Dynamiken sind es oft methodische Fragen, welche den Hintergrund der Zurückhaltung von Kolleg:innen in puncto Gruppe bilden. Gruppen, vor allem wenn sie über längere Zeiteinheiten bestehen, wenn sie über 60 oder 90 Minuten dauern, brauchen Abwechslung. Sich ausschließlich auf verbale Kommunikation zu beschränken, kann erschöpfen. Wenn wir uns unterschiedlicher Methoden, die unsere verschiedenen Sinnesorgane aktivieren, bedienen, bleibt die Aufmerksamkeit der Teilnehmer:innen aufrecht. Wenn die Stimmung in der Gruppe zu schwer wird, kann es sinnvoll sein, die Methode zu wechseln. Dann eine handlungsorientierte Methode einzusetzen, kann beispielsweise verhindern, dass die Gruppe in einer Problemtrance versinkt. Wenn Konflikte in der Gruppe zunehmen, macht es Sinn, zu Methoden zu greifen, die die Gruppenkohäsion stärken.

## Erprobt in der Praxis

Die Methoden, die ich hier präsentiere, sind in der Praxis erprobt. Meine Kolleg:innen am Institut für Systemische Therapie (IST), Wien, und ich arbeiten seit vielen Jahren mit ihnen. Der Fokus der Auswahl für dieses Buch liegt auf der Um- und Einsetzbarkeit in Gruppen. Dabei erhebe ich keinen Anspruch auf Vollständigkeit. Einige Anregungen werden Sie bereits kennen, ich erfinde nichts Neues, ich passe bekannte Methoden allerdings dem Setting »Gruppe« an. Viele der hier präsentierten Ideen sind gut kombinier- oder verknüpfbar. Aufstellungen und Skulpturen können beispielsweise mit einem Sprechchor verbunden werden. Die Wirkung von Externalisierungen lässt sich durch schriftliche Interventionen wie das Schreiben eines Briefes an das Symptom oder das Verdichten des Erfahrenen in einem Vierzeiler verstärken.

Was manchmal wie ein »Spiel« aussieht, hat stets einen tieferen Sinn. Es soll beispielsweise Sichtweisen verändern, emotionale Befindlichkeiten entweder intensivieren oder kalmieren, Beziehungen verändern, Resonanz erfahren lassen oder die Selbstwirksamkeit stärken.

Die »Einladungen in den multiplen Resonanzraum« folgen keinem strengen Rezept – sie sind veränderbar. Passen Sie sie Ihrer Persönlichkeit, Ihren Klient:innen, dem therapeutischen Prozess an. Wichtig ist allerdings, dass Sie dies in einer systemischen Haltung von Achtsamkeit, Respekt und Begegnung auf Augenhöhe tun. Regen Sie Ihre Klient:innen durch Ihr methodisches Vorgehen zur Selbstorganisation an.

Bei Fragen, die ich unter »Beschreibung der Methoden« oder unter »Beispiele« aufliste, gilt folgende Regel: Jene Fragen, die sich Gruppenteilnehmer:innen gegenseitig stellen, sind in der 2. Person Singular (du) formuliert. Bei Fragen, die Gruppentherapeut:innen der Gruppe stellen, verwende ich die Höflichkeitsform (Sie).

Die Quellen der Methoden werden – soweit möglich – angegeben. Bei Methoden, die in unseren Fachkreisen als bekannt vorausgesetzt werden können, habe ich auf Quellenangaben verzichtet. Sollte ich Quellen übersehen haben, bitte ich um Nachsicht und um Hinweise, um sie in künftigen Ausgaben berücksichtigen zu können.

# 1 Methoden sind nicht alles, aber …

> »Eine Therapeut:in, die Methoden braucht, ist maximal eine Kunsthandwerker:in, eine Therapeut:in, die auf Methoden verzichten kann, ist hingegen eine wahre Künstlerin.«

So oder so ähnlich äußerte sich vor Jahren eine Kollegin, als im Ausbildungsgremium wieder einmal die Klage über Studierende, die ständig nach »Tools und Handwerkszeug« fürs therapeutische Arbeiten rufen, die Runde machte. Die Szene blieb mir in Erinnerung. Der Vergleich von Therapie mit Kunst hinkt allerdings, in zweifacher Hinsicht. Erstens ist Therapie keine Kunstdisziplin, und zweitens kennt Kunst sehr wohl künstlerische Methoden.

Also: Die beiden Systeme haben unterschiedliche Leitdifferenzen. Mithilfe von Leitdifferenzen im Sinne Luhmanns werden systemspezifische Unterscheidungen getroffen. In der Kunst gilt die Leitdifferenz ästhetisch / nicht ästhetisch, in der Medizin gesund/krank und in der Therapie hilfreich / nicht hilfreich.

Zum Vergleich zwischen Therapie und Kunst ist zu sagen, dass in der Kunst sehr wohl Methoden vermittelt werden. Eine künstlerische Ausbildung schließt immer die Vermittlung von Methoden ein. Wer bildende Kunst studiert, belegt Fächer wie »Künstlerische Darstellungsformen und Techniken«, an Instituten für Sprachkunst werden literarische Gattungen und ihre jeweiligen Methoden gelehrt. Keine Kunstuniversität verzichtet auf die Vermittlung von künstlerischen Methoden. Es steht außer Streit, dass sie fixer Bestandteil der Ausbildung sind. Warum sollte es in unserer Branche frevelhaft sein, sich mit Methoden zu beschäftigen, wenn man schon den eigentlich nicht sinnvollen Vergleich mit der Kunst bemühen will?

## 1.1 Die Krux bei Methoden

Wer sich mit Methoden beschäftigt, ist schnell dem Vorwurf ausgesetzt, die Systemische Therapie zu banalisieren, sie zu trivialisieren. Wer Methoden vermittelt, steht im Ruf, »Tooligans« unreflektiert zu bedienen. Weder therapeutische Prozesse noch systemische Konzepte und Haltungen würden dabei berücksichtigt. Levolds Annahme, die Beliebtheit von Methoden in der Systemischen Therapie hänge damit zusammen, dass sie sich leichter vermitteln lassen als »weichere Faktoren wie die therapeutische Persönlichkeit oder die Gestaltung der therapeutischen Beziehung« (Levold 2014, S. 221), geht in eine ähnliche Richtung. Der Verdacht, die Auseinandersetzung mit Methoden geschehe im theoriefreien Raum, wird immer wieder artikuliert.

Aber ist es eine Frage des »Entweder-oder«? Entweder Tools oder therapeutischer Prozess, Tools oder Beziehung, Tools oder Setting? Entweder Handwerkszeug oder Komplexeres, wie Prozessgestaltung und systemische Haltungen? Beim Thema »Methoden« geht das Denken und Kommunizieren im Sowohl-als-auch häufig verloren, das Denken, das mehr als zwei Möglichkeiten zulässt und das systemischen Therapeut:innen eigentlich sehr vertraut ist. Manchmal scheint es gar, als stünde das Vermitteln von Methoden in Konkurrenz zu jenem von systemischen Haltungen, Ansätzen oder Beziehungsgestaltung. Als könnte die Vermittlung von Methoden wichtiger oder gar zu wichtig werden, als ginge dies einher mit der Vernachlässigung anderer relevanter Themen und Perspektiven.

Es ist Hanswille zuzustimmen, wenn er schreibt, Systemische Therapie definiere sich nicht über Techniken und Interventionen (Hanswille 2022b, S. 13). Sie sind nicht das einzig Wahre, aber sie können das Salz in der Suppe sein (Lauterbach 2011, S. 8). Wer über ein vielfältiges Methodenrepertoire verfügt, sorgt für Abwechslung. Und bei längeren Therapieprozessen können sie nicht nur das Salz, sondern manchmal gar das Fleisch in der Suppe sein. Aber – und das sei betont – der Einsatz von Methoden geht nie auf Kosten der Beziehung oder der systemischen Haltung. Wie Levold schreibt, ist ein gutes Verständnis des therapeutischen Prozesses »Voraussetzung für den bewussten Einsatz von Techniken in Therapie und Beratung« (Levold 2014, S. 222). Die Expertise von Therapeut:innen zeige sich im Gefühl für die situative Notwendigkeit, in der »angemessenen affektiven Rahmung und in der Einschätzung der Wirkung der Methode auf die therapeutische Beziehung und den Fortgang des Therapieprozesses« (ebd.).

Auch wenn dieses Buch Methoden für die systemische Gruppentherapie versammelt, werden sie hier im Kontext von Zielformulierungen, Therapiephasen und sinnvollen Einsatzmöglichkeiten präsentiert. Dadurch soll das Risiko einer »technokratischen Anwendung«

von Methoden vermieden werden (Hanswille 2022b, S. 16). So können Entscheidungen für bestimmte Methoden entsprechend systemischen Hypothesen und den zwischen Therapeut:in und Klient:in vereinbarten Zielen getroffen werden. (ebd., S. 30).

Welch geringe Wirksamkeit Methoden bisweilen zeigen, wie sehr sie oft überbewertet werden, wissen wir seit Jahrzehnten. Lambert hat bereits vor langer Zeit umfassend nachgewiesen, dass Techniken lediglich zu 15 % für die Wirksamkeit von Psychotherapie verantwortlich sind (Lambert u. Bergin 1994).

## 1.2 Einladungen statt Methoden, Anregungen statt Interventionen

Manchmal ist es sinnvoll, bestimmte Worte zu vermeiden, sie durch andere zu ersetzen oder sie zumindest in einen Kontext zu setzen. Heute noch – nach der Corona-Krise und der daraus entstandenen Anti-Impf-Bewegung – vom »Querdenken« zu reden, ist nicht mehr möglich, ohne einer bestimmten gesellschaftspolitischen Gruppierung zugeordnet zu werden. Wer heute noch das Wort »Fräulein« in den Mund nimmt, muss sich den Vorwurf gefallen lassen, einem überholten Frauenbild anzuhängen und entscheidende gesellschaftliche Entwicklungen verschlafen zu haben. Ähnlich, wenn auch gesamtgesellschaftlich weniger relevant, geht es Systemiker:innen, wenn sie mit Begriffen wie Intervention oder Technik hantieren. Um nicht sofort ins Lager jener Kolleg:innen geschoben zu werden, die – überspitzt formuliert – theoriefern und ohne Prozessbewusstsein »einfach« Methoden vermitteln oder einsetzen, scheint es sinnvoll, Begriffe wie Methode, Technik, Intervention zu definieren. Sie suggerieren Instruierbarkeit, Berechenbarkeit und stehen somit konträr zu einem zentralen Baustein systemischer Theorie, der Selbstorganisation: Nichttriviale Systeme lassen sich nicht instruieren, wir können Klient:innen nicht zielgerichtet verändern. Daher bevorzuge ich Begriffe wie Einladungen, Vorschläge oder Anregungen, verwende den Begriff »Methode« allerdings im Sinn Ludewigs (2009) und Müllers (2022). Ludewig definiert Methoden als Einladungen zum Perspektivenwechsel, als ein kommunikatives Angebot und als auftragsbezogene Anregung zum Wechsel von Präferenzen, zum Wagen von Alternativen. Letztlich seien es die Klient:innen, die Sinn und Zweck von Interventionen bestimmen würden. Müller beschreibt Methoden ebenfalls als »Einladungen, im Gespräch bestimmte interessante Seiten nicht unbeleuchtet zu lassen« (Müller 2022, S. 155).

Nicht unerwähnt bleiben sollte in diesem Zusammenhang, dass die Begriffe Methode und Übung im systemischen Kontext häufig synonym verwendet werden.

## 1.3 Können Methoden »systemisch« sein?

Schweitzer und Ochs stellen eine ähnliche Frage im Zusammenhang mit der Forschung. Sie verneinen: Systemische Forschung zeichne sich durch die Haltung zum »Forschungsgegenstand« als »systemisch« aus, nicht durch die Methoden (Schweitzer u. Ochs 2012, S. 25). Ähnlich argumentiert Hanswille im Hinblick auf Methoden:

> »Bedeutung erhalten Interventionstechniken durch die Einbindung in ein Verfahren, in die spezifischen Theorien und Haltungen, die man den Therapeut:innen zuschreibt. Interventionen sind losgelöst aus ihren Entstehungsgeschichten, den theoretischen Hintergründen und der Orientierung der Anwender ›neutral‹. Deshalb könnte man auch sagen, dass es keine wirklichen ›systemischen Techniken und Interventionen‹ gibt. Systemisch werden sie erst durch die Einbindung in ein systemisches Theoriegebäude« (Hanswille 2022b, S. 27).

Levold betont, dass sich Methoden und Techniken eng angelehnt an theoretische Orientierungen entwickelt haben. So setzt die verhaltensorientierte Systemische Therapie auf Verstärkungstechniken wie positives Konnotieren und Reframen, die strukturelle Richtung auf Musterunterbrechungen und auf das Ändern von Mustern (Levold 2014, S. 221). Das Genogramm wurde von Pionier:innen entwickelt, die psychodynamischen Ideen noch näherstanden und damit mehrgenerationale Verstrickungen sichtbar machen konnten. Es ist wohl kein Zufall, dass die Mailänder:innen wie Mara Selvini Palazzoli und Guliana Prata, überzeugt von den Wechselwirkungen von Interaktions- und Kommunikationsprozessen, die zirkulären Fragen entwickelt haben und dass Insoo Kim Berg und Steve de Shazer, die sich nicht mehr um Ursachen von Problemen kümmerten, sondern sich auf die Lösung konzentrierten, die Wunderfrage konzipierten und verfeinerten.

Hanswille betont, dass viele Methoden »eher allgemeiner Natur sind und sich in allen therapeutischen Verfahren finden« (Hanswille 2022b, S. 26), und verweist auf Rollenspiele, Metaphern- und Symbolarbeit und auf die Arbeit mit Seilen, Karten und Figuren. Nicht immer sind die Methoden auf einen Ursprung zurückzuführen, bei manchen hingegen ist dieser ganz klar. Wiederum andere sind eng mit Persönlichkeiten verbunden, wie die Skulpturarbeit mit Virginia Satir. Aber auch hier gäbe es ähnliche Techniken im Psychodrama und in der Gestalttherapie. Andere Interventionen hingegen lassen sich ganz klar einem Verfahren zuschreiben. Hanswille verweist dabei auf das zirkuläre Fragen, das eindeutig der Systemischen Therapie zugerechnet werden kann (ebd., S. 27). Manche der hier präsentierten Anregungen entstammen dem systemischen Standardrepertoire. Andere sind aus anderen Therapierichtungen entlehnt, wurden aber für das systemische Arbeiten mit Gruppen adaptiert. Die Arbeit mit Stühlen stammt ursprünglich aus dem Psychodrama. Wir Systemiker:innen nutzen sie, um unsere »multiple Persönlichkeit« (Schmidt 2003) nicht nur kognitiv zu erfassen, sondern sie erleb- und vor allem spürbar zu machen.

Methoden müssen uns liegen. Um Sicherheit in der Ausübung zu bekommen, ist es sinnvoll, sie vorher mit Kolleg:innen in der Intervision oder in der Supervision auszuprobieren. Sie sollten, bevor Sie sie »in vivo« durchführen, wissen, wie sie sich anfühlen, welche Stolpersteine Ihnen begegnen könnten und wie Sie die Methode für Ihre Klient:innen adaptieren müssen. Es ist Hanswille beizupflichten, wenn er schreibt:

> »Denn nur, wenn ich mir keine Gedanken mehr über die Durchführung einer Technik machen muss, kann ich den Fokus auf den Prozess, meine Wahrnehmung, meine Resonanzfähigkeit und meine Hypothesenbildung legen. […] Üben, regelmäßige fokussierte Wiederholung, Reflexion des Prozesses, kritische Betrachtung der eigenen Vorgehensweise, Anpassung und Verbesserung führen zur Meisterschaft« (Hanswille 2022b, S. 31).

Methoden müssen uns aber nicht nur liegen, sie müssen auch für Klient:innen Sinn machen, sie sollten, wie bereits erwähnt, in den Therapieprozess passen, sie sollten anschlussfähig sein. Aber sie können durchaus auch ungewöhnlich sein, wir dürfen unseren Klient:innen auch etwas zumuten. Wir dürfen die Menschen, die zu uns in die Praxen kommen, auch – mit entsprechender Vorsicht und Achtsamkeit – herausfordern. Und – ganz wesentlich: Die »Ergebnisse«, die Erfahrungen der Klient:innen müssen auf ihr Leben übertragbar sein.

Deshalb sollten wir am Ende einer Inszenierung oder Gestaltung stets die Frage stellen, wie sie sich in den Alltag transferieren lassen.

Wie so oft ist auch bei der Arbeit mit Methoden weniger mehr. Es müssen keine großartigen Inszenierungen über Stunden sein, oft reichen kleine Aktionen – wie, sich auf einen Bodenanker zu stellen, Sessel zu wechseln, von der Ecke des Raumes aus auf das geschilderte Problem zu schauen. Viele Methoden lassen sich gut kombinieren (z. B. Metaphernarbeit und Symbolarbeit), viele sind nicht klar voneinander abzugrenzen wie Skulpturen und Aufstellungen, oft werden die Begriffe synonym verwendet. Viele sind auf verschiedene Arten umsetzbar wie die Timeline. Sie kann auf einem Flipchart visualisiert oder mit Seil und Moderationskarten am Boden gelegt werden. Und wir müssen mögliche Nebenwirkungen im Auge behalten – je ungewöhnlicher die Methode, desto vorsichtiger ist die Vorgehensweise (Reiners 2022, S. 38). Wenn wir mit Klient:innen Neues ausprobieren, ist es wichtig mitzubedenken, dass »Neues« Unsicherheit bedeutet. Klient:innen haben vielleicht Angst, beschämt zu werden. Angst und Scham stellen sich bei der Arbeit mit Methoden, die für Klient:innen ungewöhnlich sind, häufig ein. Etwas zu zeigen, zu spielen, zu tun, führt viele auf unbekanntes Gelände, es verunsichert. Deshalb ist hohe Transparenz wichtig.

## 1.4 Wozu überhaupt Methoden?

Wenn Methoden keine therapeutische Beziehung ersetzen, wenn sie nicht aus der Stagnation helfen, wozu dann überhaupt Methoden in der Therapie einsetzen? Körperorientierte Anregungen, aktionsbezogene Interventionen sprechen andere Sinnesorgane an als kognitiv orientierte wie das zirkuläre Fragen, die zu einem Perspektivenwechsel einladen und auf kognitiver Ebene etwas verändern können. Wenn ich Klient:innen vorschlage, sie sollen sich von der Problemhaltung in die Lösungshaltung begeben, dann erfahren sie auf körperlicher Ebene, was sich dadurch verändert. Sie nehmen ihre veränderte Atmung, den Druck auf der Brust, die Spannung im Nacken deutlicher wahr, als wenn ich danach fragte, was mir ihre Mutter über ihre Körperhaltung erzählen würde. Klient:innen verlassen bei manchen der in diesem Buch vorgestellten Einladungen den Stuhl, bei anderen bewegen sie sich im Raum oder greifen zum Stift, zu Farben oder zur Knetmasse.

Die Bedeutung von Methoden liegt darin, Unterschiede zu erzeugen. Mit ihrer Hilfe lassen sich bisherige Überzeugungen, die Probleme aufrechterhalten, erschüttern oder verflüssigen und neue Perspektiven schaffen. Sie sind kein Selbstzweck, und so ist dem hsi-Lehrtherapeut:innen-Team zuzustimmen, wenn es schreibt:

> »Die systemischen Tools, so inspirierend sie sein mögen […] können nie ›richtig‹ oder ›falsch‹ sein, sondern nur in einem ganz konkreten Prozess einen hilfreichen Unterschied machen oder eben nicht« (Haun et al. 2024, S. 165).

Ein weiteres Faktum spricht für Methoden. Zwei oder mehr Stunden im Sesselkreis zu sitzen kann ermüdend sein. So ist es wichtig, in verschiedenen Settings – zu zweit, in der Kleingruppe, in der geteilten Gruppe – zu arbeiten und vom Gespräch ins Rollenspiel, in eine Symbolarbeit zu wechseln, um dann in einem Spaziergang zu dritt die Ergebnisse des Prozesses zu sammeln und sie abschließend im Plenum der Gruppe zur Verfügung zu stellen. Anregungen mit Maß und Ziel anzubieten, ist das Gebot der Stunde. Zu viele Methoden können kontraproduktiv sein, sie verhindern sinnvolle Suchprozesse, sowohl jene der Klient:innen als auch jene der Therapeut:innen (Reiners 2022, S. 39). Letztlich ist Reiners zuzustimmen, wenn er schreibt: »Jede Methode ist nur so gut, wie sie zum Prozess, zur Therapeut:in und zum Klientensystem passt« (ebd., S. 40).

Die bekannten therapeutischen Haltungen wie Wertschätzung, Begegnung auf Augenhöhe, Respekt, Neugierde, Ressourcenorientierung, Allparteilichkeit und Orientierung am Kontext gelten selbstverständlich für die Verwendung von Methoden. Bleckwedel (2011, S. 74 f.) ergänzt die »klassischen« systemischen Haltungen und weist darauf hin, dass weitere Haltungsideen uns die Arbeit mit Methoden erleichtern:

- *Experimentierfreude als Haltung statt Bierernst:* Fehlertoleranz sich selbst und Klient:innen gegenüber kann hilfreich beim Umsetzen der Methode sein. Dies ist keine Aufforderung zu einer Laissez-faire-Haltung. Achtsamkeit, Respekt und Vorsicht bleiben wichtig.
- *konzentrierte Leichtigkeit:* Eine gute Balance zwischen Gelassenheit und Engagement, zwischen Konzentration und Lockerheit erleichtert das Arbeiten mit Methoden.

- *haltbietende Umgebung:* Sicherheit in der therapeutischen Beziehung und im therapeutischen Vorgehen wirkt sich positiv auf die Experimentierfreude der Klient:innen aus. Improvisationen sind erlaubt.

Bleckwedel spricht davon, Methoden gemeinsam mit Klient:innen so umzuwandeln, dass sie passen, oder auch Methoden, die für Klient:innen und ihre spezielle Situation passen, neu zu erfinden (ebd., S. 13).

# 2 Versuch einer Ordnung

Manchmal besteht die Gefahr, dass man den Wald vor lauter Bäumen nicht mehr sieht. Ähnlich ist es mit Anregungen und Einladungen, die wir in der Therapie oder in der Beratung aussprechen, um Perspektivenwechsel zu ermöglichen, um etwas körperlich deutlich wahrzunehmen oder um zu visualisieren, was im Gespräch entstanden ist. Wenn wir es schaffen, Ordnung in die Vielfalt zu bringen, erleichtert dies, einen Überblick zu erlangen.

Das Kapitel 2 bemüht sich um Strukturierung, wissend, dass Zuordnungen auch etwas Willkürliches haben und dass Einladungen auch unterschiedlichen Kategorien zuordenbar sind, wissend, dass Vertreter:innen von Schulen und Ansätzen sich uneinig sind, wer welche Methode als Erste:r entdeckt hat. Oder war Ihnen bekannt, dass es Stimmen gibt, die zu wissen meinen, dass die Wunderfrage nicht – wie allgemein angenommen – von Steve de Shazer stammt, sondern eigentlich von Paul Watzlawick?

Das Abgrenzungs- und Zuordnungsdilemma lässt sich nicht auflösen, wir können uns diese Problematik lediglich bewusst machen. Einige der folgenden Methoden werden in Kapitel 3 dieses Buches ausführlich dargestellt, andere, die zum systemischen Standardrepertoire zählen – wie die zirkulären Fragen, das Skalieren oder das Familienbrett –, werden nur kurz skizziert. Für ausführlichere Beschreibungen verweise ich auf die zahlreich vorhandenen Grundlagenwerke (u. a. Schlippe u. Schweitzer 2016; Schwing u. Fryszer 2018; Sydow u. Borst 2018; Hanswille 2022a).

## 2.1 Nach systemischen Ansätzen

### 2.1.1 Aus der Zeit der Anfänge

Viele Ideen, wie wir mit Einzelnen, mit Paaren, Familien und Gruppen arbeiten können, stammen aus der Pionierzeit der Familientherapie. Murray Bowen, ein Vertreter der Mehrgenerationenperspektive, hat bereits in den 1950er-Jahren mit Familien Genogramme – eine grafische Darstellung von Familien über mindestens drei Generationen – gezeichnet. Damit erhalten wir zum einen schnell einen Überblick über komplexe Familienzusammenhänge, zum anderen erleichtern sie das

Bilden von Hypothesen. Der amerikanische Psychiater ging davon aus, dass generationenübergreifende Muster und Familiendynamiken für psychische Erkrankungen verantwortlich sind. Anke Groß, die sich intensiv mit Bowens Systemtheorie auseinandersetzte, fasst seine Arbeitsweise wie folgt zusammen:

> »Gemeinsam mit dem Klienten wird nach Mustern gesucht, die die emotionalen Prozesse der Familie kennzeichnen: Regulation von Nähe und Distanz, der Umgang mit Ängsten, die Aktivität von Dreiecken und das Maß an Adaptionsfähigkeit in […] [Zeiten, Anm. d. A.] von Krisen und Veränderungen. Geschichten über vergangene Generationen geben Aufschluss über Themen in der Familie, die zu Auswirkungen auf die nächste Generation führten. Der Klient beginnt eine Verbindung zwischen der Symptomentwicklung und Themen in seiner Familiengeschichte herzustellen« (Groß 2012, S. 16 f.).

Das Genogramm ist heute ein fixer Bestandteil systemischer Arbeit. Oft zeichnen wir es bereits in der ersten Stunde mit unseren Klient:innen, um Kontexte sichtbar zu machen und um Muster zu erkennen. Zu einem späteren Zeitpunkt der Therapie entwerfen wir themenspezifische Genogramme, wenn es beispielsweise um Sexualität, Umgang mit Emotionen oder mit Leistung geht. Die grafische Darstellung lässt sich gut erweitern und ergänzen mit Fotos oder mit Redewendungen, Glaubenssätzen oder Eigenschaften der einzelnen Mitglieder. In Gruppen kann man das Genogramm gut nutzen, um sich und sein Bezugssystem den anderen Gruppenmitgliedern vorzustellen.

Die Familienskulptur wurde von Peggy Papp, Fred und Bunny Duhl, aber hauptsächlich von Virginia Satir in den 1970er-Jahren entwickelt und verbreitet (Wienands 2003). Mit dieser Methode, die auf das Psychodrama zurückgeht, werden familiäre Beziehungsmuster im Therapieraum dargestellt und erlebbar gemacht. Zunächst stellt ein Mitglied der Familie – oft die sogenannte Indexpatient:in – die Familie so auf, dass sie ihre Sicht der emotionalen Beziehungen untereinander wiedergibt. Sie bestimmt Körperhaltung, Blickrichtung, Gestik und Mimik sowie Nähe und Distanz zwischen den einzelnen Familienmitgliedern. Die Beteiligten haben ihre eigene Wirklichkeit und deshalb die Möglichkeit, die Skulptur entsprechend ihrem Erleben zu verändern. So entstehen unterschiedliche Perspektiven. Die Themen der Familie werden körperlich wahrnehmbar und spürbar, die Familienmitglieder kommen miteinander ins Gespräch über die unterschiedlichen Erlebensweisen. Regeln, Verhaltensweisen und Haltungen können infrage gestellt und neu diskutiert werden, neue Lösungen entwickelt werden. In Gruppen nutzen wir die Skulptur zur Stärkung der Gruppenkohäsion. Wenn Konflikte zunehmen, negative Dynamiken Raum greifen, ist die Skulptur eine gute Methode, um sie sichtbar und körperlich spürbar zu machen und einer Klärung näher zu kommen.

Die Parts Party von Virginia Satir ist eine Variante der Teilearbeit. Dabei handelt es sich um ein komplexes Rollenspiel. Satirs Grundannahme dabei: Es gibt funktional voneinander abgrenzbare Teile in der Psyche, die nach Selbstausdruck und Verwirklichung streben. Sie können nicht unterdrückt werden, da sie elementare Bestandteile der Ganzheit des Selbst sind. Blockieren sich solche Teile gegenseitig, so ist das Ziel der Parts Party, ihre Beziehung untereinander in eine wechselseitige Kooperation zu transformieren. Im dritten Teil dieses Buches wird die Parts Party ausführlich beschrieben. Wenn wir in der Gruppe mit dem Anliegen eines Gruppenmitglieds arbeiten, übernehmen andere Gruppenmitglieder die Rolle von Parts, jene Teilnehmer:innen, die mit keiner Rolle besetzt werden, übernehmen die Funktion von Beobachter:innen.

Die Methode des Enactments geht auf die strukturelle Familientherapie, namentlich auf Salvador Minuchin, zurück:

> »Eine spezifische familiäre Problemsituation wird in der Therapiesitzung inszeniert, um sowohl eine genauere Diagnose der Familienstruktur als auch deren unmittelbare Veränderung zu ermöglichen« (Simon, F. u. H. Stierlin 1999, S. 110).

Die Therapeut:in regt – nach der Analyse familiärer Interaktionsmuster – die Familie zur Inszenierung dieses Musters an. Marie-Luise Conen weist darauf hin, dass Minuchin dank des Enactments verkrustete Strukturen aufbrach:

> »Durch diese Bewegungen schafft Minuchin eine Intensität, die in viele Familien, die in ihren Interaktions- und Kommunikationsmustern ›festzuhängen‹ scheinen, wieder Bewegung bringt« (Conen 2007, S. 48).

Musterbeispiel eines Enactments ist der »family lunch«, eine Methode, die bei Familien mit einer sich magersüchtig verhaltenden Tochter einsetzbar ist. Die Therapeut:in arrangiert und begleitet eine gemeinsame Mahlzeit der Familie. So kann sie Interaktionsmuster beobachten und unmittelbar intervenieren. Enactments lassen sich in Gruppen gut nutzen, wenn es darum geht, Dynamiken zwischen Gruppenmitgliedern aufzuzeigen.

Zirkuläre Fragen werden – neben Aufstellungen – wohl am meisten mit der Systemischen Therapie in Verbindung gebracht. Ursprünglich entwickelt wurden sie in den 1970er-Jahren von der Mailänder Schule, u. a. von Mara Selvini-Palazzoli, Luigi Boscolo, Giuliana Prata und Giancarlo Cecchin. Dabei wird ein Familienmitglied eingeladen, über Beziehungen in der Familie oder über das Verhalten von Mitgliedern der Familie zu reflektieren. So lassen sich Prozesse in Beziehungssystemen beobachten, Hypothesen überprüfen und neue Sichtweisen generieren. Während die »Mailänder:innen« mit dem zirkulären Fragen ausschließlich auf das Verhalten abzielten, erweiterte es die Heidelberger Schule rund um Helm Stierlin, Inge Rücker-Embden-Jonasch, Fritz Simon, Gunther Schmidt und Jochen Schweitzer, indem sie auch auf Emotionen und Gedanken abstellten. Ein klassisches Beispiel von Mara Selvini Palazzoli: Der Therapeut fragt den älteren Bruder von Lorenzo: »Wenn Lorenzo zu toben beginnt und deine Mutter pufft, was macht dann dein Vater? Und wie reagiert die Mutter auf das, was er tut (oder nicht tut)? Und was machst du?« (Selvini Palazzoli, Boscolo u. Cecchin 1981, S. 134).

Nicht anwesende Personen können wir durch zirkuläres Fragen miteinbeziehen. Zirkuläres Fragen gehört zum Standardrepertoire systemischer Psychotherapeut:innen und kann selbstverständlich auch in der Gruppentherapie genutzt werden. Hier hat es neben der Funktion, zusätzliche Perspektiven zu hören, noch eine weitere: nämlich die Aussagen der Gruppenmitglieder zu vernetzen: »Wenn Sie, Frau R., den Dialog zwischen Frau L. und Herrn Z. beobachten, was glauben Sie, geht in den beiden vor?« Ebenso arbeiten wir mit einer Sonderform des zirkulären Fragens immer wieder in Gruppen: dem Interview mit dem internalisierten Anderen, worauf ich im dritten Teil des Buches eingehen werde.

Die Integration von Ritualen, also streng strukturierten und symbolhaften Handlungen, schreiben wir ebenfalls den »Mailänder:innen« zu. Sie gaben Familien Verschreibungen mit genauen Vorgaben mit auf den Weg. Rituale müssen in einer ganz bestimmten Art und Weise ablaufen und wiederholt werden. So schlugen die Vertreter:innen der Mailänder Schule Familien, die heftige Konfliktdynamiken zeigten, beispielsweise vor, sich nach dem Essen um den Tisch zu versammeln. Jedes Mitglied durfte 15 Minuten lang über seine Gefühle, Eindrücke und Beobachtungen sprechen. Die anderen sollten nicht unterbrechen, bis sie an der Reihe waren. Nur in dieser Zeit war es der Familie erlaubt, von ihren Gefühlen und Eindrücken zu erzählen – außerhalb dieser Zeit waren diese Themen tabu. Oder sie schlugen einem Vater und seinem Sohn vor, zweimal in der Woche mit dem Hund spazieren zu gehen, konflikthafte Themen durften dabei aber nicht berührt werden (Selvini Palazolli 1998).

Rituale spielen auch in der Gruppentherapie eine bedeutsame Rolle. Sie geben Sicherheit und sind besonders in der Arbeit mit Kindern wichtig.

Mit dem Familienbrett wird die Kommunikation über soziale Beziehungen eines Systems gefördert. Wir schlagen den Klient:innen vor, noch nicht ausformulierte Ansichten des Systems auf dem Familienbrett darzustellen. Dabei entsteht ein Bild ihrer subjektiven Vorstellungen. Mitglieder konfrontieren einander mit ihrer Sicht auf die Beziehungsstrukturen. Ludewig bezeichnet das Familienbrett als »Miniversion einer Familienskulptur«. Es biete »eine neue Möglichkeit zur (Meta-)Kommunikation über das aufgestellte soziale System« (Ludewig 2002, S. 214).

In der Gruppentherapie arbeiten wir mit dem Familienbrett dann, wenn wir ein Bild eines Gruppenmitglieds über sein Erleben der Gruppe präsentiert bekommen wollen. Es dient als Ausgangslage für die Kommunikation zwischen den Gruppenmitgliedern.

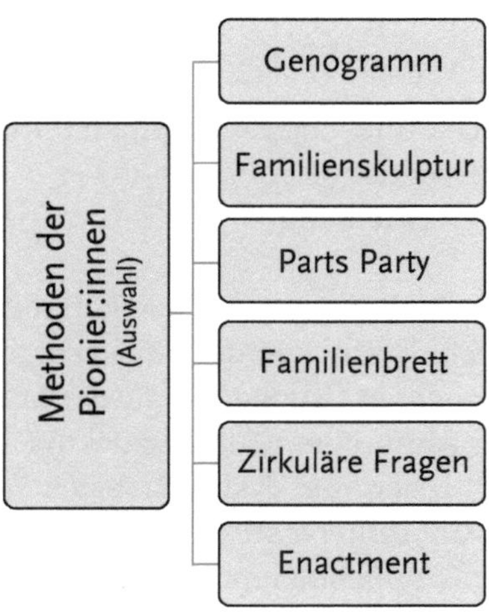


*Abb. 1: Methoden der Pionier:innen (Auswahl)*

### 2.1.2 Von versuchten Lösungen und paradoxen Ideen: der problemorientierte Ansatz

Der problemorientierte Ansatz als Weiterentwicklung des MRI-Ansatzes (Mental Research Institute, Palo Alto) fokussiert auf Faktoren, die das Problem aufrechterhalten, und auf deren Unterbrechung (siehe Abb. 2). Als stark verhaltensorientierte Variante Systemischer Therapie ist er maßgeblich für die Entwicklung einer Vielzahl von Interventionsideen verantwortlich. Nicht nur Reframingtechniken wie positives Konnotieren, positive Symptombewertung oder Normalisieren werden ihm zugeschrieben, sondern auch die Beschreibung dysfunktionaler Muster und versuchter Lösungen (Geyerhofer u. Komori 1999). Die Verhaltensorientierung des Ansatzes zeigt sich gut an der früher als paradoxe Intervention bezeichneten 180-Grad-Intervention. Man legt Klient:innen Ideen nahe, die das Gegenteil von dem sind, was sie bisher – ohne Erfolg – versucht haben. Eltern von magersüchtigen Kindern, die sich bisher stets darum bemüht haben, den Kühlschrank mit Nahrungsmitteln zu füllen, damit Tochter oder Sohn jederzeit essen können, wird vorgeschlagen, den Kühlschrank leer zu lassen. Ein anderes Beispiel stammt von Jay Haley: Ein 6-jähriger Junge hat Angst vor Hunden. Jay Haley rät, er solle einen Welpen finden, der Angst vor Menschen hat und ihn von seiner Menschenangst heilen. Der Junge besiegte – so die Legende – dadurch seine Angst vor Hunden (Haley 1978, S. 232 f.).

Neben den bereits erwähnten Methoden gehören u. a. noch genannt:

- Ordeal – Schaffung einer schlimmeren Alternative
- Schlussinterventionen
- Symptomverschreibung

In der Gruppentherapie nutzen wir das Reframing häufig, wenn es darum geht, den Sinn dysfunktionaler Muster eines Gruppenmitglieds zu eruieren. Die anderen Gruppenmitglieder bringen ihre Ideen ein und ermöglichen somit eine neue Perspektive und vielleicht sogar ein leichteres Sich-Lösen vom dysfunktionalen Verhalten. Mehr dazu in Kapitel 3. 180-Grad-Interventionen können zu sehr humorvollen Sequenzen in der Gruppentherapie führen. Nachdem wir mit einem Einzelanliegen gearbeitet haben, laden wir die Gruppenmitglieder ein, Ideen zu 180-Grad-Interventionen für den Betroffenen zu entwickeln.

Dabei kommt es häufig zu teilweise sehr skurrilen und witzigen Vorschlägen.

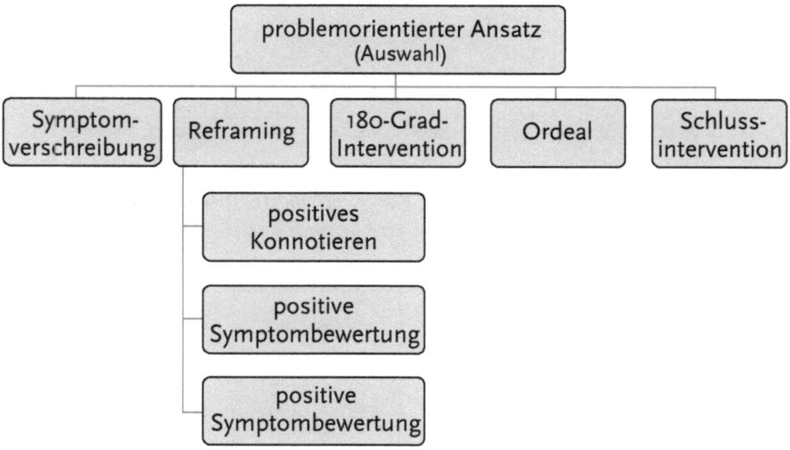


*Abb. 2: Problemorientierter Ansatz (Auswahl)*

### 2.1.3 Lösungsraum statt Problemerzählung: der lösungsorientierte Ansatz

Eine 180-Grad-Wendung zum vorherigen Ansatz bildet die lösungsorientierte Richtung Systemischer Therapie (siehe Abb. 3). Sie kümmert sich nicht um das Problem, sondern konzentriert sich auf Lösungen. »Die Sprache der Lösungsentwicklung ist eine andere als die, die zur Problembeschreibung notwendig ist«, so die Annahme von Steve de Shazer (de Shazer u. Dolan 2008, S. 24). Vertreter:innen dieser »Schule« interessieren sich für die Zukunft und für das, was sein könnte, also für den Möglichkeitsraum. Dieser Idee folgen eine Vielzahl von Einladungen wie:

- Zielarbeit
- Wunderfrage – die Antworten darauf gelten bereits als »Generalprobe« für die Lösung (ebd., S. 75)
- Skalierungsfragen
- Erkunden von Ausnahmen

Meist arbeiten wir in den ersten Sitzungen einer Gruppentherapie an den Zielen der einzelnen Gruppenmitglieder. Dem geht oft die Wunderfrage voraus, und bei Zwischenbilanzen, die wir nach der Hälfte der Termine in unseren Gruppen ziehen, spielt das Skalieren eine wesentliche Rolle. Skalierungsfragen stellen wir in Gruppen immer wieder, wenn wir Informationen über die Gruppenkohäsion brauchen:

- »Auf einer Skala von 0 bis 10, wobei 0 für ›nicht sicher‹ und 10 für ›sicher‹ steht, wo würden Sie sich heute einordnen?«
- »Was wäre notwendig, damit Sie sich einen halben Skalenwert sicherer fühlen?«
- »Welcher Wert wäre für Sie wünschenswert, um sich der Gruppe gegenüber noch mehr öffnen zu können?«

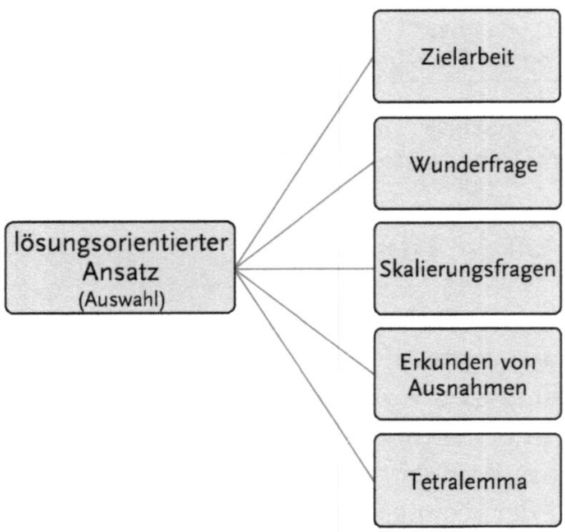


*Abb. 3: Lösungsorientierter Ansatz (Auswahl)*

### 2.1.4 Vom System hin zu den Geschichten: der narrative Ansatz

In den frühen 80er-Jahren des letzten Jahrhunderts hat sich, ausgehend von Australien und Neuseeland, der narrative Ansatz entwickelt (siehe Abb. 4). Erzählungen von Klient:innen treten in den Mittelpunkt therapeutischer Aufmerksamkeit. Leidensgeschichten werden dekonstruiert und um alternative Geschichten – also mit Ausnahmen vom erfahrenen Leid – ergänzt, sodass sich die Selbsterzählungen verändern. Zur Unterstützung dieses Prozesses hat die narrative Richtung eine Vielzahl von Ideen entwickelt, um die problembestimmten Erzählungen um stärkende Erzählungen zu ergänzen und diesen Bedeutung im Leben der Klient:innen zu verleihen. Dazu zählen u. a.:

- Externalisieren
- Klub-Metapher
- Tree of life
- Landkarte meiner Lebensreise
- Unique Outcomes
- Outsider-Witness-Group

Das Externalisieren, die Landkarte meines Lebens und der »Tree of life« zählen zwischenzeitlich zu unseren Standards in der Arbeit mit Gruppen.

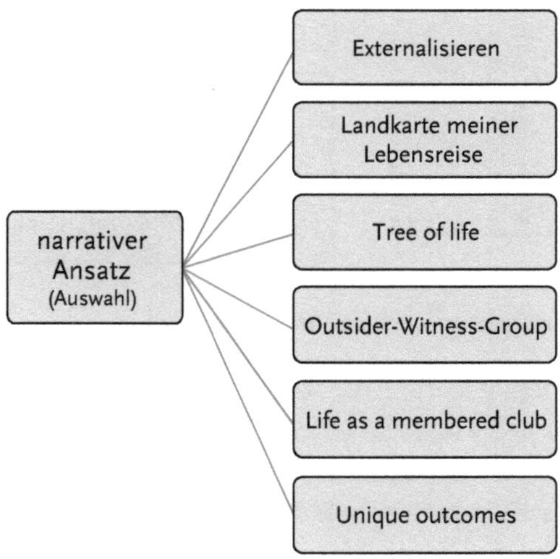


*Abb. 4: Narrativer Ansatz (Auswahl)*

### 2.1.5 Hypnosystemischer Ansatz

Eng mit dem lösungsorientierten Ansatz und mit systemisch-konstruktivistischen Konzepten der Heidelberger Schule verbunden, aber mit dem hypnotherapeutischen Ansatz von Milton Erickson angereichert, ist der vor etwa 45 Jahren entstandene hypnosystemische Ansatz von Gunther Schmidt (siehe Abb. 5). Auch andere kompetenz- und ressourcenorientierte und mit dem systemischen Ansatz kompatible therapeutische Ideen, beispielsweise aus dem Psychodrama oder der Körpertherapie, finden Eingang in den hypnosystemischen Ansatz. Als Methoden sind u. a. zu erwähnen:

- Trance und Imaginationen
- Arbeit mit inneren Anteilen

- Problem- und Lösungsgymnastik
- Utilisation
- Metaphernarbeit

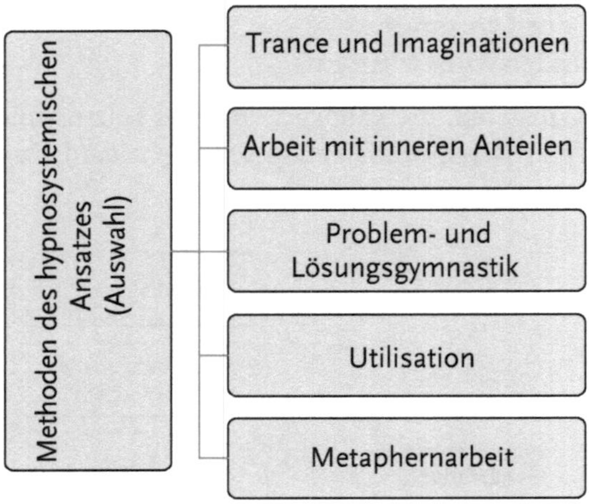


*Abb. 5: Hypnosystemischer Ansatz (Auswahl)*

So fein säuberlich, wie die Ansätze hier getrennt präsentiert werden, kommen sie in der Praxis selten vor. Wir pendeln in der Arbeit mit unseren Klient:innen – entsprechend ihren Bedürfnissen und entsprechend dem therapeutischen Prozess – zwischen Problem- und Lösungsorientierung. Wenn Klient:innen bereits vom fetten, schwarzen Hund namens Depression sprechen, werden wir ihre externalisierende Sprechweise aufgreifen. Sitzen sie gekrümmt vor uns und gehen auf unseren Vorschlag ein, die Haltung, die sie ans Problem denkend einnehmen, zu verstärken, um dann die Haltung der Lösung einzunehmen, bedienen wir uns hypnosystemischer Ideen.

Nicht alle Einladungen, die in diesem Buch präsentiert werden, können systemischen Ansätzen zugeordnet werden. Manche stammen aus anderen therapeutischen Schulen und wurden im systemischen Sinne adaptiert.

## 2.2 Nach der Wahl der »Mittel«

Neben der Einordnung nach systemischen Richtungen lassen sich die Methoden entsprechend dem Einsatz der Mittel einteilen.

### 2.2.1 Körper- und handlungsorientierte Methoden

Durch diese Vorschläge verlassen wir mit den Klient:innen unsere sitzende Position. Wir regen sie an, sich im Raum zu bewegen, Bodenanker zu legen oder entlang einer Zeitlinie, die sie zuvor gelegt haben, zu gehen. Diese Übungen motivieren einerseits einen deutlicheren Handlungsimpuls als das »bloße« Gespräch, andererseits ermöglicht die Bewegung im Raum eine stärkere körperliche Erfahrung als durch den Austausch von Worten. Schmidts Problem- und Lösungsgymnastik, die Grenzübung, das Tetralemma, die Skulptur, die Aufstellung und die Timeline zählen dazu. Alle erwähnten Methoden eignen sich bestens für die Arbeit in und mit Gruppen. Ihre genaue Beschreibung und die Art, wie wir sie in Gruppen einsetzen können, lesen Sie in Kapitel 3.

### 2.2.2 Kreative Methoden

Therapie vollzieht sich hauptsächlich über das Gespräch. Klient:innen finden Worte für ihre Belastungen, Therapeut:innen fragen, fügen hinzu, fassen zusammen – meist mit Worten. Wenn wir das Medium Sprache verlassen, haben sich u. a. Aufstellungen und soziometrische Methoden bewährt. Manchmal ist es sinnvoll, das methodische Repertoire zu erweitern, Sprache und Skulpturen zu verlassen, das Medium zu wechseln – zum Ton, zu Puppen, zur Musik zu greifen. Der Griff zu kreativen Medien kann den manchmal zu engen Rahmen der Sprache weiten, er lässt uns leichter aus dem Üblichen aussteigen und verändert unser Wahrnehmungs- und Ausdrucksvermögen. Kreativität wird überall dort gebraucht, wo es darum geht, neue Wege, neue Lösungen, neue Ideen zu finden. Wenn wir Klient:innen anregen, ihre bisherige Lebensreise oder ihren Lebensbaum mit ihren vorhandenen Ressourcen zu zeichnen oder in Form einer Collage darzustellen, wenn wir sie dazu einladen, eine Lösung möglichst detailreich zu beschreiben, wenn wir sie bitten, für ihr Wohlbefinden am Ende der Therapie eine passende Melodie oder einen passenden Ton zu finden, nutzen wir Mittel, die Sprachliches verstärken und die es ermöglichen, Erkenntnisse aus der Therapiestunde besser zu verankern.

### 2.2.3 Visualisierungen

Visualisierungen zielen – ähnliche wie kreative Übungen – auf eine Intensivierung der therapeutischen Erfahrung ab. Zusätzlich zum Verbalen erlauben Visualisierungen, Erkenntnisse durch ein weiteres

Sinnesorgan besser zu integrieren. Tortendiagramme, Genogramme, Skalierungen auf Flipcharts, Ressourcenblumen oder der Lebensstern fallen in diese Kategorie.

All die angeführten Methoden sind für die »klassischen« systemischen Settings wie die Arbeit mit Einzelpersonen, Paaren oder Familien erprobt. Viele von ihnen lassen sich darüber hinaus gut in Gruppen umsetzen. Wir können die Wunderfrage bestens in einer Gruppe stellen, die Teilnehmer:innen anschließend bitten, sie zu verschriftlichen und sich anschließend mit der Sitznachbarin über den Text auszutauschen. Die Quintessenz des Gesprächs halten sie in einem Vierzeiler fest, den sie dann mit der Gruppe teilen. Gruppenmitglieder erhalten hierbei die Funktion von Co-Therapeut:innen (Schmidt 2022a, S. 71). Vom Gruppenprozess profitieren die Teilnehmer:innen dadurch, dass sie Trittbrett fahren, d. h., sie profitieren von den Ideen, Rückmeldungen und Erfahrungen der anderen Gruppenmitglieder.

Wie wir in der Gruppe Reframingprozesse anregen können, zeigt die Multifamilientherapie mit der wunderbaren Übung »Nicht kränkende Sätze bilden« (Asen u. Scholz 2015, S. 142). Doch dazu später.

Es gibt aber auch einige Methoden aus der Systemischen Therapie, die nur in und mit Gruppen umsetzbar sind bzw. nur dann in der Einzel-, Paar- und Familientherapie realisierbar sind, wenn wir über zusätzliche Ressourcen wie engagierte Kolleg:innen verfügen oder wenn wir zusätzlichen Aufwand betreiben, indem wir weitere Familienmitglieder oder Freund:innen der Klient:innen einladen. Ohne Mehraufwand hingegen können wir in der Gruppentherapie Reflecting-Teams einsetzen oder Outsider-Witness-Groups. Aufstellungen, Sprechchöre oder Parts Partys bieten sich ebenfalls an.

## 2.3 Nach generischen Prinzipien

Ein weiteres Kriterium, nach dem wir Einladungen an Klient:innen strukturieren können, sind die generischen Prinzipien. Die 8 Prinzipien beruhen auf der Synergetik, der Theorie der Selbstorganisation (Haken u. Schiepek 2006), und haben folgende Funktionen:

> »Generische Prinzipien und Theorie sind Verständnis- und Gestaltungsinstrumente, die es erlauben sollen, auch als beteiligter Mitspieler gestaltend Einfluss zu nehmen, Überblick zu gewinnen und eventuell den Prozess analysieren und ›relativ rational‹ begründen zu können (Westmeyer 1979). In der Prozessgestaltung liegt unseres Erachtens

der zentrale Punkt der therapeutischen Kunst und des Expertentums. Generische Prinzipien sollen für diese Prozessgestaltung zugleich Verständnis, Sicherheit und Freiheit ermöglichen, ersetzen aber nicht Erfahrung, Intuition und Kompetenzen des Komplexitätsmanagements« (Schiepek, Krüger u. Eckert 2001, S. 276).

Die generischen Prinzipien unterstützen uns dabei, gelingende Selbstorganisationsprozesse bei Klient:innen zu fördern. Wir dürfen uns diese Grundprinzipien nicht als eine chronologische Abfolge vorstellen, sondern es sind Prinzipien, die es permanent zu beachten gilt und die in unterschiedlichen Therapiephasen unterschiedliche Bedeutung erhalten (Rufer 2013).

Veränderung geschieht stets individuell, deshalb stellt sich die Frage, wie wir in der Gruppentherapie die generischen Prinzipien beachten können. Wie können wir in einer Gruppe von Menschen in verschiedenen Veränderungsstadien beispielsweise Sinnbezüge herstellen oder Symmetriebrechungen ermöglichen? Als systemische Gruppentherapeut:innen arbeiten wir stets anliegenorientiert, wir widmen uns einer Klient:in und deren Thema. Die Gruppe nutzen wir als »ko-therapeutisches Hilfssystem für die Ziele Einzelner« (Schmidt 2022a, S. 74). Insofern macht es durchaus Sinn, bei der Wahl der Methode für das gerade zu bearbeitende Thema die generischen Prinzipien heranzuziehen und zu überlegen, welche Methode für den Selbstorganisationsprozess der Klient:in am ehesten zielführend sein könnte. Dass auch andere in der Gruppe vom fallbezogenen Arbeiten profitieren, davon zeugen beispielsweise Wirkfaktoren wie das »interpersonale Lernen« oder das »korrigierende emotionale Erleben« (Yalom 2010, S. 52).

**Die 8 generischen Prinzipien**

1) Stabilitätsbedingungen schaffen
2) Muster des relevanten Systems identifizieren
3) Sinnbezug herstellen
4) Energetisierungen ermöglichen und Veränderungsmotivation erhöhen
5) Destabilisierung und Fluktuationsverstärkungen anregen
6) Synchronisation – zeitliche Passung beachten
7) Symmetriebrechung ermöglichen
8) Re-Stabilisierung gewährleisten

### 2.3.1 Stabilitätsbedingungen schaffen

Wer sich verändern will, braucht Sicherheit. Die Stabilitätsbedingungen (siehe Abb. 6) sollen dies garantieren. Darunter verstehen wir die Herstellung und Aufrechterhaltung einer sicheren therapeutischen Beziehung – im gruppentherapeutischen Kontext wäre dies die Gruppenkohäsion. Des Weiteren fällt darunter die Klärung der Rahmenbedingungen und des passenden Settings. Wir erzeugen strukturelle und emotionale Sicherheit, dabei sind vor allem unsere systemischen Haltungen wie Neugier, Ressourcenorientierung, Wertschätzung und das Arbeiten auf Augenhöhe gefragt. Methodisch kann dies durch mehrere systemische Methoden unterstützt werden wie das Joining, Pacing oder das Unterbrechen dysfunktionaler Dynamiken. Aber auch alle Methoden, die dazu beitragen, dass sich die einzelnen Gruppenmitglieder in der Gruppe wohlfühlen (z. B. Wohlwollendes Hypothetisieren, Kennenlern-Bingo) und sich die Sicherheit in der Begegnung und beim Sich-Öffnen erhöht (z. B. die Gruppenverfassung oder die Gebrauchsanweisung), zählen dazu.

### 2.3.2 Muster des relevanten Systems identifizieren

Zunächst – in der Anfangsphase von Gruppen – bezieht sich diese Musteridentifikation (siehe Abb. 6) noch auf die persönlichen Muster der einzelnen Mitglieder, die anschließend in einer Kleingruppe vorgestellt werden können. Die Problemmuster, aber auch die Muster

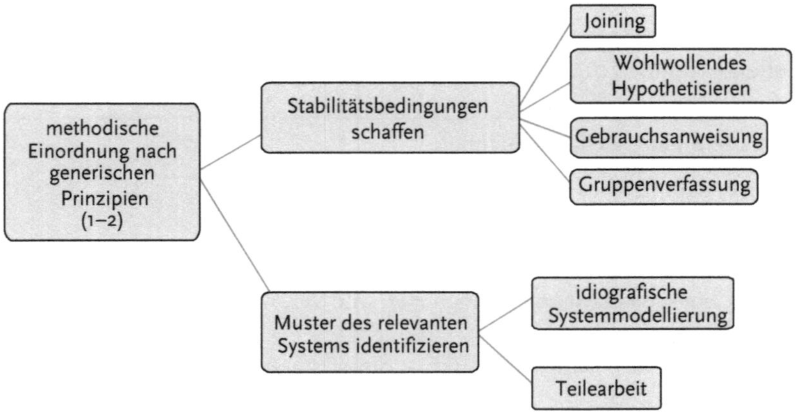


*Abb. 6: Generische Prinzipien 1–2*

der Ressourcen, kann jedes einzelne Gruppenmitglied bei sich erkennen und herausarbeiten. Die Zuhörer:innen reagieren mit neugierigem Nachfragen, vorsichtiger Formulierung von Ideen und mit wohlwollendem Feedback. Sie tauschen sich über ihre Erfahrungen aus und entwickeln Ideen zur Musterunterbrechung. Als Methode hat sich u. a. die Arbeit mit Ressourcen- und Teufelskreisen bewährt (Borst et al. 2022, S. 94). Sind die Gruppenmitglieder miteinander vertraut, also zu einem späteren Zeitpunkt, können bereits Muster in der Gruppe identifiziert und reflektiert werden. Muster des relevanten Systems lassen sich auch durch Skulpturen, Familienbrett und durch zirkuläres Fragen identifizieren.

### 2.3.3 Sinnbezug herstellen

Die Veränderungsbereitschaft erhöht sich, wenn wir von der Sinnhaftigkeit möglicher Veränderungen überzeugt sind (siehe Abb. 7). Gelingt es uns Therapeut:innen, an Wirklichkeitskonstruktionen unserer Klient:innen anzudocken, können wir den Sinnbezug besser fördern, da die angestrebten Veränderungen mit den wesentlichen Lebenskonzepten und Sinnsystemen der Klient:innen übereinstimmen. »Nur für sinnvolle Projekte lohnt es sich, auch etwas zu investieren«, so Rufer (2013, S. 37).

Dabei unterstützen uns u. a. die genaue Zielklärung, Reframingprozesse, das Externalisieren und das Internalisieren. Mit einer genauen Zielklärung beginnen unsere Gruppeneinheiten, auch das Reframen und Externalisieren gehört zu unserem Standardrepertoire in der Arbeit mit Gruppen.

### 2.3.4 Energetisierungen ermöglichen und Veränderungsmotivation erhöhen

Um Veränderung anzustreben, braucht es motivationsfördernde Bedingungen.

> »Selbstorganisation setzt die energetische Aktivierung eines Systems voraus. In der Psychotherapie heißt dies Herstellung motivationsfördernder, energetisierender Bedingungen (emotions-, kognitionsfokussiert) auf dem Boden von Anliegen, Zielen, Kompetenzen und Ressourcen der Patienten«,

weiß Rufer (ebd., S. 38; siehe Abb. 7). Methodisch unterstützen lässt sich dies durch handlungsbezogene Methoden wie Enactment oder die Grenzübung, durch Symptomverschreibungen, durch Übungen zur Aktivierung von Ressourcen wie Ressourcenimplantate (Hanswille 2011) oder auch viele andere Visualisierungen von Ressourcen wie Ressourcenlandkarte, -blume, -baum, -stern oder -sonne.

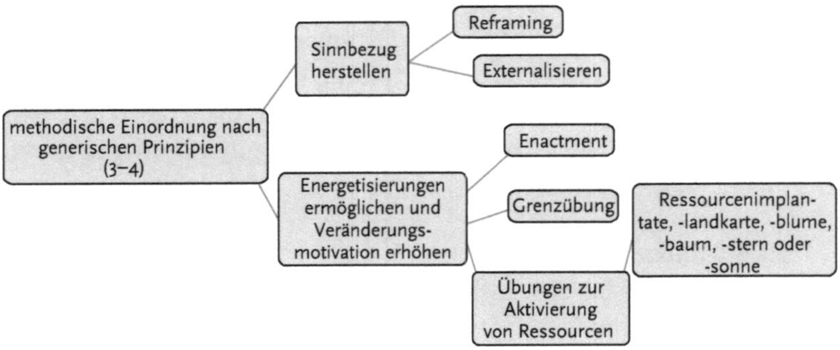


*Abb. 7: Generische Prinzipien 3–4*

### 2.3.5 Destabilisierung und Fluktuationsverstärkungen anregen

Veränderung setzt voraus, sich von alten Mustern zu verabschieden. Dies irritiert und verunsichert. Veränderung erfordert, Neuland zu betreten, neue Möglichkeiten auszuprobieren und Altes zu durchbrechen. Diese »inputsensiblen Phasen« (Rufer 2013, S. 38) gilt es zu nutzen. Borst und Kollegen sprechen vom Bahnen neuer Erfahrungen und vom Erweitern des Möglichkeitsraumes (Borst et al. 2022, S. 94). Die Systemische Therapie bietet eine ganze Palette von Angeboten wie Rollenspiele, Verschreibungen, Ausnahmen erkunden oder Musterunterbrechungen (siehe Abb. 8). In der Gruppentherapie spielen wir wünschenswerte Verhaltensweisen in Rollenspielen durch, wir entwickeln gemeinsam Verschreibungen oder Verhaltensexperimente für ein Gruppenmitglied, dessen Thema wir gerade fokussieren.

### 2.3.6 Synchronisation – zeitliche Passung beachten

Klient:innen müssen aufnahmebereit sein, damit Einladungen wirken können. Diese günstigen Augenblicke der Veränderungsbereitschaft zu spüren ist wichtig, ebenso, wann die Situation für Veränderung günstig ist. Dies stellt immer wieder eine Herausforderung dar. Als Therapeut:innen müssen wir drauf achten, welches Tempo wir vorlegen, wie und wann wir wie intensiv nachfragen, wann und wie wir die Sprache unserer Klient:innen und ihre Bilder aufgreifen – all dies sollte zur Persönlichkeit und zur psychischen Befindlichkeit der Klient:innen passen. Erst wenn sie bereit für Veränderungen sind, wenn sie bereit sind, sich emotional zu involvieren, werden neue Fühl-, Denk- und Verhaltensmuster möglich. Methodisch unterstützen uns dabei Metaphernarbeit, das Eruieren und Verdichten von Ausnahmen, aber auch das Einbringen einer Metaperspektive und die gemeinsame Reflexion über Gruppendynamiken (siehe Abb. 8).

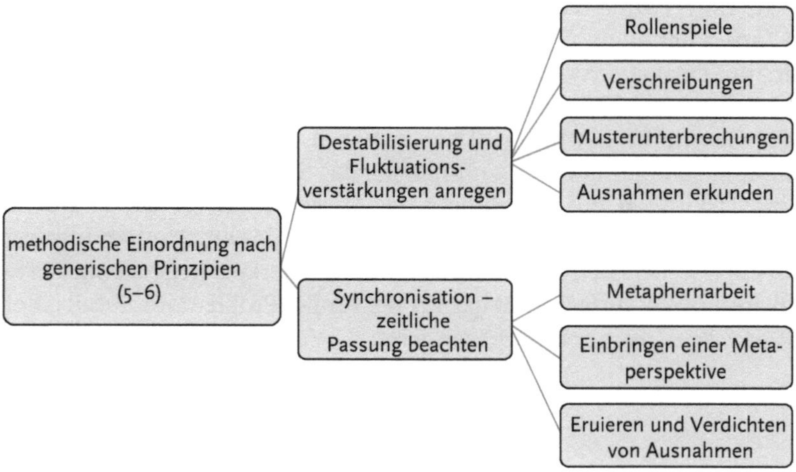


*Abb. 8: Generische Prinzipien 5–6*

### 2.3.7 Symmetriebrechung ermöglichen

Veränderungsprozesse sind weder vorhersehbar noch berechenbar. Therapeut:innen können nicht steuern, sie können aber die Wahrscheinlichkeit für die Wahl eines neuen Musters statt des Rückgriffs auf Altes, Gewohntes, aber nicht mehr Hilfreiches erhöhen. Günter Schiepek spricht von »gezielter Symmetriebrechung« (Schiepek, Eckert u. Kravanja 2013, S. 46). Oft sind es kleine, kurze Momente, die neuen Ordnungsmustern Relevanz verleihen. Imaginationsübungen, die Wunderfrage, Übungen, die Zielzustände sowohl psychisch als auch physisch aktivieren (wie die Arbeit mit Körperankern, Timelines oder die Arbeit mit Symbolen), können Klient:innen gut bei Übergängen zu neuen Mustern begleiten (siehe Abb. 9). In Gruppen legen die Teilnehmer:innen ihre Timelines oder ihre Bodenanker und präsentieren sie einem anderen Gruppenmitglied, um dann das Resümee der Arbeit zu zweit mit dem Plenum zu teilen.

### 2.3.8 Re-Stabilisierung gewährleisten

> »Wo […] positiv bewertete Veränderungen erreicht wurden, gilt es diese in unterschiedlichen Situationen und Kontexten einzuüben, zu stabilisieren und zu automatisieren und so zugänglich und verfügbar zu halten. […] Maßnahmen zur Stabilisierung und Generalisierung neuer Kognitions-, Emotions- und Verhaltensmuster erzeugen Nachhaltigkeit.«

So definiert Rufer das achte und letzte generische Prinzip (Rufer 2013, S. 40). Hier bietet sich eine Vielzahl von Angeboten für Klient:innen an, um das Erreichte zu stabilisieren und um zu verhindern, dass alte Muster wieder aktiv werden. Neue Muster werden internalisiert und das Geschaffte gewürdigt. Dazu gehören das Verfassen einer Herstellungsanleitung des alten Musters, das Schreiben von Zertifikaten und Urkunden mit Würdigung des erreichten Ziels, der feierliche Abschluss mit der Komplimentendusche. Teilnehmer:innen unserer Gruppe stellen sich am Ende der Gruppentherapie gegenseitig Zertifikate aus, sie verfassen Beipackzettel für ihr Problem im Sinne einer Rückfallprophylaxe und präsentieren die Anleitungen der Gruppe.

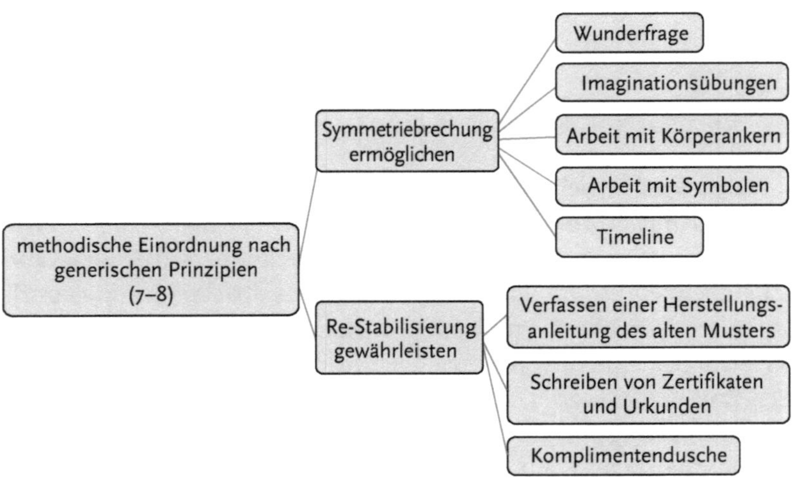


*Abb. 9: Generische Prinzipien 7–8*

Wie aus dem Geschilderten deutlich wird, gibt es nicht die »eine« Einladung für das jeweilige generische Prinzip, sondern verschiedene Einladungen wirken in unterschiedlichen Prinzipien.

## 2.4 Nach Intentionen oder vermuteten Wirkungen

Methoden, die primär ressourcenaktivierend und -stärkend sein können, bringen uns der Bewältigung von Problemen näher und gehen mit einer Erweiterung der Perspektive einher. Wenn es uns als Gruppentherapeut:innen gelingt, ein gutes Gruppenklima zu schaffen, dann sind Methoden zur Problemaktualisierung leichter umzusetzen, als wenn Misstrauen, Konkurrenz und wenig Wertschätzung vorherrschen. Wie Volker Tschuschke zeigt, gibt es eine »günstige – und unverzichtbare – Abfolge von Wirkfaktoren, die einen therapeutischen Erfolg ermöglicht« (Tschuschke 2010, S. 16).

Eine gute Gruppenkohäsion erleichtert die Öffnung einzelner Gruppenmitglieder. Die Bereitschaft, sich der Gruppe mit eigenen Problemen zu zeigen, erhöht die Wahrscheinlichkeit von Rückmeldungen durch die Gruppe. Dies führt zu unterschiedlichen Eindrücken, zur Perspektivenerweiterung und kann Verhaltensänderungen bewirken. Somit können wir eine Priorisierung in der Prozessgestaltung und in der methodischen Umsetzung vornehmen.

### 2.4.1 Einladungen zur Förderung der Gruppenkohäsion

Die Gruppenkohäsion zählt zu den wichtigsten Wirkfaktoren von Gruppentherapie. Ihr große Aufmerksamkeit zu schenken ist wichtig. Die Gruppenmitglieder brauchen Zeit, um einander kennenzulernen, untereinander vertraut zu werden, sich zu öffnen und sich auszutauschen. Methodisch können wir die Gruppenkohäsion gut fördern, u. a. mit Anregungen wie dem Wohlwollenden Hypothetisieren, der Soziometrie im Raum oder dem Kennenlern-Bingo.

### 2.4.2 Einladungen zur Auftrags- und Zielklärung

Die Systemische Therapie arbeitet auftrags- und zielorientiert. Je klarer der Auftrag und das Ziel definiert sind, desto besser können wir evaluieren, ob wir im Sinne der Klient:innen arbeiten, und desto besser können wir den Erfolg von Therapien überprüfen.

### 2.4.3 Einladungen zur Ressourcenaktivierung

Es ist hinlänglich bekannt, welch wichtigen Wirkfaktor die Klient:innenressourcen für erfolgreiche Therapieverläufe darstellen (Lambert 1992). Sie gilt es zu aktivieren und zu stärken, indem beispielsweise Gruppenmitglieder eingeladen werden, ihre Lebensbäume oder Ressourcenblumen, -sonnen oder -sterne zu gestalten, ihren Lebensklub zu entwerfen. Die Ergebnisse werden anschließend der Gruppe präsentiert. Die Zuhörenden geben Feedback und führen anhand konkreter Beispiele vor, wo und wie sie die Ressourcen des Gruppenmitglieds bereits erleben und erfahren durften. Schafft es die Gruppe, aufrichtige und differenzierte Rückmeldungen zu geben, verstärkt dies die Ressourcenaktivierung.

#### 2.4.4 Einladungen zur Problemaktualisierung

Wenn das Gruppenklima passt, arbeiten wir mit den Ergebnissen der Zielklärung weiter und nähern uns damit an das an, was die Teilnehmer:innen in die Gruppentherapie gebracht hat. Obwohl wir lösungsorientiert arbeiten, ist es wichtig, dass sie sich mit ihren schweren und belastenden Seiten zeigen dürfen – Seiten, die gesehen und gewürdigt gehören. Bei Teilnehmer:innen, die sehr distanziert von Schwierigem berichten, können Anregungen zur Problemassoziation sinnvoll sein. Hier bieten sich viele handlungs- und körperorientierte Methoden wie die Grenzübung, das Tetralemma, die Skulptur oder die Aufstellung an. Wenn hingegen Gruppenmitglieder sehr mit ihrem Problem assoziiert sind, können distanzierende Methoden wie das Externalisieren oder die »Landkarte meines Lebens« angeraten sein.

#### 2.4.5 Einladungen zur Lösungsaktivierung

Hierbei können uns die Wunderfrage oder andere Als-ob-Interventionen helfen, das Verdichten von Ausnahmen, das Anreichern alternativer Geschichten. Wenn wir Gruppenteilnehmer:innen einladen, die »Landkarte meines Lebens« weiter bis in die Zukunft zu gestalten oder den nächsten Schritt zu beschreiben, beschreiten sie den Lösungsraum. Wenn Lösungen gelungen sind, gilt es, diese Veränderungen zu internalisieren. Sie müssen als Fähigkeit und Fertigkeit der Klient:in festgeschrieben werden (Tomm 2018, S. 221).

Wie wichtig das Verankern von Lösungen sein kann, zeigt eine Studie, die wir im Jahr 2004 am Institut für Systemische Therapie (IST), Wien, durchgeführt haben. Klient:innen mit einer Abschlussstunde, bei der Lösungen verankert und Fähigkeiten internalisiert wurden, konnten in einem signifikant höheren Ausmaß die erarbeiteten Lösungen für andere Probleme nutzen (Geyerhofer, Ebmer u. Pucandl 2004). So nutzen wir die letzten Einheiten, aber auch Gruppentermine dazwischen, wenn Mitglieder Veränderungen erreicht haben, um ihre Fertigkeiten und Fähigkeiten, die sie bei Veränderungen unterstützt haben, als Teil ihrer Persönlichkeit zu internalisieren und Lösungen gut zu verankern. Viele Methoden stehen uns hier zur Verfügung: von Zertifikaten, die sich Gruppenmitglieder gegenseitig ausstellen und überreichen, über das Packen eines Koffers mit den wichtigsten Erkenntnissen und Erfahrungen bis hin zur Pokalübung.

Was sich hier wie ein chronologischer Ablauf liest, ist nicht so gedacht. Menschen schwanken von der Problemaktualisierung zur Lösungsaktivierung und wieder zurück. Oder dort, wo Ressourcen bereits reichhaltig erkannt wurden, kann die Problemaktualisierung dazu führen, dass Zugänge zu den Ressourcen wieder übersehen werden oder Ressourcen nicht mehr spürbar sind. Hier spielen Gruppenmitglieder eine wichtige Rolle, sind sie doch das kollektive Gedächtnis des Einzelnen in der Gruppe, sie erinnern an das, was Betroffenen wieder abhandengekommen ist.

## 2.5 Nach den Phasen der Gruppentherapie

Eine sehr praxisorientierte Einteilung ist jene nach Gruppenphasen, wobei vorauszuschicken ist, dass diese Gruppenphasen Hilfskonstruktionen sind. Sie sind nichts Statisches, sind in ihrer Reihenfolge nicht festgelegt, sondern wechseln sich ab. Wenn wir bereits in der sogenannten Arbeitsphase sind, kommt es immer wieder zu Situationen, wo wir uns wieder der Gruppenkohäsion zuwenden und wieder stärker am Thema »Gruppe« arbeiten und nicht mehr an den Zielen Einzelner. Es gibt klarerweise große Unterschiede zwischen den Teilnehmer:innen. Manche gliedern sich sehr schnell ein, fassen rasch Vertrauen und öffnen sich, andere brauchen mehr Zeit, um sich mit ihren Themen der Gruppe anzuvertrauen.

Die Einteilung in »Anfangsphase – Arbeitsphase – Abschlussphase« gilt sowohl für die gesamte Dauer der Gruppe als auch für einzelne Treffen. So kann es sich anbieten, zum Einstieg stets eine kurze Gruppenübung vorzuschlagen, die der Kohäsion dient, um dann in die Arbeitsphase überzugehen und das Treffen mit einer Abschlussintervention zu beenden.

### 2.5.1 Anfangsphase

Formiert sich eine Gruppe neu, ist es wichtig, ein gutes, wertschätzendes Klima zu fördern. Die Gruppentherapieforschung hat den engen Zusammenhang von gutem Gruppenklima und positiven Ergebnissen für die Gruppenteilnehmer:innen gezeigt (Tschuschke 2010, S. 16). Dieser Anfangs- bzw. Anwärmphase gilt es große Aufmerksamkeit zu schenken. Der Aufmerksamkeitsfokus in dieser Phase gilt drei Aspekten:

1) Wir schaffen ein möglichst gutes Arbeitsklima.
2) Möglichst bald vereinbaren wir mit den Teilnehmer:innen Umgangsformen: »Was ist uns wichtig in der Zusammenarbeit? Was brauchen wir, um Vertrauen und Sicherheit in der Gruppe zu gewinnen? Was sollte auf keinen Fall passieren?«
3) Wir unternehmen erste Schritte in Richtung Auftrags- und Zielklärung.

### 2.5.2 Arbeitsphase

Wenn die Gruppenregeln greifen, wenn Teilnehmer:innen sich in der Gruppe sicher fühlen, ist Öffnung möglich, können Ziele konkretisiert, Probleme geschildert und Lösungen angedacht werden.

Es geht um:

1) Stärkung der Gruppenkohäsion
2) Zieldefinition
3) Ressourcenaktivierung
4) Problemaktualisierung – entweder um Problemassoziation oder -dissoziation
5) Lösungsaktivierung

In der Arbeitsphase stehen uns viele Methoden zur Verfügung – je nachdem, was welches Gruppenmitglied braucht, wählen wir bewusst aus.

### 2.5.3 Abschlussphase

In dieser letzten Phase geht es darum, das, was in und durch die Gruppe gelungen ist,

1) gut zu verankern, damit die Ergebnisse nachhaltig wirken. Es geht aber auch darum,
2) die eigenen Fähigkeiten, die zum Gelingen beigetragen haben, zu internalisieren. Die gewünschten Veränderungen eines Gruppenmitglieds waren also einerseits Verdienst der Gruppe und der Gruppenleitung, andererseits hat das Gruppenmitglied mit seinen Kompetenzen dazu beigetragen, jetzt reiche Ernte einzufahren.
3) Und es gilt, Abschied zu nehmen – von der Gruppe und von der Gruppenleitung.

# 3 Präsentation der Einladungen

## 3.1 Anfangsphase

Um anzukommen, sich in der Gruppe einzufinden, einander kennenzulernen – dazu dienen die folgenden Anregungen. Es hat sich in der Praxis bewährt, zunächst Ideen zu präsentieren, die in Dyaden oder in Triaden ausgeführt werden können. Zu zweit, zu dritt baut man schneller und leichter Vertrauen auf. So fällt anschließend die Öffnung in der gesamten Gruppe leichter. Der Austausch in einer kleinen Gruppe lässt außerdem mehr Intensität zu. Die Wahrscheinlichkeit, die Aufmerksamkeitsspanne für zwei oder drei Gruppenmitglieder halten zu können, ist größer, als wenn Teilnehmer:innen ihre Aufmerksamkeit auf beispielsweise 15 Genogramme oder 15 Texte richten müssen. In der großen Gruppe wird dann oftmals nur die Quintessenz, also die komprimierte Form der Erfahrungen, geteilt. Obwohl die ersten Übungen eine spielerische Komponente auszeichnet, ergeben sich manchmal bereits aus der Quintessenz erste Arbeitsaufträge.

### 3.1.1 Einander kennenlernen

#### Idee Nr. 1: Partner:innen-Interview

**Beschreibung der Methode**

Die Teilnehmer:innen finden sich paarweise zusammen. Jede:r erhält einen Bogen Flipchart-Papier und einen Flipchart-Stift. Sie stellen sich nacheinander Fragen zur Person, z. B.:

- »Wie ist dein[1] Name?«
- »Wo bist du geboren?«
- »Wo, wie, mit wem lebst du?«
- »Wie viele Geschwister hast du?«

---

1 Fragen, die sich Gruppenteilnehmer:innen gegenseitig stellen, sind in der 2. Person Singular (du) formuliert. Bei Fragen, die Gruppentherapeut:innen der Gruppe stellen, verwende ich die Höflichkeitsform (Sie).

- »Was machst du beruflich?«
- »Welche Vorlieben hast du?«
- »Welche Wünsche hast du an die Gruppe?«
- ...

Für jede Antwort, welche die Interviewer:in erhält, zeichnet sie mit der schreibungewohnten Hand ein Symbol auf ihren Bogen Papier. Heißt die Teilnehmerin beispielsweise Sonja, skizziert die Partnerin eine Sonne, hat Sonja drei Geschwister, zeichnet sie vielleicht ein Genogramm mit drei Kindern. Am Ende des Interviews sollte das Papier voll mit Symbolen sein. Dann wird gewechselt. Nach den beiden Interviews stellt die eine Person die andere anhand ihrer gezeichneten Symbole der Gruppe vor. Der aufgehängte und für alle sichtbare Flipchart-Bogen dient als Gedächtnisstütze. Die Interviewte ergänzt nach Belieben oder stellt, falls nötig, richtig. Anschließend kann die gesamte Gruppe noch weitere Fragen zur interviewten Person stellen.

**Varianten**

Diese Übung lässt sich auch problem- oder lösungsorientiert verändern. Im Zweiersetting unterhalten sich die Gruppenmitglieder über das Problem des jeweils anderen oder über die bereits versuchten, miss- und gelungenen Lösungsstrategien. Die Person, die fragt, zeichnet mit der schreibungewohnten Hand Symbole für die Antworten und stellt dann im Plenum das Problem bzw. die Lösungsversuche der anderen Person vor.

**Ziel der Methode**

- sich zunächst mit einer Person vertraut machen, bevor die Gruppenmitglieder mit der gesamten Gruppe interagieren
- Sicherheit und Vertrautheit im Kleinen schaffen
- Das Zeichnen mit der schreibungewohnten Hand reduziert perfektionistische Ansprüche, die gerne bei kreativen Techniken wie Zeichnen oder Schreiben aufkommen. Die Präsentation in der großen Gruppe führt aufgrund der ungeschickten Zeichnungen meist zu viel Heiterkeit.

**Generische Prinzipien**
Stabilitätsbedingungen schaffen

**Erforderliches Material**
Flipchart-Papier und -Stifte in der Anzahl der Teilnehmer:innen

**Dauer**
für die Arbeit in der Dyade ca. 20 Minuten, für die Präsentation in der Gruppe noch mal ca. 20 Minuten

**Kritische Situationen**
- Ein Gruppenmitglied verweigert die Übung. → Die Gruppentherapeut:in akzeptiert die Ablehnung und fragt nach, auf welche Art sich die Person gerne vorstellen würde.
- Ein Gruppenmitglied fühlt sich falsch dargestellt. → Wir geben ihm die Gelegenheit zur Richtigstellung und weisen gleichzeitig darauf hin, dass eine der Gruppenregeln Fehlertoleranz ist.

**Beschreibung der Methode in Anlehnung an**
Partnerinterview: Verfügbar unter: https://www.hf.uni-koeln.de/data/zhd/File/ZHD-Zirkel/Feedback/Partnerinterview.pdf [25.8.2025].

## Idee Nr. 2: Wohlwollendes Hypothetisieren oder Positives Spekulieren

**Beschreibung der Methode**
Die Gruppe wird in Kleingruppen mit drei oder vier Mitgliedern geteilt. Zwei oder drei Teilnehmer:innen unterhalten sich über die dritte oder die vierte Person aus der Runde. Diese hört aufmerksam zu, sie mischt sich nicht ins Gespräch ein, sie kommentiert nicht. Die Kleingruppe spekuliert beispielsweise über ihren Wohnort, ihr aktuelles Bezugssystem, ihre Hobbys, ihren Lieblingsurlaubsort. Die Mitglieder der Kleingruppe könnten sich auch darüber unterhalten, welche tollen Fähigkeiten die dritte oder vierte Person in die Gruppe einbringt, von denen alle profitieren werden. Nach ungefähr 7 Minuten werden dann über die nächste Person in der Kleingruppe Hypothesen entwickelt.

In der großen Gruppe können sich die Teilnehmer:innen im Anschluss an die Arbeit in den Kleingruppen »outen«:

- Was war richtig eingeschätzt?
- Wo lag die Kleingruppe völlig daneben?
- Wie ist es wirklich?

**Varianten**

- Die sysTelios-Klinik (Wald-Michelbach, Siedelsbrunn, Hessen) nutzt diese Technik, um neue Mitglieder in die Gruppe einzuführen. Dabei fokussieren die Therapeut:innen der sysTelios-Klinik auf folgende Frage:

»Welche bereichernden Fähigkeiten, Qualitäten, Beiträge, schätzt ihr, eurem intuitiven Eindruck folgend, kann Herr/Frau X vermutlich in unsere Gruppenkooperation hier einbringen?« (Schmidt 2022b, S. 121)

- Die Gruppenmitglieder könnten auf die Frage beispielsweise folgendermaßen reagieren:

»Wenn ich dich so anschaue und die Begegnung mit dir auf mich wirken lasse, entsteht in mir der Eindruck: Du bringst bestimmt mit deiner Spontaneität und mit deiner ungewöhnlichen Art, auf die Welt zu blicken, Wichtiges für die Gruppe mit.«

- Hennecke (2022, S. 96) schlägt die Übung als Paarübung mit folgender Fragestellung vor: »Was könnte ich mir vorstellen, was du magst, gern tust und von welchen deiner Fähigkeiten wir hier alle profitieren könnten?«
- Die Übung können wir auch gut einsetzen, wenn wir zielorientiert arbeiten. Dann formulieren wir die Fragen einfach um:

»Was glauben Sie, bringt XY mit, um ihr Ziel zu erreichen?«

**Ziel der Methode**

- lustvolles Kennenlernen in der Kleingruppe
- Das positive Feedback der anderen stärkt und lässt Vertrauen gegenüber der Gruppe entstehen.

- Gleichzeitig stimmen sich die Gruppenmitglieder bereits in eine wohlwollende, wertschätzende Haltung ein.
- Die Übung dient der Umfokussierung, weg von den Defiziten, hin zu Ressourcen.
- Nach der Klärung des Rahmens ist dies eine gute Übung, um zunächst in einer kleinen Runde Vertrauen und Sicherheit zu gewinnen.

**Generische Prinzipien**

Stabilitätsbedingungen schaffen

**Dauer**

für die Kleingruppe ca. 20 Minuten, für die Ergänzungen im Plenum ca. 15 Minuten

**Kritische Situationen**

Die Teilnehmer:innen haben »wohlwollend« und »positiv« überhört oder sie nehmen die Anregung nicht ernst. → Wir machen die Teilnehmer:innen darauf aufmerksam, dass es um Wohlwollendes Hypothetisieren oder um Positives Spekulieren geht. Am Ausmaß des Lachens ist meist gut ablesbar, wie die Übung ankommt. Je lauter gelacht wird, desto mehr Gefallen findet die Übung, desto mehr Vertrauen und Sicherheit schafft sie.

**Beispiele**

Annahmen könnten Folgendes betreffen bzw. Fragen könnten abzielen auf:

- Geschwisterzahl
- Ort der Kindheit
- Wohnort
- Beruf
- Freizeitbeschäftigungen
- In welcher zeitlichen Epoche könnte ich mir die Frau / den Mann gut vorstellen?
- Welche Romanfigur fällt mir zu ihr ein?
- Welche Seite von ihr würde ich gerne kennenlernen?

**Beschreibung der Methode in Anlehnung an**

Ubben, B. (2013): Verhaltenstherapeutische Selbsterfahrung, Weinheim/ Basel (Beltz), S. 137 ff.

**Weiterführende Literatur**

Hennecke, C. (2022): Ein inspirierendes Wir – Systemisch-lösungsorientierte Gruppenpsychotherapie als Ressource für persönliche Entwicklung. In: C. C. Unterholzer u. H. Gröger (Hrsg.): Handbuch der systemischen Gruppentherapie. Ansätze, Methoden, Zielgruppen, Störungsbilder. Heidelberg (Carl-Auer), S. 91–103.

Jaffé, A. (2022): Unerhörtes hörbar machen. Musik als Resonanzraum in der hypnosystemischen Gruppenmusiktherapie. In: ebd., S. 143–153.

Krämer, M. u. A. Herr (2022): Ohne Körper und Berührung geht es nicht! Körperpsychotherapeutische Gruppen im hypnosystemischen Kontext. In: ebd., S. 154–164.

Schmidt, G. (2022b): Produktinformation und Fokus auf Muster des Gelingens. Typische Interventionsschritte hypnosystemischer Gruppentherapie: In: ebd., S. 116–142.

## Idee Nr. 3: Speeddating

**Beschreibung der Methode**

Die Gruppe stellt sich – einander zugewandt – in zwei Reihen auf. Die Therapeut:in stellt der Gruppe eine Frage, die beispielsweise wie folgt lauten könnte:

> »Was war heute Morgen das Erste, das Ihr Herz vor Freude schneller springen ließ?«

Die Gruppenteilnehmer:innen, die sich gegenüberstehen, tauschen sich wechselseitig aus. Nach ca. 2 Minuten und dem Gongschlag der Therapeut:in (oder dem Klingelzeichen, Händeklatschen) rücken alle Teilnehmer:innen einen Schritt nach rechts und stehen einer anderen Person gegenüber. Jene, die am Ende der Reihe stehen, wechseln auf die gegenüberliegende Seite. Es folgt eine nächste Frage, wie

> »Erzählen Sie mir von Ihrer letzten schönen Begegnung.«

Wieder erzählen sich die Personen, die sich nun gegenüberstehen, ihre Geschichte – bis zum nächsten Gongschlag. Erneut rücken sie eine Position weiter nach rechts, wieder stehen sie einer anderen Gruppenteilnehmer:in gegenüber, es folgt die nächste Einladung zum Erzählen. Auf diese Weise tauschen sich die Mitglieder einer Gruppe kurz und intensiv aus. Sieben bis zehn Anregungen zum Austausch von Geschichten haben sich bewährt.

Die Gruppe bespricht anschließend, was sie überrascht, was sie besonders berührt hat. Alle lernen einander durch diese Übung besser kennen, alle kommen mit allen ins Gespräch.

### Varianten

- Diese Methode eignet sich auch für problem- und/oder lösungsorientierte Fragen. Dann sollte man sie allerdings nicht in der Anfangsphase einer Gruppe einsetzen.
- In der Multifamilientherapie sitzen die Teilnehmer:innen einander in einem Innen- und einem Außenkreis gegenüber.

### Ziel der Methode

- Die Teilnehmer:innen lernen einander besser kennen, sie kommen ungezwungen miteinander ins Gespräch, sie erzählen und hören ungewöhnliche Geschichten.
- Die Übung ist eine Art angeleiteter Small Talk. Sie dient auch als Auflockerung nach einer intensiven Arbeitsphase, die sitzend verbracht wurde. Sie bringt Bewegung in den Raum. Die Teilnehmer:innen sollten einander bereits ein bisschen kennen.

### Generische Prinzipien

Stabilitätsbedingungen schaffen

### Erforderliches Material

vorbereitete Fragen, eine Klangschale oder eine Glocke

### Dauer

je nach Gruppengröße zwischen 20 und 25 Minuten

### Kritische Situationen

- Bei einer ungeraden Teilnehmer:innenzahl → scheidet abwechselnd eine Teilnehmer:in am Ende einer Reihe aus und pausiert für eine Runde.
- Eine Teilnehmer:in neigt dazu, ausschweifender zu erzählen. → Die Gruppenmitglieder sollten vorweg darüber informiert werden, dass die Erzählzeit sehr kurz sein wird, sie sich also auf das Wesentliche konzentrieren sollten.

**Beispiele**

- »Was fällt dir ein, wenn du etwas für dich sehr Angenehmes erzählen solltest?«
- »Wenn du etwas Wichtiges aus deinem Leben erzählen müsstest, was würde ich zu hören bekommen?«
- »Was ist deine früheste Kindheitserinnerung?
- »Worauf bist du stolz?«
- »Welchen Ort, Platz, Raum ... liebst du?«
- »Welchen Geruch magst du besonders gerne? Was verbindest du damit?«
- »Hättest du alle Zeit und alles Geld der Welt, was würdest du tun?«
- »Welches Bild oder welches Buch oder welche Musik hat dich in letzter Zeit beeindruckt? Was daran hat dich so berührt?«
- »Welche Kindheitserinnerung würdest du gerne mit anderen teilen?«
- »Was war der letzte schöne Moment, als du das Gefühl hattest, du bist ganz eins mit dir ...?«
- »An welchen Orten hast du bisher gelebt?«
- »Was war das bisher ungewöhnlichste Erlebnis in deinem Leben?«
- »Was würdest du erfinden, um dein Leben zu erleichtern?«
- »Wandern oder lesen? Kino oder Fernsehen? Musik oder Malerei? Warum?«
- »Swimmingpool oder Sauna? Kaminfeuer oder Schneetreiben in den Bergen? Wald oder Wiese? Warum?«
- »Wenn du jemand anderes sein könntest, wer würdest du am liebsten sein?«
- »Was würdest du dir für diese Gruppe hier wünschen?«

**Beschreibung der Methode in Anlehnung an**

Asen, E. u. M. Scholz (2015): Praxis der Multifamilientherapie. Heidelberg (Carl-Auer), S. 69.

## Idee Nr. 4: Soziometrie im Raum

**Beschreibung der Methode**

Die Teilnehmer:innen stellen sich im Raum auf und bilden je nach Fragestellung eine Reihe oder verschiedene kleine Gruppen. Die Therapeut:in stellt Fragen wie:

»Wer ist die/der Größte in der Gruppe? Die/der stellt sich an das andere Ende des Raumes. Die/der Kleinste stellt sich zu mir. Bilden Sie nun bitte die richtige Reihenfolge nach der Körpergröße ... Dann stellen Sie sich bitte nach Ihrer Haarfarbe auf. Die Schwarzhaarigen stehen bei mir, dann die Grauhaarigen, dann jene mit braunen und am anderen Ende der Reihe die mit blonden Haaren ... Stellen Sie sich nun entsprechend Ihrer Schuhgröße auf. Diejenigen, die Schuhgröße 35 tragen, stellen sich zu mir, diejenigen, die Schuhgröße 45 tragen, stellen sich bitte ans andere Ende der Reihe.«

Es stehen viele Kriterien zur Auswahl: Aufstellen nach Anfangsbuchstaben des Vornamens, nach dem Geburtsmonat, Augenfarbe, Alter, Geschwisteranzahl, Gruppentherapieerfahrung.

In kleinen Gruppen stellen sie sich zusammen, wenn es um Geburtsort, Wohnort, Geburtsorte der Eltern oder der Großeltern geht oder um den Beruf oder um die Frage »Serienjunkie oder Cineast:in«. Durch die Fragen beginnen die Teilnehmer:innen, sich auszutauschen. Durch das Abklären von Augenfarbe, Schuhgröße und Beruf kommen die Teilnehmer:innen in Kontakt, im Plenum können anschließend die Unterschiede und die Zugehörigkeiten thematisiert werden.

**Varianten**

Die Soziometrie im Raum lässt sich auch gut beim Ziehen einer Zwischenbilanz und für Skalierungen (z. B. »Wie nah bin ich bereits meinem Ziel?«) nutzen.

**Ziel der Methode**

- Durch diese Methode lernen die Gruppenmitglieder einander besser kennen.
- Sie macht Unterschiede deutlich und generiert Zugehörigkeitsgefühle.
- Die Teilnehmer:innen erkennen ihre Positionen in der Gruppe und deren Veränderungen (z. B.: Wer ist die Älteste, wer die Jüngste? Wer wohnt nahe beim wem?).
- Durch die Bewegung im Raum wird neue Energie getankt.

**Generische Prinzipien**

Stabilitätsbedingungen schaffen

### Erforderliches Material

ein großer Raum

### Dauer

Je nach Anzahl der Fragen und Teilnehmer:innen ca. 25 Minuten

### Kritische Situationen

Eine Teilnehmer:in will sich nicht »einordnen«. → Dies gilt es, zur Kenntnis zu nehmen – die Übungen stellen schließlich Anregungen dar und keine Verpflichtung. Anschließend könnte man im Einzelgespräch mit dieser Teilnehmer:in klären, wofür es gut war, nicht mitzumachen.

### Beispiele

Joachim[2] ist 60, Unternehmer, aristokratischer Herkunft – ein Faktum, das er bei der Vorstellungsrunde betont. Lena ist 25, studiert Politikwissenschaft und engagiert sich in der Studierendenvertretung. Beide äußern nach dem ersten Gruppentermin Skepsis hinsichtlich ihrer unterschiedlichen Lebenswelten. Lena meint, eigentlich wolle sie sich gegenüber »Kapitalisten« nicht öffnen, worauf Joachim kontert, er werde auch nicht »spätpubertären« Linken Persönliches anvertrauen. Beim zweiten Treffen erfuhren sie durch die Soziometrie-Übung, dass sowohl seine Eltern als auch ihre Großeltern aus dem Banat stammen und in den 1950er-Jahren nach Wien ausgewandert sind. Das Eis war gebrochen, beide verbindet ein reges geschichtliches Interesse – trotz unterschiedlicher Lebenswelten fanden sie eine Gemeinsamkeit, die sie einander näherbrachte und das Sich-Öffnen fortan für beide erleichterte.

### Beschreibung der Methode in Anlehnung an

Asen, E. u. M. Scholz (2015): Praxis der Multifamilientherapie. Heidelberg (Carl-Auer), S. 71.

## Idee Nr. 5: Meine besonderen Eigenschaften

### Beschreibung der Methode

Jede Teilnehmer:in schreibt möglichst groß und gut lesbar vier Eigenschaften von sich auf eine Moderationskarte, die sie an der Kleidung

2 Alle Namen und andere Details, welche die Anonymität der Klient:innen gefährden, wurden verändert.

festmacht. Alle Gruppenmitglieder setzen sich in Bewegung, lesen neugierig die Schilder der anderen und fragen interessiert nach bzw. geben selbst Auskunft über die Worte auf ihrer Karte.

Anschließend tauschen sich die Gruppenmitglieder im Plenum darüber aus, was sie Neues und Überraschendes über sich und über die anderen in der Gruppe erfahren haben.

**Ziel der Methode**

- sich und einander besser kennenlernen
- Gemeinsamkeiten und Unterschiede entdecken und thematisieren

**Generische Prinzipien**

Stabilitätsbedingungen schaffen

**Erforderliches Material**

Flipchart-Stifte und Moderationskarten in der Anzahl der Teilnehmer:innen, Kreppband

**Dauer**

ca. 20 Minuten für das »bewegte Fragen«, ca. 10 Minuten für den Austausch im Plenum

**Kritische Situationen**

Ein Gruppenmitglied spricht niemanden an. → Die Gruppentherapeut:in übernimmt eine Brückenfunktion, sie stellt sich zu ihm, fragt bei ihm nach und bezieht dann ein anderes Gruppenmitglied ins Gespräch ein. Dann zieht sich die Gruppentherapeut:in wieder zurück.

**Beispiele**

Sarah, eine junge Juristin, kam in die Gruppe, um ihre Schüchternheit und extreme Unsicherheit in Gruppen zu überwinden. Als alle aus der Gruppe sich neugierig nach den Eigenschaften der anderen erkundigten, stand sie mitten im Raum und konnte niemanden ansprechen. Ich ging auf sie zu, fragte nach ihrer besonderen Eigenschaft – sie nannte »Gedankenlesen« als eine ihrer besonderen Eigenschaften. Sie erzählte, dass sie als Kind glaubte, sie könne in die Köpfe anderer schlüpfen und deren Gedanken erkennen, manchmal denke sie das auch heute noch, meinte sie verschmitzt. An uns ging ein anderes Gruppenmitglied vorbei, auf dessen Karte stand »Fantasiegeschichten erzählen«. Ich machte die Person auf die Gedankenleserin aufmerksam, sie kamen ins Gespräch, offensichtlich hatten sie es sehr lustig. Beim letzten Gruppentermin meinte Sarah, diese Übung brachte für sie eine wichtige Erkenntnis: Erstmals erfuhr sie, wie einfach es sein könne, in Kontakt zu kommen.

**Beschreibung der Methode in Anlehnung an**

Asen, E. u. M. Scholz (2015): Praxis der Multifamilientherapie. Heidelberg (Carl-Auer), S. 75.

## Idee Nr. 6: Märchen oder Wahrheit?

**Beschreibung der Methode**

Jede Teilnehmer:in spricht über vier Eigenschaften, Erfahrungen oder Erlebnisse, davon ist eine Erzählung frei erfunden. Die Aufgabe der Gruppe ist es, gemeinsam die Lüge der Erzähler:in zu entdecken.

Anschließend kann erörtert werden: Woran erkennt man, wenn jemand flunkert? Was war überraschend an den Erzählungen? Was hätten wir dem Gruppenmitglied nicht zugetraut? Was haben wir Neues über die anderen erfahren?

**Varianten**

Zu einem späteren Zeitpunkt eingesetzt, kann die Übung abgewandelt werden: Jede Teilnehmer:in spricht über drei Versuche, die sie unternommen hat, um ihr Problem zu lösen, ein Versuch entspricht nicht der Wahrheit.

**Ziel der Methode**

- einander besser kennenlernen
- die Aufmerksamkeit schärfen für nonverbale Zeichen
- Hemmungen abbauen
- die Fantasie beflügeln
- den Möglichkeitsraum öffnen

**Generische Prinzipien**

Stabilitätsbedingungen schaffen

**Dauer**

ca. 15–20 Minuten, je nach Gruppengröße

**Kritische Situationen**

Jemand spielt nicht mit. → Dies wird toleriert, eventuell wird anschließend im Einzelgespräch mit der Person erörtert, wofür es gut war, nicht mitzumachen.

**Beispiele**

Sarah erzählt der Gruppe:

»Ich liebe das Klettern, ich habe zwei Menschen das Leben gerettet, ich spiele gerne Theater ... ich fahre leidenschaftlich gerne Auto.«

Das lange Nachdenken über das vierte »Faktum« hat es der Gruppe leicht gemacht, das Märchen zu erkennen. Im anschließenden Gespräch in der Gruppe haben sich die anderen Teilnehmer:innen ausführlich nach ihren Rettungsaktionen erkundigt. Sarah war bis dato sehr zurückgezogen und schüchtern. Die Erzählung, dass sie zwei Kinder vor dem Ertrinken gerettet hat, brachte ihr Anerkennung, und ihr Stolz war deutlich sichtbar.

**Beschreibung der Methode in Anlehnung an**

Asen, E. u. M. Scholz (2015): Praxis der Multifamilientherapie. Heidelberg (Carl-Auer), S. 76.

## Idee Nr. 7: »Ich heiße, ich mag, ich mag nicht ...«

**Beschreibung der Methode**

Die Gruppe sitzt in der Runde, die Gruppentherapeut:in wirft einer Person einen Ball zu und sagt gleichzeitig ihren eigenen Namen. Die Person, die den Ball fängt, nennt wiederum ihren eigenen Namen und wirft den Ball weiter, die ihn fängt, sagt, wie sie heißt. Nachdem die Namensrunde zu Ende ist und der Ball wieder bei der Therapeutin ankommt, leitet sie die zweite Runde ein.

»Ich liebe es, Rad zu fahren, Briefmarken sammeln mag ich nicht.«

Der Ball geht nun wieder in die Runde, jeder erwähnt eine Tätigkeit, die er liebt, ein Hobby, und etwas, das er nicht mag. Nach dieser zweiten Runde kommt eine dritte. Jede, die den Ball erhält, verrät eine gute Eigenschaft von sich und eine weniger gute, wie:

»Ich kann gut zuhören, manchmal bin ich leider etwas ungeduldig.«

In der vierten und letzten Runde nennt die Ballfänger:in den Namen der Person, die den Ball vor ihr hatte.

Im Plenum wird gemeinsam darüber reflektiert, wie die Gruppe die gute Eigenschaft der Person nutzen könnte und welchen Zweck die weniger gute haben könnte. Zum Beispiel könnte Unpünktlichkeit ein Indiz dafür sein, dass es in der Gruppe auch mal etwas lockerer, weniger streng, zugehen darf.

**Varianten**

Zu einem späteren Zeitpunkt eingesetzt kann man die Übung gut zur Ressourcenaktivierung nutzen.

»Welche Ressourcen finde ich in der Gruppe vor, die für das Erreichen meines Zieles hilfreich sein könnten?«

**Ziel der Methode**

- einander besser kennenlernen
- erste Einblicke in Vorlieben und Herausforderungen anderer Gruppenteilnehmer:innen vermittelt bekommen
- auf spielerische Art in Kontakt mit den Ressourcen der anderen kommen, ohne Defizite verleugnen zu müssen

**Generische Prinzipien**

Stabilitätsbedingungen schaffen

**Erforderliches Material**

ein weicher Ball

**Dauer**

je nach Größe der Gruppe zwischen 15 und 20 Minuten

**Kritische Situationen**

Jemand macht nicht mit oder nennt nur gute oder nur schlechte Eigenschaften von sich. → Tolerieren und eventuell zu einem späteren Zeitpunkt, wenn sich die Gruppenteilnehmer:innen bereits besser kennen, zum Thema zu machen.

**Beschreibung der Methode in Anlehnung an**

Asen, E. u. M. Scholz (2015): Praxis der Multifamilientherapie. Heidelberg (Carl-Auer), S. 77.

## Idee Nr. 8: Kennenlern-Bingo

**Beschreibung der Methode**

Vor dieser Übung sollten sich die Teilnehmer:innen schon ein bisschen kennen, sie ist also keine Übung für den ersten oder zweiten Termin. Alle erhalten eine Bingokarte, die aus fünf mal fünf Feldern besteht. In jedem Feld steht eine Frage. Die Teilnehmer:innen setzen sich in Bewegung und versuchen durch Fragen, die sie den herumschwirrenden Teilnehmer:innen stellen, Antworten zu finden. Jede beantwortete Frage wird durchgestrichen, wer zuerst alle 25 Felder durchgestrichen hat und die richtigen Antworten hat, ist Bingo-König:in.

In der Gruppe werden dann gemeinsam alle 25 Fragen beantwortet. Bewährt hat sich die Methode im Anschluss an eine längere, intensive Arbeitsphase.

**Ziel der Methode**

- sich noch besser kennenlernen
- Bewegung in die Gruppe bringen

**Generische Prinzipien**

Stabilitätsbedingungen schaffen

**Erforderliches Material**

vorbereitete Bingokarten mit 25 biografischen Fragen zu den Teilnehmer:innen, ein Stift pro Teilnehmer:in

**Dauer**

ca. 25–30 Minuten

**Kritische Situationen**

Jemand verweigert das Mitmachen. → Wir tolerieren es und bitten die Person, den Prozess zu beobachten und anschließend im Plenum ihre Beobachtungen mit der Gruppe zu teilen.

**Beispiele**

| **Finde eine Teilnehmer:in, die ...** | | | | |
|---|---|---|---|---|
| ... eine Sprache spricht, die du nicht sprichst. | ... ein Haustier hat. | ... die gleiche Augenfarbe hat wie du. | ... eine Sportart ausübt, die du nie betreiben würdest. | ... gerne Spaghetti isst. |
| mindestens einen Monat außerhalb eines deutschsprachigen Landes gelebt hat. | ... eine Lieblingsserie hat. | eine andere Staatsangehörigkeit hat als du. | ... im gleichen Jahr geboren ist wie du. | ... die Berge liebt. |
| ... ein Lieblingsbuch nennen kann. | etwas Selbstgemachtes trägt. | ... im gleichen Monat geboren ist wie du. | gerne Podcasts hört. | ...den Winter bevorzugt. |
| ... gleich viele Geschwister hat wie du. | gerne Musik hört. | ... in einem Land war, in dem du noch nicht warst. | ... dieselbe Lieblingsfarbe hat wie du. | Schuhgröße 38 trägt. |
| ... einen ganz anderen Beruf hat als du. | ... gerne ins Kino geht. | einen Witz erzählen kann. | kein Weißbier mag. | ... schon mal einen Knochenbruch hatte. |
| Wenn du sie gefunden hast, streiche das Kästchen durch. Wenn du alle 25 Kästchen durchgestrichen hast, ruf laut »Bingo«. | | | | |

*Tab. 1: Kennenlern-Bingo*

**Beschreibung der Methode in Anlehnung an**

Bleß, M. u. D. Wagner (2019): Agile Spiele kurz & gut. Heidelberg (O'Reilly), S. 31.

## Idee Nr. 9: Namensnetz

**Beschreibung der Methode**

Alle Teilnehmer:innen stehen im Kreis. Die Gruppenleiter:in hält ein Knäuel Wolle in der Hand und wirft es, den Anfang der Wolle in der Hand haltend, einer Teilnehmer:in zu, während sie deren Namen ruft. Die, die das Knäuel auffängt, ruft nun den Namen jener Teilnehmer:in, der sie ihrerseits das Knäuel zuwirft. Dabei behält sie die Wolle in der Hand. Auf diese Weise geht es weiter, bis das Knäuel wieder bei der Gruppenleiter:in ankommt. So entsteht ein dichtes Netz, das anschließend wieder langsam, von Teilnehmer:in zu Teilnehmer:in rückwärts aufgelöst wird. Jede Person ruft den Namen der Person, von der sie ursprünglich das Knäuel Wolle zugeworfen gekriegt hat. Außerdem wird bei der Rückwärtsbewegung die Wolle wieder aufgewickelt, das Knäuel Wolle wird wieder größer. Das vorher gesponnene Netz löst sich langsam wieder auf, das Knäuel Wolle landet wieder vollständig aufgewickelt bei der Gruppenleiter:in.

**Ziel der Methode**

- sich die Namen der anderen Gruppenteilnehmer:innen gut einprägen
- das Netz als Metapher für das Zusammenspiel in der Gruppe nutzen
- durch die Metapher des Netzes veranschaulichen, wie die Kommunikation in der Gruppe optimalerweise funktionieren sollte – nämlich, indem sich die Redebeiträge der Teilnehmer:innen direkt aufeinander beziehen

**Generische Prinzipien**

Stabilitätsbedingungen schaffen

**Erforderliches Material**

ein Knäuel Wolle

**Dauer**

15 bis 20 Minuten

**Kritische Situationen**

- Eine Teilnehmer:in lässt ihr Ende der Schnur los, das Netz bricht zusammen. → Es wird wieder gemeinsam rekonstruiert.

- Eine Teilnehmer:in ist gekränkt, weil ihr Name falsch erinnert wurde. → Darauf hinweisen, wie sensibel der Umgang mit unseren Namen sein kann und gleichzeitig an die Fehlertoleranz erinnern.

**Beschreibung der Methode in Anlehnung an**

Abel, A. (2013): Gesammeltes – Methoden – Arbeitsformen – Anregungen: Verfügbar unter: https://www.schulentwicklung.nrw.de/materialdatenbank/material/view/4849 [25.8.2025].

## Idee Nr. 10a: Persönliche Visitenkarte 1

**Beschreibung der Methode**

Die Teilnehmer:innen werden eingeladen, 10 Sätze zu formulieren, die jeweils mit »Ich bin ...« beginnen. Sie überlegen sich zuvor, was die Gruppe über sie wissen soll? Was ist wichtig genug, es anderen mitzuteilen? Was macht die jeweilige Person aus?

Anschließend lesen sie ihre Texte reihum vor – vorausgesetzt, sie sind dazu bereit. Ansonsten berichten sie zumindest kurz über den Schreibprozess und verraten ein, zwei Details aus dem Text.

**Ziel der Methode**

- einander besser kennenlernen
- sich im Rahmen dieser relativ niederschwelligen Übung als kreativ erfahren

**Generische Prinzipien**

Stabilitätsbedingungen schaffen

**Erforderliches Material**

Schreibpapier und Stifte

**Dauer**

max. 10 Minuten Schreibzeit, 20 Minuten Austausch im Plenum

**Kritische Situationen**

- Eine Teilnehmer:in will nicht schreiben. → Kein Problem, sie soll sich einfach 10 Sätze überlegen.

- Eine andere Teilnehmer:in will sich nicht mit dem Text der Gruppe präsentieren. → Kein Problem, sie kann erzählen.

Wichtig ist bei dieser Übung, dass die Schreibzeit kurz bleibt. Je länger die Schreibzeit ist, desto mehr steigen die Anforderungen an den Text, und die ursprüngliche Intention, relativ spontan etwas von sich preiszugeben, geht verloren.

**Beispiele**

»Ich bin eine Frau, die gerne schreibt
Ich bin eine Frau, die gerne liest
Ich bin ich – schreibend, lesend
Ich bin gerne hier
Ich bin neugierig
Ich bin eine Frau, die gerne lernt
Ich bin eine Schwester
Ich bin keine Mutter
Ich bin – ja, was bin ich denn?
Ich bin, was ich bin – ich« (Sarah)

**Beschreibung der Methode in Anlehnung an**

Rechenberg-Winter, P. u. A. Randow-Ruddies (2017): Poesietherapie in der systemischen Praxis. Interventionen für die Einzel-, Paar-, Familien- und Gruppentherapie. Göttingen (Vandenhoeck & Ruprecht), S. 258.

## Idee Nr. 10b: Persönliche Visitenkarte 2

**Beschreibung der Methode**

Die »Persönliche Visitenkarte 2« ist der vorhergehenden Übung ähnlich, aber mit anderen Satzanfängen: Die Teilnehmer:innen werden eingeladen, 10 Sätze zu verfassen, die mit folgenden Worten beginnen:

»Ich heiße …«
»Ich bin …«

»Ich war …«

»Meistens …«

»Manchmal …«

»Nie …«

»Gestern …«

»Heute …«

»Morgen …«

»Jetzt …«

Anschließend werden die Texte reihum vorgelesen. Wer nicht lesen will, berichtet vom Prozess und verrät den einen oder anderen Satz, der ihm oder ihr wichtig ist.

**Ziel der Methode**

- einander besser kennenlernen
- sich im Rahmen dieser relativ niederschwelligen Übung als kreativ erfahren

**Generische Prinzipien**

Stabilitätsbedingungen schaffen

**Erforderliches Material**

Schreibpapier und Stifte

**Dauer**

max. 10 Minuten Schreibzeit, ca. 20 Minuten Austausch im Plenum

**Kritische Situationen**

- Eine Teilnehmer:in will nicht schreiben. → Sie soll sich einfach 10 Sätze überlegen.
- Eine andere Teilnehmer:in will sich nicht mit dem Text der Gruppe präsentieren. → Kein Problem, sie kann erzählen.

Wichtig ist bei dieser Übung, dass die Schreibzeit kurz bleibt. Je länger die Schreibzeit ist, desto mehr steigen die Anforderungen an den Text, und die ursprüngliche Intention, relativ spontan etwas von sich preiszugeben, geht verloren.

**Beispiele**

»Ich heiße XY

Ich bin froh, hier zu sein

Ich war schon mal in einer Gruppe

Meistens bin ich aber einsam und alleine

Manchmal genieße ich auch das Alleinsein

Nie möchte ich unsensibel sein

Gestern hatte ich viele Bedenken, hierher zu kommen

Heute habe ich noch immer viele Bedenken

Morgen sind sie hoffentlich zerstreut

Jetzt bin ich hier und aufgeregt.« (anonym)

**Beschreibung der Methode in Anlehnung an**

Rechenberg-Winter, P. u. A. Randow-Ruddies (2017): Poesietherapie in der systemischen Praxis. Interventionen für die Einzel-, Paar-, Familien- und Gruppentherapie. Göttingen (Vandenhoeck & Ruprecht), S. 258.

## Idee Nr. 11: Namensgeschichte

**Beschreibung der Methode**

Unseren Vornamen könnte man auch als die literarische Seite unserer Person bezeichnen. Schindler meint dazu:

> »Familiengeschichten, z. B. auch die der jeweiligen Namensgebung, werden weitergegeben und danach auch erinnert in Form von Episoden, Berichten, Anekdoten, auch Klagen und Kommentierungen, die, in Gesprächen verstreut, beständig auftauchen. Sie gehören zu unseren ersten Erzählungen« (Schindler 2022, S. 116).

Um diese »ersten Erzählungen« geht es in der nächsten Übung, denn viele verbinden mit ihrem Namen eine oder mehrere Geschichten. Wir laden die Teilnehmer:innen ein, reihum ihre Namensgeschichte oder ihre Assoziationen, Erfahrungen und Ereignisse in Bezug auf ihren Vornamen zu erzählen. Fragen können sein:

»Was fällt Ihnen zu Ihrem Namen ein?«

»Was gefällt Ihnen an ihm?«

»Was bedeutet er für Sie?«

»Wissen Sie, wie Sie zu Ihrem Vornamen gekommen sind?«

»Welche Geschichte löst Ihr Vorname aus?«

**Ziel der Methode**

- einander ein Stück weit besser kennenlernen
- etwas über den familiären Kontext der anderen erfahren

**Generische Prinzipien**

Stabilitätsbedingungen schaffen

**Dauer**

je nach Größe der Gruppe zwischen 15 und 20 Minuten

**Kritische Situationen**

Eine Teilnehmer:in findet nichts Gutes an ihrem Namen, würde gerne anders heißen, sie klagt ausschließlich darüber. → Nachfragen, ob es einen Wunschnamen gibt, ob es Spitz- oder Kosenamen gibt oder gab, ob sie sich für diese Gruppe einen anderen, vielleicht einen Wunschnamen, erlauben möchte.

**Beispiele**

Eine Teilnehmerin, Christine, meldet sich gleich als Erste bei dieser Namensübung. Viele Frauen in ihrer Generation würden so heißen, sie hat den Namen immer gehasst. Bis heute nähme sie es ihren Eltern übel, dass sie ausgerechnet diesen weit verbreiteten, einfallslosen Namen für ihre Tochter gewählt haben. Die Bedeutung des Namens, »die Gesalbte«, fände sie schrecklich. Zudem wurde sie in ihrer Herkunftsfamilie immer Christl genannt, das würde sie noch schrecklicher als Christine finden. Ihre Lebensgefährtin würde sie Chrissi nennen, das sei ganz okay, aber wirklich gut fände sie auch dies nicht. Danach gefragt, welchen Wunschnamen sie sich geben würde, meinte sie »Constanze«. Der Name sei so melodisch, er sei außergewöhnlich. Sie würde gerne in der Gruppe Constanze genannt werden, was die Gruppe befolgte. Im Laufe der Gruppentherapie veranlasste die Teilnehmerin eine amtliche Namensänderung, und aus ihrem Wunschnamen wurde so ihr offizieller Vorname. Die Gruppe hat sie in diesem Vorhaben bestärkt.

**Beschreibung der Methode in Anlehnung an**

Schindler, H. (2022): Sich selbst beheimaten. Grundlagen systemischer Biografiearbeit. Göttingen (Vandenhoeck & Ruprecht), S. 122.

## Idee Nr. 12: Namens-Alliterationen

**Beschreibung der Methode**

Die Gruppenmitglieder werden eingeladen, mit dem Anfangsbuchstaben ihres Vornamens einen Satz zu bilden, der aus mindestens drei Wörtern besteht, wobei alle drei mit demselben Buchstaben beginnen, z. B.:

- Toni trommelt tüchtig.
- Eva erlaubt Ehrgeiz.
- Anna angelt Andrea.
- Boris bläst Blechinstrumente.

Der Satz muss nichts Sinnvolles ergeben, Nonsens ist erlaubt, er regt zum Lachen in der Gruppe an. Mit dem Bilden eines Satzes ist es aber noch nicht getan. Die Sätze aller Gruppenmitglieder vor der Person, die gerade mit ihrem Satz an der Reihe ist, müssen aufgesagt werden. Die Gruppentherapeut:in beginnt, die nächste Gruppenteilnehmer:in wiederholt den Satz der Gruppentherapeut:in und bildet ihre eigene Alliteration. Die nächste Gruppenteilnehmer:in muss den Satz der Gruppentherapeut:in und den der Teilnehmer:in vor ihr wiederholen, dann bildet sie ihren eigenen Satz. So geht es weiter, bis zum Schluss die Gruppentherapeut:in alle Sätze wiederholen darf – diesmal aber in umgekehrter Reihenfolge.

**Ziel der Methode**

- sich auf lustvolle Weise die Vornamen der Gruppenmitglieder einprägen

Dies ist eine gute Übung für die Zeit nach der Mittagspause, wenn das »Suppenkoma« zuschlägt und die Teilnehmer:innen etwas passiv sind.

**Generische Prinzipien**

Stabilitätsbedingungen schaffen

**Dauer**

je nach Größe der Gruppe 15 bis 20 Minuten

**Kritische Situationen**

Für manche ist die Übung ziemlich stressig, vor allem für jene, die von sich glauben, ein schlechtes Gedächtnis oder zumindest ein schlechtes Namensgedächtnis zu haben. → Meist fällt die Übung aber viel leichter als gedacht, da die Nonsens- oder Kreativsätze leicht im Gedächtnis haften bleiben. Außerdem unterstützt die Gruppe bereitwillig, was zur Gruppenkohäsion beiträgt.

**Beschreibung der Methode in Anlehnung an**

Rechenberg-Winter, P. u. R. Haußmann (2015): Arbeitsbuch Kreatives und biografisches Schreiben. Gruppen leiten. Göttingen (Vandenhoeck & Ruprecht), S. 16.

### 3.1.2 Erste Arbeitsaufträge und Ziele

Gelten die bisher angeführten Anregungen nahezu ausschließlich dem Kennenlernen, dem Sich-Einfinden in der Gruppe und dem Aufbau der Gruppenkohäsion, gehen die nächsten Ideen einen Schritt weiter. Sie dienen zwar nach wie vor dazu, einander besser kennenzulernen, gleichzeitig können aus ihnen allerdings bereits erste Arbeitsaufträge, erste, noch vage Zielformulierungen folgen.

## Idee Nr. 13: Genogrammarbeit

**Beschreibung der Methode**

Diese Übung muss vorbereitet sein. Sinnvoll ist es, die Gruppenmitglieder bereits in der vorhergehenden Sitzung darüber zu informieren, dass das nächste Mal das Zeichnen eines »Familienstammbaumes« geplant ist und dass es sinnvoll wäre, davor noch ein paar Informationen über die Herkunftsfamilie einzuholen. Die Teilnehmer:innen erhalten bei diesem nächsten Mal eine kurze Einführung in das Zeichnen von Genogrammen und eine Kopie mit den wichtigsten Symbolen sowie allgemeine Hinweise zur Gestaltung. Dann zeichnen sie ihr Genogramm. Es sollte mindestens drei Generationen umfassen, also die Großeltern noch einschließen. Relevant sind Geburts- und Todesdaten, Berufe, Eheschließungen oder Verpartnerungen, Reihenfolge von Geschwistern, Krankheiten. Hinzugefügt werden kann noch anderes wie historische Ereignisse, sozioökonomische Fakten oder persönliche Erinnerungen. Zu jeder Person soll abschließend noch ein Satz notiert werden, wie: »Opas Basilikumblatt hinter seinem Ohr – daran werde ich immer denken müssen, wenn ich Basilikum rieche.« Gedanken, Fragen oder Ideen, die während des Gestaltens auftauchen, halten die Teilnehmer:innen entweder auf dem Zeichenpapier oder auf einem anderen Blatt fest.

In einem nächsten Schritt suchen sich die Teilnehmer:innen eine Partner:in, der sie das Genogramm präsentieren oder erzählen, was sie während des Gestaltens beschäftigt hat. In der Gruppe wird dann nur noch das Wesentliche ausgetauscht. Wenn die Gruppe klein ist, können die Genogramme auch in der Gruppe gezeigt und besprochen werden.

Die Landkarte der Herkunftsfamilie kann auf offene Themen aufmerksam machen. Familiennormen, -werte und -tabus werden deutlich und lassen sich mit den Themen der Teilnehmer:innen in Beziehung bringen. Familienmuster können zutage treten, Ressourcen der Ursprungsfamilie sichtbar werden.

**Varianten**

Zu einem späteren Zeitpunkt kann das Genogramm auch themenspezifisch gestaltet werden, dann sind Themen wie Arbeit, Sexualität, Gesundheit oder Krankheit im Fokus.

### Ziel der Methode

- die eigene Biografie reflektieren
- die Herkunft der anderen Teilnehmer:innen kennenlernen

### Generische Prinzipien

Stabilitätsbedingungen schaffen, Muster des relevanten Systems identifizieren

### Erforderliches Material

Vorlage mit den wichtigsten Symbolen des Genogramms, Zeichenpapier oder Flipchart-Bögen, Flipchart- oder Farbstifte

### Dauer

zum Zeichnen des Genogramms ca. 20 Minuten, zum Austausch mit einem anderen Gruppenmitglied noch mal ca. 20 Minuten

### Kritische Situationen

Das Zeichnen des Genogramms kann alte Wunden aufbrechen lassen. → Deshalb ist aufmerksames Begleiten durch die Gruppentherapeut:in gefragt. Der Hinweis, dass das Genogramm nicht nur defizitorientiert gestaltet werden soll, sondern dass auch »Verdienste« oder »gute Erbschaften« mitbedacht werden sollen, kann den Fokus auf schwere Lasten der Vorgängergeneration etwas verändern. Die Kritik am Genogramm, es würden lediglich traditionelle Familien und eindeutige Geschlechterzuschreibungen (u. a. Nguyen a. Grafsky 2016) berücksichtigt, kann mit dem Hinweis auf Ergänzungsmöglichkeiten entkräftet werden. Für LGBTIQ-Klient:innen gibt es bereits eigene Symbole: So steht das Sechseck für non-binäre Personen, ein Dreieck im Kreis als Symbol für die Frau oder ein Dreieck im Quadrat als Symbol für den Mann weist eine nichttraditionelle sexuelle Orientierung aus (Borcsa u. Daure 2025, S. 11).

### Beispiele

Barbara bricht bei der Gestaltung ihres Genogramms in Tränen aus. Sie wird wieder mit ihrem gewalttätigen Vater konfrontiert, und sie stellt fest, dass körperliche Gewalt in ihrer Herkunftsfamilie gang und gäbe war. Sie erinnert sich auch an ihren prügelnden und brüllenden Großvater. Ihre Ahninnen hat sie als passiv leidende

Frauen erlebt, die sich nicht zur Wehr gesetzt haben. Ihr Resümee in der Gruppe war:

»Zu meiner Familie gehört Gewalt.«

Eine leichte grammatikalische Korrektur und eine geringe sprachliche Veränderung brachten etwas Linderung:

»Zu meinen Vorfahren gehörte Gewalt.«

In der Gruppe wurde thematisiert, dass sie und ihr Mann diese Gewaltspirale durchbrochen haben. – Gewalt, so die Aussage eines Gruppenmitglieds, sei in ihrem aktuellen Bezugssystem tabu. Das war Balsam für Barbaras Wunde.

**Beschreibung der Methode in Anlehnung an**

McGoldrick, M. (2007): Wieder heimkommen. Auf Spurensuche in Familiengeschichten. Genogrammarbeit und Mehrgenerationen-Perspektive in der Familientherapie. Heidelberg (Carl-Auer).

**Weiterführende Literatur**

Borcsa, M. u. I. Daure (Hrsg.) (2025): Genogramme. Ein Handbuch für die systemische Praxis und Forschung. Göttingen (Vandenhoeck & Ruprecht).
Hickey, B. (2023): Wie die Familie unser Leben bestimmt – Genogramm und systemische Aufstellungen. Heidelberg (Carl-Auer).
Hildebrand, B. (2018): Genogrammarbeit für Fortgeschrittene. Vom Vorgegebenen zum Aufgegebenen. Heidelberg (Carl-Auer).
Schindler, H. (2022): Sich selbst beheimaten. Grundlagen systemischer Biografiearbeit. Göttingen (Vandenhoeck & Ruprecht).
Schützenberger, A. (2002): Oh, meine Ahnen! Wie das Leben unserer Vorfahren in uns wiederkehrt. Heidelberg (Carl-Auer).

## Idee Nr. 14: Beziehungs- und Familienrad

**Beschreibung der Methode**

In der Mitte eines großen Blattes wird ein Kreis gezogen. In dem Kreis steht der Name der Teilnehmer:in. Dann werden sternförmig in einem weiteren Kreis – rund um den Innenkreis – die Namen wichtiger Bezugspersonen eingetragen: Eltern, Geschwister, Partner:innen, Kinder.

In dem nächsten Kreis – rund um die anderen Kreise – werden weitere wichtige Bezugspersonen notiert. In den äußersten Kreis werden Botschaften, Sätze oder Ressourcen eingetragen, welche die Personen einem vermittelt haben. In der Kleingruppe werden die Beziehungsräder präsentiert und besprochen:

- Welche Botschaften will ich beibehalten?
- Welche will ich verändern?
- Welche will ich verabschieden?

Ich schlage den Gruppenteilnehmer:innen nach dieser Einladung stets eine schreibtherapeutische Ergänzung vor: Die Zuhörer:innen reagieren auf die Präsentation des Beziehungs- und Familienrades mit einem Vierzeiler: ein Text, der aus vier Zeilen besteht, wobei die erste und vierte Zeile identisch sind. Die kurzen Texte werden dann in der großen Gruppe vorgelesen und überreicht.

**Varianten**

- Statt einen Vierzeiler zu produzieren, können die Teilnehmer:innen ihre Beziehungs- und Familienräder im Raum aufhängen und sie der Gruppe vorstellen. Diese hört neugierig zu, stellt Fragen, gibt ihre Eindrücke wieder. Das Beziehungs- und Familienrad kann auch mit Fotos ergänzt werden.
- Petra Rechenberg-Winter und Antje Randow-Ruddies schlagen eine ähnliche Methode unter dem Namen »Botschaftenrad« vor. Es sieht eine Erweiterung zum »Beziehungs- und Familienrad« vor: An die jeweiligen Botschafter:innen schreiben die Gruppenteilnehmer:innen Antwortsätze oder -texte. Auch Gegenreden sind erlaubt.

**Ziel der Methode**

- visualisieren, auf welche Ressourcen Teilnehmer:innen zurückgreifen können und woher Botschaften, die ihnen heute manchmal im Weg stehen, kommen könnten
- mehr über das Geworden-Sein der einzelnen Teilnehmer:innen erfahren
- schriftliches Feedback aus der Kleingruppe erhalten

**Generische Prinzipien**

Stabilitätsbedingungen schaffen, Muster des relevanten Systems identifizieren

**Erforderliches Material**

großes Blatt Papier und Stifte in der Anzahl der Teilnehmer:innen

**Dauer**

15 Minuten für die Gestaltung des Beziehungs- bzw. Familienrads, 20 Minuten Präsentation in der Kleingruppe, 5 Minuten fürs Verfassen des Vierzeilers, weitere 20 Minuten für das Vorlesen im Plenum

**Kritische Situationen**

Eine Teilnehmer:in wird durch diese Übung mit einer Botschaft konfrontiert, von der sie glaubte, sie habe sich bereits von ihr verabschiedet. Doch nun merkt sie, wie sehr sie diesen Glaubenssatz noch immer in sich trägt. → Mit Erlaubnis der Klient:in bringen wir ihr Thema in der großen Gruppe zur Sprache. Was macht es mit uns, wenn Altbekanntes und bereits Verabschiedetes plötzlich wieder auftaucht? Wir alle erleben Ähnliches, wie sind unsere Strategien, damit umzugehen? Wem in der Gruppe ist es ähnlich ergangen?

**Beispiele**

SIMON, 60, hat als 20-Jähriger seinen Vater auf dem Dachboden erhängt aufgefunden. Heute mit 60 hat er den Eindruck, ihn kann nichts mehr erschüttern. In der Gruppe sitzt er allerdings, weil er immer wieder Schwierigkeiten mit Emotionsdurchbrüchen hat und seine Frau ihm deshalb bereits öfter mit Scheidung gedroht hat. Als er das Beziehungsrad zeichnet, steht als Botschaft bei seinem Vater: »Das Leben ist kein Spaziergang, sondern eine anstrengende Bergtour.« Als er mit diesem Satz konfrontiert wird, gerät er in unbändige Wut und beginnt bei der Präsentation in der Kleingruppe, wüst über seinen Vater zu schimpfen. Die Rückmeldungen der anderen Gruppenmitglieder kann er nicht hören, zu sehr ist er mit seiner Wut beschäftigt. In der Großgruppe setze ich mich mit Simon in die Mitte. Er hat zuvor die Bereitschaft signalisiert, sein Thema in die Großgruppe zu tragen. Drei aus der Gruppe bilden ein reflektierendes Team (siehe Kap. 3.2.2). Dann ziehen wir noch zwei Stühle in die Mitte, auf dem einen sitzt die Wut, auf dem anderen die Traurigkeit. Ich bitte Simon, sich auf den Wutsessel zu setzen und die Wut sprechen zu lassen. Außer Schimpfwörtern und Beleidigungen fällt ihm nicht viel ein.

Als die Luft draußen ist, bitte ich ihn, auf dem Sessel der Traurigkeit Platz zu nehmen und ihr seine Stimme zu leihen. Simon beginnt hemmungslos zu weinen und stammelt:

> »Warum nur, warum nur, Vater?«

Ich frage vorsichtig nach:

> »Was hätte der 20-jährige Simon damals gebraucht? Unterstützung? Eine Schulter zum Ausweinen? Erklärungen?«
>
> »Wohl alles davon und wahrscheinlich noch viel mehr«, meint Simon.

Das reflektierende Team drückt viel Mitgefühl mit dem 20-Jährigen und noch mehr mit dem heute 60-Jährigen aus. Dass es das traumatische Erlebnis des jungen Mannes in Zusammenhang mit seinen aktuellen Impulsdurchbrüchen bringt, überrascht ihn, aber es beruhigt ihn auch. Jetzt hat er dafür zumindest eine Erklärung, auch wenn es noch nicht die Lösung ist.

Ein weiteres Beispiel zeigt Abbildung 10:

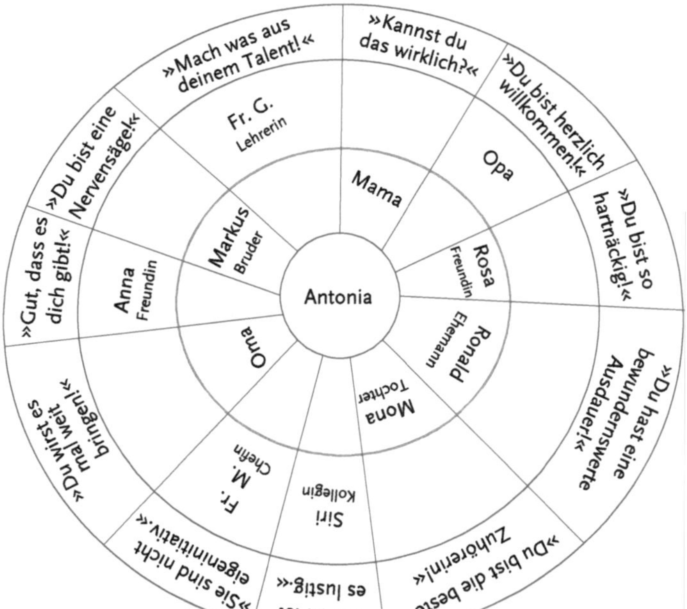


*Abb. 10: Antonias Beziehungs- und Familienrad*

**Beschreibung der Methode in Anlehnung an**

Rechenberg-Winter, P. u. A. Randow-Ruddies (2017): Poesietherapie in der systemischen Praxis. Interventionen für die Einzel-, Paar-, Familien- und Gruppentherapie. Göttingen (Vandenhoeck & Ruprecht), S. 231.

Satir, V. et al. (2011): Das Satir-Modell. Familientherapie und ihre Erweiterung. Paderborn (Junfermann), S. 389 f.

**Weiterführende Literatur**

Crone, I. (2018): Das vorige Jetzt. Familienrekonstruktion in der Praxis. Heidelberg (Carl-Auer).

Jänike, W. (2014): Das Beziehungsrad. In: S. Fliegel u. A. Kämmerer (Hrsg.): Psychotherapeutische Schätze I. 101 bewährte Übungen und Methoden für die Praxis. Tübingen (dgvt), S. 37.

Röhrbein, A. (2021): Und das ist noch nicht alles. Systemische Biografiearbeit. Heidelberg (Carl-Auer).

## Idee Nr. 15: Identitätsblume

**Beschreibung der Methode**

Die Gruppenteilnehmer:innen werden eingeladen, sich an ihre Identitätsbedingungen zu erinnern. In die Blütenblätter einer Blume notieren sie jeweils:

- Name
- Geburtsort
- Kindheits- und Jugendort
- derzeitiger Wohnort
- Geburtsjahr
- Geschwisterrang
- Muttersprache(n)
- körperliche Merkmale wie Geschlecht, Größe, Haarfarbe
- Religion/Spiritualität
- Status der Herkunftsfamilie
- andere für das Gruppenmitglied wichtige Aspekte
- …

Die Blumen werden anschließend in der Gruppe präsentiert, wobei sich die Erzählungen auf ein Blütenblatt konzentrieren. Das jeweilige

Gruppenmitglied entscheidet sich, über welches Blütenblatt es mehr erzählen will.

**Ziel der Methode**

- sich seine Wurzeln vergegenwärtigen
- den Kontext einbeziehen – ähnlich wie bei der Genogrammarbeit
- sich der Gruppe besser bekannt machen

**Generische Prinzipien**

Stabilitätsbedingungen schaffen

**Erforderliches Material**

großes Blatt Papier, Farbstifte

**Dauer**

10 bis 15 Minuten für die Einzelarbeit, 20 Minuten für die Präsentation im Plenum

**Kritische Situationen**

Eine Teilnehmer:in kennt weder ihr genaues Geburtsdatum noch die genaue Geschwisteranzahl. Sie kann auch den Geschwisterrang nicht nennen. → Ich empfehle ihr, sie solle ihr geschätztes Alter und ihre ungefähre Geschwisterzahl in die jeweiligen Blütenblätter schreiben, und den vermuteten Geschwisterrang.

**Beschreibung der Methode in Anlehnung an**

Schindler, H. (2022): Sich selbst beheimaten. Grundlagen systemischer Biografiearbeit. Göttingen (Vandenhoeck & Ruprecht), S. 123.

## Idee Nr. 16: Erinnerungströdelmarkt

**Beschreibung der Methode**

Die Gruppenmitglieder werden gebeten, zum nächsten Treffen einen emotional besetzten Gegenstand mitzubringen. Dies kann ein Souvenir, ein Talisman, ein Foto, ein Bild oder ein Buch sein. Die Wahl des Gegenstandes ist der Teilnehmer:in überlassen. Beim nächsten

Treffen werden die Gruppenmitglieder ermutigt zu erzählen, welche Erinnerungen, Emotionen und Erfahrungen sie mit dem Gegenstand verbinden.

**Varianten**

mehrere Gegenstände mitbringen oder die Auswahl auf ein Foto beschränken

**Ziel der Methode**

- nichtdominante Erzählungen hervorrufen
- vergessene oder nicht mehr erinnerte Geschichten wieder mit Bedeutung versehen
- neue Seiten aneinander kennenlernen

**Generische Prinzipien**

Stabilitätsbedingungen schaffen

**Erforderliches Material**

Erinnerungsobjekte der Teilnehmer:innen

**Dauer**

je nach Gruppengröße 20 bis 25 Minuten

**Kritische Situationen**

Eine Teilnehmer:in wird durch den mitgebrachten Gegenstand von Emotionen überflutet. → Das Plenum unterbrechen, im Einzelgespräch die Teilnehmer:in stützen und stabilisieren.

**Beispiele**

Nora, 42, bringt kleine Kinderschuhe mit. Es waren die Schuhe ihrer Tochter Katharina, die vor 13 Jahren mit eineinhalb Jahren plötzlich verstorben ist. Nora ist völlig aufgelöst, sie kann weder beim Erzählen noch beim Beantworten von Fragen klar artikulieren. Das Plenum wird unterbrochen, die Pause vorgezogen, es findet ein längeres Einzelgespräch mit Nora statt, und nachdem sie sich wieder stabilisiert hat, hole ich ihre Erlaubnis ein, in der Gruppe nachzufragen, ob sie

Nora etwas rückmelden möchte. Sie stimmt zu. Die Rückmeldungen, die von der Gruppe kommen, sind anerkennend für ihren Mut, sich mit diesem Thema allen zu zeigen, sie sind mitfühlend für den erlittenen Schmerz, sind bestärkend für die Frau und zweifache Mutter.

**Beschreibung der Methode in Anlehnung an**

Asen, E. u. M. Scholz (2015): Praxis der Multifamilientherapie. Heidelberg (Carl-Auer), S. 117.

## Idee Nr. 17: Vorstellung aus der Perspektive meiner Schuhe

**Beschreibung der Methode**

»Hätten Ihre Schuhe, die Sie heute tragen, eine Stimme, was würden sie uns über Sie erzählen?«

Mit dieser ungewöhnlichen Frage kann man die manchmal langweiligen Vorstellungsrunden etwas lebendiger gestalten. Wir laden die Teilnehmer:innen ein, sich aus der Perspektive ihrer Schuhe vorzustellen, und erfahren gleichzeitig etwas über ihr Verhältnis zu Schuhen.

**Varianten**

Es bieten sich auch Hand- oder Aktentaschen, Ringe am Finger oder die Haare an, die etwas über die Besitzer:in erzählen.

**Ziel der Methode**

- ungezwungen ins Erzählen kommen
- einander auf humorvolle Art kennenlernen

**Generische Prinzipien**

Stabilitätsbedingungen schaffen

**Dauer**

je nach Gruppengröße zwischen 15 und 20 Minuten

**Kritische Situationen**

Eine Person weigert sich, diesen Perspektivenwechsel vorzunehmen. → Sie bitten, sich in der üblichen Art und Weise vorzustellen.

**Beispiele**

Monika, pensionierte Büroleiterin in einem Ministerium, lässt ihre Sneakers erzählen. Sie würden von ihrer Besitzerin sehr geschätzt, da sie bequem zu tragen seien. Sie erzählen, dass sie im Schuhregal noch immer neben zwei Paaren High Heels und Pumps stehen müssten. Monika hätte diese Schuhe gehasst, aber in ihrer früheren Arbeit sei es erforderlich gewesen, »ordentliches« Schuhwerk zu tragen. Jahrelang wären sie, die Sneakers, lediglich in Monikas Freizeit zum Einsatz gekommen. Viel Zeit hätten sie im Schuhregal verbracht, während die High Heels und die Pumps stets an die frische Luft gekommen wären. Nun habe sich das Blatt gewendet: Sie, die Sneakers, seien nun ziemlich viel unterwegs, während die High Heels und die Pumps bereits von einer leichten Staubschicht überzogen seien.

### 3.1.3 Was in der Gruppe wichtig ist – zu Umgangsformen und Vereinbarungen

Um sich in Gruppen sicher zu fühlen, um sich öffnen zu können, ist es wichtig zu wissen, dass die Mitglieder vor Verurteilungen, Abwertungen und harscher, destruktiver Kritik geschützt sind. Deshalb empfiehlt es sich, gemeinsam Regeln zu vereinbaren.

Als Gruppenleiterin nehme ich mir das Recht heraus zu unterbrechen, wenn die Gruppendynamik unproduktiv wird, wenn negative Spannungen zunehmen. Ich bestehe auf Verbindlichkeit in der Teilnahme, auf Pünktlichkeit und auf einem prinzipiell wohlwollenden Klima in den Gruppen.

Auch die Gruppenmitglieder bestimmen mit, wie der Umgang untereinander sein soll. Im Zuge der folgenden Übungen werden gemeinsame Regeln definiert.

## Idee Nr. 18: Gebrauchsanweisung

**Beschreibung der Methode**

Gebrauchsanweisungen beschreiben Produkte und deren Funktion. Gebrauchsanweisungen in der Gruppentherapie beschreiben den gewünschten und optimalen Umgang mit Gruppenteilnehmer:innen. Jede einzelne verfasst sie für sich wie für ein Produkt:

- Seit wann ist die Gruppenteilnehmer:in »auf dem Markt«?
- Worauf muss man bei ihr achten?
- Wie kann sie gepflegt werden?
- Wie oft muss sie gewartet werden?
- Wie »funktioniert« sie am besten?
- Welche weiteren Anwendungsmöglichkeiten gibt es?
- Was schädigt sie?
- Wann gibt sie ihre Funktion auf?
- Was braucht sie bei Störungen?
- ...

Die Gebrauchsanweisungen werden anschließend in der Gruppe präsentiert. Sie können eine wichtige Vorarbeit für die spätere »Gruppenverfassung« sein.

**Varianten**

Für wen die Textgattung »Gebrauchsanweisung« zu stark mit Technik in Verbindung steht, wer sich daran stört, kann einen »Leitfaden«, also eine schriftliche Anleitung für den Umgang mit sich erstellen.

**Ziel der Methode**

sich selbst und der Gruppe bewusst machen, worauf zu achten ist, wo besonders achtsamer Umgang angeraten ist

**Generische Prinzipien**

Stabilitätsbedingungen schaffen

**Erforderliches Material**

Als Anregung kann man verschiedene Gebrauchsanweisungen für Produkte zur Verfügung stellen. Dies beflügelt meist die Fantasie.

**Dauer**

15 Minuten Schreibzeit pro Person für die Gebrauchsanweisung, 20 Minuten für die Präsentation im Plenum

**Kritische Situationen**

Teilnehmer:innen stoßen sich an dem Begriff »Gebrauchsanweisung«, sie seien keine Produkte, also wollen sie auch keine Gebrauchsanweisung schreiben. → Als Alternative kann Folgendes angeboten werden:

»Dann schreiben Sie doch bitte der Gruppe einen Brief, in dem sie beschreiben, worauf wir bei Ihnen achten sollen, wo wir besonders vorsichtig sein sollen, was Sie überhaupt nicht vertragen etc.«

**Beispiele**

»Gebrauchsanweisung für U. L., Modell 1988

U. L. funktioniert am besten, wenn man achtsam, behutsam und höflich mit ihr umgeht. Dann ist sie klug, humorvoll und gesellig. Sie schränkt ihre Leistung ein, wenn man ihr ungefragt scheinbar kluge Tipps gibt. Das bringt ihr Getriebe ins Stocken. Dann wird sie vehement und manchmal gar unhöflich. Sie streikt, wenn man ihr nicht zuhört, wenn man sie unterbricht. Dann zieht sie sich zurück, wird schweigsam und verschlossen. Ihre Funktion stellt sie zur Gänze ein, wenn ein rauer Umgangston herrscht, wenn destruktive Kritik dominiert und wenn man sich über sie lustig macht – das mag sie gar nicht.

Empfehlungen für die Pflege: Langsamkeit, Behutsamkeit und Aufrichtigkeit

Lagerungsempfehlung: 1-mal monatlich herausfordern.«

**Beschreibung der Methode in Anlehnung an**

Unterholzer, C. C. (2017): Es lohnt sich, einen Stift zu haben. Schreiben in der systemischen Therapie und Beratung. Heidelberg (Carl-Auer).

**Weiterführende Literatur**

Peischer, A. (2023): Versuchen Sie's mal mit Schreiben. Ein effektives Werkzeug für Coaching, Beratung und Erwachsenenbildung. Heidelberg (Carl-Auer), S. 122.

Unterholzer, C. C. (2021): Selbstwirksam schreiben. Wege aus der Rat- und Rastlosigkeit. Heidelberg (Carl-Auer), S. 112.

## Idee Nr. 19: Oh je, oh ja! Ängste und Erwartungen bezüglich Gruppen

**Beschreibung der Methode**

In einer Kleingruppe reflektieren die Gruppenmitglieder über die Vor- und Nachteile von Gruppentherapie. Sie kommen ins Erzählen über bisherige Gruppenerfahrungen:

- evaluieren, was hilfreich war
- was schwierig war
- was in dieser Gruppe besser laufen sollte
- was es dafür braucht

In der großen Gruppe werden dann die Regeln festgeschrieben.

**Varianten**

Diese Methode kann zunächst auch in einer Einzelarbeit oder – bei geringer Teilnehmer:innenzahl – gleich in der gesamten Gruppe geschehen.

**Ziel der Methode**

- sich Vorteile und Nachteile von Gruppentherapie bewusst machen
- Ideen entwickeln, wie größtmöglicher Schutz bei ausreichender Offenheit und konstruktiver Kritik geboten werden kann

**Generische Prinzipien**

Stabilitätsbedingungen schaffen

**Erforderliches Material**

Flipchart-Bögen und -stifte

**Dauer**

20 Minuten für die Kleingruppe, 15 Minuten für die Präsentation im Plenum

**Kritische Situationen**

In der Gruppe gibt es sehr unterschiedliche Vorstellungen, wie »schutzbedürftig« die Teilnehmer:innen sind. Ein Teil der Gruppe findet Regeln überflüssig, liebt die Provokation und befürchtet, zu viele Regeln führten zu einem »Schonwaschgang« und dadurch werde Weiterentwicklung verhindert. → Da scheint es angeraten, sich Zeit zu nehmen, um einen Kompromiss zu finden. Dies kann bereits ein wichtiger Gruppenprozess werden, anhand dessen sich die Relevanz von Regeln zeigt.

**Beschreibung der Methode in Anlehnung an**

Hennecke, C. (2022): Ein inspirierendes Wir – Systemisch-lösungsorientierte Gruppenpsychotherapie als Ressource für persönliche Entwicklung. In: C. C. Unterholzer u. H. Gröger (Hrsg.): Handbuch der systemischen Gruppentherapie. Ansätze, Methoden, Zielgruppen, Störungsbilder. Heidelberg (Carl-Auer), S. 97.

## Idee Nr. 20: »Ich möchte, dass …«

**Beschreibung der Methode**

Die Gruppentherapeut:in schreibt auf einen Flipchart-Bogen drei Wörter:

»Ich möchte, dass …«

Die Gruppenteilnehmer:innen werden aufgefordert, jene Umgangsregeln auf dem Bogen festzuhalten, die für sie in der Gruppe relevant sind und zu denen sie sich selbst verpflichten. Die Regeln hängen bei jedem Gruppentermin für alle gut sichtbar im Raum aus.

**Varianten**

Die Teilnehmer:innen schreiben auf Moderationskarten zwei oder drei Regeln, die für sie wichtig sind. Die Regeln werden dann auf Zuruf auf das Flipchart geschrieben.

**Ziel der Methode**

- Vereinbarungen über den Umgang
- Sicherheit für Teilnehmer:innen schaffen

**Generische Prinzipien**

Stabilitätsbedingungen schaffen

**Erforderliches Material**

Flipchart-Bögen und -stifte, gegebenenfalls Moderationskarten

**Dauer**

10 Minuten Einzelarbeit, 15 Minuten Diskussion im Plenum

**Kritische Situationen**

Eine Teilnehmer:in findet es nicht wichtig, Regeln festzuhalten, da ohnehin die üblichen Regeln des Anstands und Respekts gelten. → Darauf hinweisen, dass es gut ist, Einigkeit darüber zu finden, was gilt und woran wir uns orientieren.

**Beschreibung der Methode in Anlehnung an**

Hansen, H. (2019): A–Z der Interventionen in Gruppen. Flipchart-Tools für Beratung, Supervision und Teamentwicklung. Stuttgart (Klett-Cotta), S. 106 f.

## Idee Nr. 21: Vertrauen finden und schenken

**Beschreibung der Methode**

Vertrauen ist eine wesentliche Grundlage dafür, sich zu öffnen. Nur wer vertraut, kann Persönliches preisgeben, kann sich mit seinen Schwächen und Schwierigkeiten zeigen. Luhmann betonte bereits in den 1960er-Jahren, Vertrauen sei eine wirksame Reduktion von sozialer Komplexität (Luhmann 1968, vgl. Lingnau-Carduck 2022). Wir überreichen Gruppenteilnehmer:innen zwei aus Karton ausgeschnittene Hände, eine rechte und eine linke. Die rechte Hand steht für die Eigenreflexion, die linke für den Dialog mit anderen. Jeder einzelne Finger steht für ein Thema. Wir beginnen mit der rechten Hand, mit der Selbstreflexion unter dem Motto »Vertrauen finden«:

- Der *D*aumen steht für »*D*azulernen«: Was habe ich bisher gelernt und was habe ich als Nächstes noch zu lernen?
- Der *Z*eigefinger steht für »*Z*iele«: Welches steht im Zentrum und was habe ich diesbezüglich bereits erreicht?
- Der *M*ittelfinger steht für »*M*enschen«: Wer unterstützt mich bei meinem Ziel? Wer fördert und wer bremst mich?
- Der *R*ingfinger steht für »*R*at«: Welchen Rat nehme ich an?
- Der *k*leine Finger steht für den »*K*örper«: Was meldet mir mein Körper? Welche Impulse sendet er aus?

Die Teilnehmer:innen erhalten 10 Minuten Zeit, die Antworten zu verschriftlichen. Je nach Gruppengröße stellen sie entweder in der gesamten Gruppe oder in einer Teilgruppe die Ergebnisse vor.

Nach dem Austausch folgt die linke Hand. Nun steht »Vertrauen schenken« im Vordergrund:

- Der *D*aumen steht für das »*Du*«, also für die anderen: Was möchte ich den anderen mitteilen?
- Der *Z*eigefinger verkörpert das »*Zeigen*«: Was zeige ich anderen Gruppenmitgliedern?
- Der *M*ittelfinger steht für das »*Mir*«: Was bedeuten mir die anderen Gruppenmitglieder?
- Der *R*ingfinger symbolisiert »*Raum* öffnen«: Welchen Raum öffne ich der Gruppe?
- Der *k*leine Finger steht für »*Kontakt*«: Wie komme ich besser in Kontakt mit den anderen in der Gruppe?

Um sich Notizen zu diesen Fragen zu machen, reichen auch hier 10 Minuten. Anschließend findet wieder der Austausch in der Kleingruppe statt, und abschließend wird im Plenum die Quintessenz (ein Satz, ein wichtiger Gedanke, eine neue Idee) dieses Austausches präsentiert.

**Varianten**

Statt der ausgeschnittenen Hand können wir auch in einen Handumriss auf ein A4-Blatt zeichnen.

**Ziel der Methode**

- vertraut werden mit den eigenen Ressourcen und denen der Gruppe
- Vertrauen aufbauen und anderen schenken

**Generische Prinzipien**

Stabilitätsbedingungen schaffen

**Erforderliches Material**

verschiedenfarbige Schablonen einer rechten und einer linken Hand oder A4-Blätter mit Handumrissen in der Anzahl der Gruppenmitglieder, Stifte

**Dauer**

pro Hand 10 Minuten, Austausch und gemeinsame Reflexion ca. 30 Minuten

**Kritische Situationen**

Eine Teilnehmer:in kann weder Ziele noch wichtige Menschen noch Körperimpulse nennen. → In der Kleingruppe noch mal gemeinsam auf die Suche gehen oder die Gruppenleitung unterstützt die Teilnehmer:in bei der Beantwortung der Fragen.

**Beispiele**

Clara, 28, Single und juristische Beraterin in einem Non-Profit-Unternehmen, kam wegen ihrer sozialen Ängste in die Gruppe. Ihre Antworten in der rechten Hand lauteten folgendermaßen:

»Vertrauen finden«:

- Der Daumen steht für »Dazulernen«: Bisher Gelerntes und was als Nächstes noch zu lernen ist: Ich lerne das Zuhören. Als Nächstes möchte ich lernen, mich den anderen Gruppenmitgliedern mehr zu öffnen.
- Der Zeigefinger steht für »Ziele«: Welches steht im Zentrum und was habe ich diesbezüglich bereits erreicht? Mein nächstes Ziel ist ein großes: Ich möchte meine sozialen Ängste verabschieden. Ein bisschen was davon ist mir schon gelungen, schließlich sitze ich hier in dieser Gruppe.
- Der Mittelfinger steht für »Menschen«: Wer unterstützt mich bei meinem Ziel? Wer fördert und wer bremst mich? Bisher habe ich es so erlebt, dass mich die Gruppe sehr unterstützt. Auch Babs, meine beste Freundin, fördert mich. Meine Arbeitskolleg:innen bremsen mich. Die haben mir den Stempel »komisch, verkorkst« auf die Stirn gedrückt.
- Der Ringfinger steht für »Rat«: Welchen Rat nehme ich an? Den Rat der Gruppentherapeutin, mich hier in der Gruppe auszuprobieren, nehme ich gerne an.
- Der kleine Finger steht für den »Körper«: Was meldet mir mein Körper? Welche Impulse sendet er aus? Wenn ich mich unter Menschen, wie hier in der Gruppe, wohlfühle, atme ich langsamer, ich spüre, dass es in der Brust nicht mehr so eng ist.

»Vertrauen schenken« (linke Hand):

- Der Daumen steht für das »Du«, also für die anderen: Was möchte ich den anderen mitteilen? Trotz meiner Ängste bin ich bereit, die anderen zu akzeptieren und wertzuschätzen.
- Der Zeigefinger verkörpert das »Zeigen«: Was zeige ich den anderen Gruppenmitgliedern? Ich zeige den anderen in der Gruppe

meine Schwächen und bekunde dadurch mein Vertrauen ihnen gegenüber.

- Der Mittelfinger steht für das »Mir«: Was bedeuten mir die anderen Gruppenmitglieder? Ich schätze sie sehr, weil sie so offen und behutsam sind.
- Der Ringfinger symbolisiert »Raum öffnen«: Welchen Raum öffne ich der Gruppe? Ich akzeptiere meine Verletzlichkeit und betrete den Experimentierraum der Gruppe.
- Der kleine Finger steht für »Kontakt«: Wie komme ich gut in Kontakt mit den anderen in der Gruppe? Gut in Kontakt komme ich bei Methoden, die wir zu zweit, zu dritt machen. In der kleinen Gruppe kann ich mich besser öffnen, da werden meine Ängste etwas kleiner. Auch Pausengespräche lassen mich gut mit Einzelnen in Kontakt kommen.

**Beschreibung der Methode in Anlehnung an**

Lingau-Carduck, A. (2022): Intervention 69: Vertrautheit finden und Vertrauen schenken: In: R. B. Hanswille (Hrsg.): Systemische Therapie mit Kindern, Jugendlichen und ihren Familien. 88 Interventionen für die Praxis. Heidelberg (Carl-Auer), S. 335–339.

## Idee Nr. 22: Gruppenverfassung

**Beschreibung der Methode**

Gleich zu Beginn einer Gruppe kann die »Gruppenverfassung« festgeschrieben werden. Dabei geben die Gruppenleiter:innen – wie bereits erwähnt – einige Regeln vor, die Teilnehmer:innen ergänzen. Vorgaben sind eine wertschätzende und respektvolle Kommunikation, ein vorsichtiger Umgang mit Informationen aus der Gruppe, Verbindlichkeit und Pünktlichkeit. Weitere Regeln können sein: achtsames Zuhören und Reagieren, neugieriges Nachfragen, statt Tipps und Ratschläge zu geben. Die unterschiedlichen Sichtweisen sollten als Ressource und nicht als konkurrierende Wirklichkeiten begriffen werden.

Die Teilnehmer:innen sammeln in zwei Kleingruppen, was ihnen wichtig ist, im Plenum werden dann gemeinsam Formulierungen ausgearbeitet und die Regeln auf einem Flipchart-Bogen gestaltet. Die

Gruppenverfassung hängt gut sichtbar für alle immer im Raum, wenn die Gruppe sich trifft.

**Ziel der Methode**

- Vereinbarungen über den Umgang erlangen
- Sicherheit für Teilnehmer:innen schaffen

**Generische Prinzipien**

Stabilitätsbedingungen schaffen

**Erforderliches Material**

Flipchart-Bögen und -stifte, Farbstifte oder/und Wachskreiden

**Dauer**

15 Minuten in der Kleingruppe, 10 Minuten Gestaltung der Gruppenverfassung, 15 Minuten Präsentation im Plenum

**Kritische Situationen**

Eine Teilnehmer:in weigert sich, die Regeln anzuerkennen bzw. findet Regeln überflüssig. → In der Gruppe eine Diskussion anregen, was passieren kann, wenn keine Regeln gelten. Wenn es nicht möglich ist, einen Konsens zu erzielen, kann ein Ausschluss aus der Gruppe die Ultima Ratio sein.

**Beschreibung der Methode in Anlehnung an**

Asen, E. u. M. Scholz (2015): Praxis der Multifamilientherapie. Heidelberg (Carl-Auer), S. 109.

## 3.2 Arbeitsphase

### 3.2.1 Auftrags- und Zielklärung

Wenn die Gruppenkohäsion im Großen und Ganzen vorhanden ist, die Regeln greifen und die Teilnehmer:innen sich sicher fühlen, können wir konkret mit der Auftragsklärung und mit der Zielarbeit beginnen. Klarerweise passiert im Vorfeld schon einiges in dieser Richtung. Die Methoden zum Ankommen in der Gruppe leisten wichtige Vorarbeiten. Wenn Genogramme erarbeitet werden, fällt der Blick möglicherweise bereits auf dysfunktionale Muster in der Herkunftsfamilie oder im aktuellen Bezugssystem, beim Familien- und Beziehungsrad bemerkt möglicherweise die eine oder andere Teilnehmer:in, dass alte Botschaften, die schon lange nicht mehr passen, noch immer präsent sind. Dass es, auch wenn wir uns auf Zielformulierungen fokussieren, immer ein Stück weit um Problem- und Lösungsaktivierung geht und dass sich die Phasen nicht ganz scharf trennen lassen, wird spätestens beim konkreten Arbeiten deutlich.

Wenn Klient:innen in die Gruppentherapie kommen, haben sie meist zumindest ein Anliegen, manchmal auch mehrere – also Besucher:innen im Sinne de Shazers mal ausgenommen. Da systemische Gruppentherapie anliegenorientiert vorgeht, definieren wir in der Gruppe Aufträge und Ziele möglichst bald, nachdem sich die Gruppenmitglieder etwas kennengelernt haben, die vereinbarten Regeln greifen und das Gruppenklima wertschätzend geworden ist.

- Was wollen die Teilnehmer:innen am Ende der Gruppe erreicht haben?
- In welche Richtung gehen ihre Veränderungswünsche?
- Wie wollen sie anders denken, fühlen, wie sich anders verhalten?

Die Antworten auf diese und ähnliche Zielfragen lassen sich ganz unspektakulär in einer Gesprächsrunde finden, aber es geht auch anders.

Zunächst geht es um eine möglichst genaue Zielformulierung. Wir besprechen mit den Gruppenteilnehmer:innen, wie sich die Chancen erhöhen lassen, die Ziele, die sie sich gesetzt haben, zu erreichen. Wir weisen darauf hin, dass Ziele eindeutig definiert sein sollen. Nach John L. Walter und Jane E. Peller sollen wohlformulierte Ziele folgende Kriterien erfüllen (1994, S. 82):

- *positiv formuliert sein:* also nicht »die Angst verlieren«, sondern »vorrangig entspannt leben«
- *prozesshaft definiert sein:* »Wie könnte der Weg zu einem etwas entspannteren Leben aussehen?«
- *im Hier und Jetzt erlebbar sein:* »Wenn Sie heute die Gruppe verlassen, was wird dazu beigetragen haben, dem Ziel einen Schritt näher gekommen zu sein?«
- *so spezifisch wie möglich definiert sein:* »Wie können Sie Ihr Ziel noch konkretisieren? Wie könnten einzelne Schritte in die Zielrichtung aussehen?«

- *im Kontrollbereich der Klient:in liegen:* »Inwiefern haben Sie Einfluss auf die Erreichung Ihres Ziels?«
- in der Sprache der Klient:in formuliert sein.

## Idee Nr. 23: Die Wunderfrage in der Gruppe

**Beschreibung der Methode**

Die Wunderfrage ist wohl jene Frage, die vielen Menschen, wenn sie »Systemische Therapie« hören, sofort einfällt. Neben Aufstellungen und zirkulärem Fragen zählt sie zu den »Top three« unserer Schule. Sie stammt aus den 1980er-Jahren, Steve de Shazer und Insoo Kim Berg ist sie zu verdanken (de Shazer u. Dolan 2008, S. 70 ff.). Möglichst tranceinduziert sollte sie gestellt werden, möglichst konkret auf den Alltag der Klient:innen zugespitzt sein, damit die Antworten realistischer werden. Aber bevor wir beginnen, liefern wir »Produktinformation« (Schmidt 2011, S. 96). Wir schicken voraus, dass wir anschließend eine etwas ungewöhnliche Frage stellen werden und setzen dann fort – möglichst langsam, in sanftem Ton, tranceinduzierend.

»Ich möchte Ihnen jetzt eine etwas ungewöhnliche und vielleicht auch schwierige Frage stellen … Sie erfordert etwas Fantasie bei der Beantwortung … sie ist sehr hilfreich dabei, klarer zu sehen, wohin es gehen soll … Wenn Sie nach diesem heutigen Treffen nach Hause gehen … und tun, was Sie vorhatten zu tun … Freund:innen besuchen, gemeinsam essen, fernsehen, erzählen oder sich zurückziehen, lassen Sie die Zeit hier noch mal Revue passieren oder ruhen Sie sich aus, entspannen Sie sich … wie auch immer Sie den Abend verbringen werden … irgendwann sind Sie müde, irgendwann legen Sie sich hin, irgendwann schlafen Sie ein …

… und angenommen … in dieser Nacht passiert ein Wunder … und durch das Wunder ist … alles, das Sie hierhergeführt hat, gelöst … einfach so … und weil es so schnell geht, ist das ja wirklich ein Wunder! … Und dann wachen Sie morgens, in der Früh, wieder auf … niemand sagt Ihnen, dass ein Wunder geschehen ist … woran bemerken Sie, dass es passiert ist? … Was ist anders? … Und was ist noch anders? … Was machen Sie anders? … Wie reagieren Sie darauf? … Welche neue Idee, welche neuen Gedanken tauchen auf? … Wie empfinden Sie anders? … Wie spüren Sie das Wunder in oder an Ihrem Körper?

Vielleicht bemerken Sie das Wunder ja auch noch nicht beim Aufwachen. Wann ist der Zeitpunkt gekommen, an dem Sie es dann bemerken? Und woran bemerken Sie es? Und was ist noch anders? …

Das Wunder ist geschehen … Bemerkt noch jemand das Wunder? … Wer? … Woran? … Was vermuten Sie, wie er oder sie darauf reagiert? … Wie reagieren Sie darauf? … Was ist anders als zuvor? … Und was ist noch anders nach dem Wunder? … Daheim … in der Arbeit … mit Bekannten, mit Freund:innen, mit Verwandten, mit Nachbar:innen, mit Ihnen? …«

Üblicherweise folgt auf die Wunderfrage eine längere Gesprächssequenz. In der Gruppentherapie wandeln wir diese Vorgehensweise ab. Wir bitten die Gruppenmitglieder, die Auswirkungen des Wunders schriftlich festzuhalten. Und es gelten folgende »Regeln«, die wir auf dem Flipchart festhalten:

- »Bitte schreiben Sie im Präsens, nicht im Futur. Also nicht: ›Ich werde erleichtert sein und meine Schultern werden entspannt sein.‹ Sondern: ›Ich bin erleichtert und spüre, wie entspannt meine Schultern sind.‹«
- »Schreiben Sie im Indikativ, und nicht im Konjunktiv: Also nicht: ›Ich würde meinen Mann dann morgens über den Tassenrand hinweg anstrahlen.‹ Sondern: ›Ich strahle meinen Mann über den Tassenrand hinweg an.‹«
- »Beschreiben Sie den Morgen nach dem Wunder möglichst detailreich: Woran merken Sie das Wunder? Woran noch? Was ist anders? Was noch? Was machen Sie anders? Was spüren Sie anders? Was empfinden Sie anders? Welche Gedanken begleiten Sie? Wer bemerkt das Wunder noch? Woran merkt er/sie es? Wer merkt es noch?«

Diese Fragen können auch als Erinnerungsstütze ausgehändigt werden.

Gleich danach bitten wir die Teilnehmer:innen, zu Stift und Papier zu greifen und den Morgen nach dem Wunder möglichst detailreich zu beschreiben. Paarweise oder in der Kleingruppe lesen sie sich Texte entweder vor oder sie erzählen vom Morgen nach dem Wunder. Diese »Vorarbeit« soll anschließend ermöglichen, dass die Teilnehmer:innen einen wohlformulierten Zielsatz aufschreiben und damit ins Plenum zurückkehren.

**Varianten**

Statt die Frage nach dem Wunder zu stellen, könnte es auch der Blick in die Kristallkugel (Milton Erickson) sein oder der Zauberstab der Therapeut:in:

> »Wenn dieser Kugelschreiber in meiner Hand jetzt ein Zauberstab wäre und ich in der Lage wäre, mit Simsalabim Ihr Problem wegzuzaubern, was würde sich dann in Ihrem Leben verändern?« (Broda 2017, S. 13)

Oder die 5-Jahres-Frage:

> »Angenommen, wir würden uns in fünf Jahren wieder über den Weg laufen, und bis dahin wären alle Ihre Wünsche und Träume in Erfüllung gegangen. Was würden Sie mir dann berichten? Wie würden Sie leben? Was für Beziehungen hätten Sie, welche Wohnsituation oder welchen Beruf? Wie wäre Ihr Status und Ihr Tagesablauf? Lassen Sie Ihrer Fantasie freien Lauf und lassen Sie sich nicht von Gedanken an sog. Realitäten lenken!« (ebd., S. 13)

Hanswille kombiniert die Wunderfrage mit dem Fokus auf Bewegung:

> »›Wie stehen Sie anders aus dem Bett auf?‹, ›Wie gehen Sie nach dem Wunder anders ins Bad?‹, [...] ›Wie wird ihr Gang (Ihre Körperhaltung, Ihr Gesicht, Ihre Stimme etc.) nach dem Wunder anders sein?‹« (Hanswille 2022b, S. 274)

**Ziel der Methode**

- möglichst konkrete Zielvorstellungen erarbeiten
- Zielbilder entwickeln und Ziele attraktivieren

**Generische Prinzipien**

Energetisierungen ermöglichen, Sinnbezüge herstellen

**Erforderliches Material**

die Fragen als Erinnerungsstütze beim Beschreiben des Wunders – entweder als Handout oder auf dem Flipchart

**Dauer**

ca. 15 Minuten für die Imagination, 15 Minuten Schreibzeit, 20 Minuten für die Vorstellung des Zielsatzes im Plenum

**Kritische Situationen**

Eine Teilnehmer:in verweigert die Trance. → Akzeptieren und sie bitten, ihre Art der Zielfindung zu wählen.

**Beispiele**

siehe oben unter Beschreibung der Methode

**Beschreibung der Methode in Anlehnung an**

de Shazer, S. u. Y. Dolan (2008): Mehr als ein Wunder. Heidelberg (Carl-Auer), S. 70 ff.

**Weiterführende Literatur**

Hanswille, R. B. (2022b): Intervention 49: Wunderfrage in Bewegung. In: R. B. Hanswille (Hrsg.): Systemische Therapie mit Kindern, Jugendlichen und ihren Familien. 88 Interventionen für die Praxis. Heidelberg (Carl-Auer), S. 273–276.

Unterholzer, C. C. (2017): Es lohnt sich, einen Stift zu haben. Schreiben in der systemischen Therapie und Beratung. Heidelberg (Carl-Auer), S. 66 ff.

## Idee Nr. 24: Zielorientiertes Wohlwollendes Hypothetisieren oder zielorientiertes Positives Spekulieren

**Beschreibung der Methode**

Diese Methode ist eine Variante des »Wohlwollenden Hypothetisierens« (genaue Beschreibung siehe Kap. 3.1.1). Das »Wohlwollende Hypothetisieren oder Positive Spekulieren« ermöglicht meist einen guten Einstieg ins Gruppengeschehen, das »zielorientierte Wohlwollende Hypothetisieren oder zielorientierte Positive Spekulieren« lässt sich auch gut für die Zielarbeit nutzen. Dabei sollten sich jene Gruppenmitglieder wieder zusammenfinden, die sich ursprünglich beim »Wohlwollenden Hypothetisieren« ausgetauscht haben. Wieder unterhalten sich zwei oder drei in Anwesenheit der dritten oder vierten Person über das Gruppenmitglied, das Gegenstand des zielorientierten wohlwollenden Hypothetisierens ist. Standen beim ersten Mal, als diese Methode eingeführt wurde, allgemeine Hypothesen oder Ideen über die Klient:in im Zentrum, steht jetzt ein Ziel der Klient:in im Zentrum. Die Klient:in, über die spekuliert wird, hat ihr Ziel – auf Moderationskarten festgehalten – vor sich liegen. Die anderen in der Subgruppe unterhalten sich darüber, welche Fähigkeiten sie in der Klient:in sehen, vermittels deren sie ihr Ziel zu erreichen vermag.

**Varianten**

Die Teilnehmer:innen in der Subgruppe beschreiben, wie sie die Kolleg:in, über die gerade hypothetisiert wird, erleben, nachdem sie ihr Ziel erreicht hat.

**Ziel der Methode**

- das Ziel sinnlich erfassen
- von den Zuschreibungen der anderen gestärkt werden
- konkrete Bilder vom Zielzustand entstehen lassen

**Generische Prinzipien**

Stabilitätsbedingungen schaffen, Energetisierungen ermöglichen, Sinnbezug herstellen

**Dauer**

20 Minuten für die Subgruppe, 10 Minuten Austausch im Plenum

**Kritische Situationen**

Eine Teilnehmer:in kann sich nicht darauf einlassen, findet die Methode lächerlich und die Zuschreibungen der anderen Gruppenmitglieder blöd. → In der Gruppe thematisieren, ob es anderen ähnlich ergangen ist. Wenn ja, nachfragen, wie sie zu konkreten Zielbildern gelangen könnten.

**Beispiele**

Annette, 45, ist Mutter eines 12-jährigen Sohnes mit einer Autismus-Diagnose, außerdem Mutter von 8-jährigen männlichen Zwillingen. Durch die aufwendige Betreuung ihres autistischen Sohnes ist Annette extrem belastet. Zudem steckt sie in einer unglücklichen Ehe. Als Ergotherapeutin ist sie beruflich sehr engagiert und neben ihrem anspruchsvollen Job ist sie auch noch in der Ausbildung von Kolleg:innen tätig. Sie kommt sehr erschöpft und fordernd in die Gruppe. Sie will schnelle Lösungen, sie klagt – verständlicherweise – viel und vehement und bietet gerne anderen in der Gruppe »schnelle« Lösungen an. Die meisten Probleme der anderen findet sie – diesen Eindruck erweckt sie öfter – »nicht der Rede wert«. Annette ist für die Gruppe eine ziemliche Herausforderung, die Gruppenleitung ist immer wieder gefordert, sie an die vereinbarten Regeln zu erinnern. Ihr Zielsatz lautet: »Im Herbst 2026 spür ich mich wieder, ich bin entlastet, was zu mehr Entspannung und Lebensfreude geführt hat.« Die beiden Gruppenmitglieder der Subgruppe wissen in der Zwischenzeit bereits einiges über Annette, z. B., dass ihr Mann ihr vorgeschlagen hat, Adam in einer Ganztagsschule anzumelden, was sie vehement von sich wies – sie werde Adam nicht »abgeben«. Sie wissen von ihren psychosomatischen Beschwerden und von ihrer heimlichen »Sucht« nach Fernsehserien, eine Leidenschaft, der sie aufgrund von Zeitmangel fast nie frönen kann. Sie beginnen, Bilder zu entwerfen, wie sich Annette im Oktober 2026 verhält, fühlt und wie sie aussieht.

»Ich finde, Annette hat sich sehr verändert – man sieht es deutlich in ihrem Gesicht. Jetzt erst fällt mir auf, welch schöne Lippen sie hat.«

»Ja, du hast recht, aber ich finde auch, dass ihre Augen wunderbar glänzen. Ihr Blick ist ruhig, früher war er oft fahrig, jetzt ist er ganz ruhig, und sie sieht anderen mehr und länger in die Augen. Das macht den Austausch mit ihr sehr angenehm.«

»Gut, dass sie den Vorschlag ihres Mannes doch annehmen konnte. Da ist sie sehr mutig über ihren Schatten gesprungen. Und Adam geht's in der Ganztagsschule ja ausgezeichnet. Das entspannt klarerweise das gesamte Familienleben.«

»Nicht nur das, sie hat plötzlich wieder Zeit für ihre Serien, da kann sie sich jetzt richtig toll reinfallen lassen, man merkt, wie viel Spaß ihr das macht.«

»Ja, Spaß ist ein gutes Stichwort. Sie hat insgesamt wieder mehr Spaß am Leben, vermutlich auch, weil die körperlichen Beschwerden sich gemildert haben. Sie nimmt sich jetzt ja auch mehr Zeit für sich und ihren Körper. Unglaublich, was Annette in so kurzer Zeit alles gelungen ist.«

»Du hast recht, unglaublich und beeindruckend, wir müssen ihr gratulieren.«

Annette kam strahlend in die große Gruppe zurück. Sie meinte, sie habe deutlich gemerkt, wie sie sich durch die Spekulationen der beiden Gruppenmitglieder entspannt hätte, wie die Gesichtsmuskeln sich lockerten und wie sich Freude in ihrem Körper ausgebreitet hätte. Sie wolle sich den Vorschlag ihres Mannes noch mal durch den Kopf gehen lassen.

**Beschreibung der Methode in Anlehnung an**

Ubben, B. (2013): Verhaltenstherapeutische Selbsterfahrung, Weinheim/Basel (Beltz), S. 137 ff.

**Weiterführende Literatur**

Hennecke, C. (2022): Ein inspirierendes Wir – Systemisch-lösungsorientierte Gruppenpsychotherapie als Ressource für persönliche Entwicklung. In: C. C. Unterholzer u. H. Gröger (Hrsg.): Handbuch der systemischen Gruppentherapie. Ansätze, Methoden, Zielgruppen, Störungsbilder. Heidelberg (Carl-Auer), S. 91–103.

Jaffé, A. (2022): Unerhörtes hörbar machen. Musik als Resonanzraum in der hypnosystemischen Gruppenmusiktherapie. In: ebd., S. 143–153.

Krämer, M. u. A. Herr (2022): Ohne Körper und Berührung geht es nicht. Körperpsychotherapeutische Gruppen im hypnosystemischen Kontext. In: ebd., S. 154–164.

Schmidt, G. (2022b): Produktinformation und Fokus auf Muster des Gelingens. Typische Interventionsschritte hypnosystemischer Gruppentherapie: In: ebd., S. 116–142.

## Idee Nr. 25: Zielbaum gestalten

**Beschreibung der Methode**

Jede Gruppenteilnehmer:in erstellt für sich auf einem Flipchart-Papier einen Zielbaum. In den Baumstamm schreibt sie ihren Namen. In die Umrisse der Äste werden nahe und ferne Ziele eingezeichnet. Wichtige, nahe Ziele werden in die dicksten Äste eingetragen, ferne und kleinere Ziele in dünnere (siehe Abb. 11). Neben dem Baum zeichnen die Gruppenmitglieder einen flachen Korb: den Düngekorb.

Die Bäume werden anschließend im Raum aufgehängt. Jedes Gruppenmitglied berichtet kurz über den Prozess, die anderen Teilnehmer:innen hören zu und schreiben abschließend in den Düngekorb eine kraftspendende, motivierende Rückmeldung, um dem Gruppenmitglied, das sein Ziel präsentiert hat, zu helfen, damit es sein Ziel leichter erreichen kann.

**Varianten**

Statt eines Baumes bieten sich auch andere Symbole wie Blumen an. In die Blütenblätter werden die Ziele eingetragen. Auch das Symbol eines Gebäudes bietet sich an, die Fenster oder die einzelnen Stockwerke sind der Platz für die Ziele.

**Ziel der Methode**

- Ziele definieren und priorisieren
- Lösungen vorwegnehmen
- Hoffnung generieren

**Generische Prinzipien**

Stabilitätsbedingungen schaffen, Energetisierungen ermöglichen, Sinnbezug herstellen

**Erforderliches Material**

Flipchart-Papier und -stifte, Farbstifte oder Wachskreiden

**Dauer**

20 Minuten gestalten, 30 Minuten Austausch im Plenum

**Kritische Situationen**

Eine Teilnehmer:in kann noch keine Ziele benennen, da sie noch sehr an ihrem Problem hängt. → Nachfragen, ob es möglich wäre mitzumachen, wenn sie anschließend noch Raum und Zeit für ihr Problem bekäme.

**Beispiele**

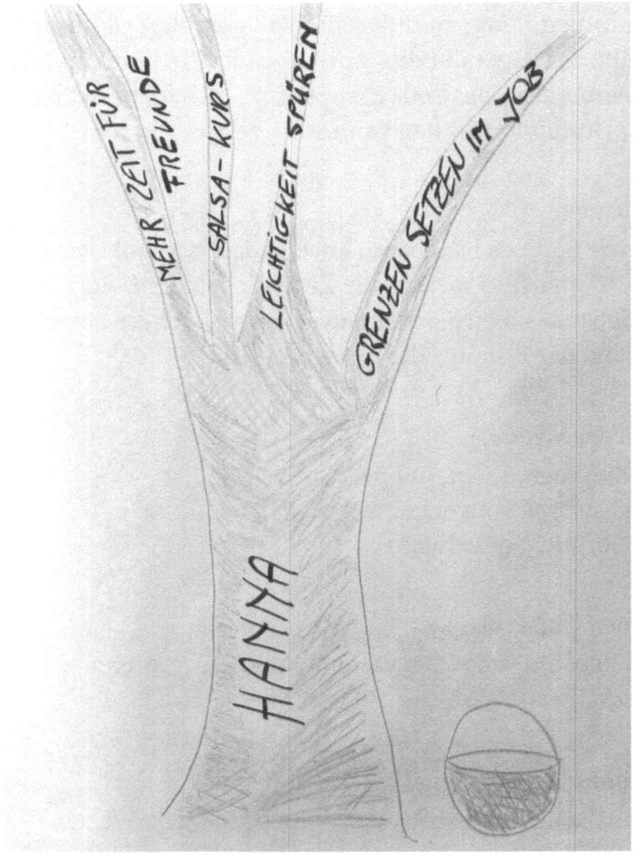


*Abb. 11: Hannas Zielbaum*

**Beschreibung der Methode in Anlehnung an**

Asen, E. u. M. Scholz (2015): Praxis der Multifamilientherapie. Heidelberg (Carl-Auer), S. 112.

## Idee Nr. 26: Leuchtturm

**Beschreibung der Methode**

Die Methode »Leuchtturm« ist der Timeline von ihrer Intention her nicht unähnlich, aber in der Ausführung anders. Die Klient:in bestimmt im Raum einen Punkt für die Gegenwart. Der wird mit einer Moderationskarte, auf der das Datum steht, markiert. Die Klient:in beschreibt möglichst genau ihr derzeitiges Problem mit all den damit verbundenen Emotionen, Gedanken und Handlungen. Dann benennt sie das Ziel – den Leuchtturm –, das sie erreichen will, und bestimmt auch dafür einen Punkt im Raum. Die Zukunft sollte nach Möglichkeit in keine Ecke, sondern in Richtung eines Fensters oder eines offenen Raumes weisen. Wieder wird auf einer Moderationskarte das Datum festgehalten, wann der Leuchtturm erreicht sein wird. Die Klient:in geht mit der Therapeut:in den Weg von der Gegenwart hin zum Leuchtturm. Am Ziel wird die Moderationskarte hingelegt und die Klient:in imaginiert sich in den Zielzustand:

- Wie fühlt es sich an?
- Was ist spürbar?
- Welche Gedanken machen sich breit?

Nachdem dieser Zielzustand gut verankert ist, benennt die Klient:in rückblickend einen wichtigen Zwischenschritt von der Gegenwart hin zur Zukunft.

- Was soll bis dahin erreicht sein?
- Was ist umgesetzt worden?

Dieser Punkt wird wiederum mit einer Moderationskarte markiert. Die Klient:in und die Therapeut:in begeben sich wieder an den Ausgangspunkt und reflektieren noch mal gemeinsam den Weg hin zum Leuchtturm mit dem wichtigen Zwischenschritt.

- Passt der wichtige Zwischenschritt auch aus dieser Position?
- Was könnte der nächste kleine Schritt hin zum wesentlichen Schritt sein?

In Gruppen arbeite ich mit dieser Methode zunächst mit einer einzelnen Klient:in, die anderen Teilnehmer:innen bitte ich anschließend um Rückmeldungen zum Beobachteten. Dann gestalten die Gruppenmitglieder abwechselnd in Dyaden ihren Weg zum Leuchtturm. Im

Plenum werden dann Erfahrungen mit und Erkenntnisse aus dieser Methode reflektiert.

**Ziel der Methode**

- eine genauere Vorstellung des Ziels erhalten
- Zwischenschritte definieren

**Generische Prinzipien**

Stabilitätsbedingungen schaffen, Energetisierungen ermöglichen, Sinnbezug herstellen

**Erforderliches Material**

Moderationskarten, Stifte

**Dauer**

20 Minuten für die Einzelarbeit vor der Gruppe, 20 Minuten für die Arbeit in der Dyade, 20 Minuten für die gemeinsame Reflexion

**Kritische Situationen**

Eine Teilnehmer:in kann noch kein Ziel benennen. → In einem längeren Vorgespräch kann man mit ihr noch mal erörtern, was sich durch ihre Teilnahme an der Gruppe verändern soll. Es empfiehlt sich nachzufragen, ob es mehreren in der Gruppe so ergeht. Falls ja, ist es ein deutliches Zeichen dafür, dass wir noch etwas stärker problemorientiert arbeiten sollten.

**Beschreibung der Methode in Anlehnung an**

Feucht, J. (2022): Intervention 9: Zielaufstellung »Leuchtturm«. In: R. B. Hanswille (Hrsg.): Systemische Therapie mit Kindern, Jugendlichen und ihren Familien. 88 Interventionen für die Praxis. Heidelberg (Carl-Auer), S. 117–119.

## Idee Nr. 27: Timeline

**Beschreibung der Methode**

Die Timeline wirkt über die Bewegung und über die Verwendung von räumlichen Ankern. Mit ihr erarbeiten Klient:innen lösungs- und zukunftsorientierte Vorstellungen und Ziele. Sie werden angeregt,

Ziele, Ressourcen und Hindernisse zu visualisieren und sinnlich nachzuempfinden. Durch das Abgehen kann die Timeline zu einem intensiven affektiven Erlebnis werden, das sich in einem leichten Trancezustand erfahren lässt.

Die Klient:innen wählen ein Seil, Moderationskarten und eventuell Symbole. Sie legen das Seil im Raum auf. Die Moderationskarte, auf der ihr gut formuliertes Ziel ohne Negationen (statt »keine Essstörung mehr«: »gesund, ausgeglichen und entspannt leben«) festgehalten ist, legen sie ans obere Seilende. Das Datum, an dem die Timeline gelegt wird, steht ebenfalls auf einer Moderationskarte, die an das untere Ende des Seils platziert wird. Wir bitten sie, auf der Zeitlinie langsam auf ihr Ziel zuzugehen und, dort angekommen, nachzufühlen, wie es ist, das Ziel erreicht zu haben. Sie visualisieren die gewünschte Veränderung als bereits erreicht.

- Wie fühlt es sich an?
- Gibt es körperliche Sensationen dazu?
- Gibt es andere Gedanken?

Vom erreichten Ziel aus gehen die Klient:innen den Weg zurück in die Gegenwart, um alle Ressourcen, Erfahrungen, Bilder und Sätze zu sammeln, die geholfen haben, das Wunschziel zu erreichen. Jede Ressource, jede Erfahrung, jedes Hindernis, alle Bilder und Sätze werden mit Moderationskarten verankert und mit Datum versehen. Diese Bodenanker können auch mit einem Foto oder Symbol versehen werden. Jede dieser Erfahrungen wird ausführlich erörtert und gewürdigt. Wir stellen hypothetische, Ausnahme- und Skalierungsfragen, Bewältigungs- und zirkuläre Fragen:

- »Was haben Sie damals gebraucht, um das Hindernis zu bewältigen?«
- »Wie haben Sie es überwunden?«
- »Was hatte das für Auswirkungen?«
- »Welche Idee, welches Bild, welcher Satz hat Sie unterstützt?«
- …

Die Timeline gehen wir mehrmals mit der Klient:in ab, beim Ziel wird der »Zielzustand« noch mal gut verankert, dann beenden wir die Übung.

Die Gruppe kann, wenn die Timeline als Einzelarbeit in Gegenwart der Gruppe gelegt wird, eine Beobachterperspektive einnehmen:

- Wie erlebt sie die Veränderung?
- Wie wirkt sich die Veränderung möglicherweise aus?
- Was hat die Gruppe beeindruckt?
- Wo ist sie Trittbrett gefahren?
- …

Anschließend kann die Timeline paarweise gelegt werden – die Gruppenmitglieder werden wechselseitig zu Co-Therapeut:innen. Im Plenum werden dann die Erfahrungen eingebracht, ähnliches und unterschiedliches Erleben thematisiert.

**Varianten**

Verschiedenste Varianten sind beschrieben, und ähnliche Methoden werden anders bezeichnet, z. B. Lebensschnur oder Lebenslinien-Arbeit. Die Timeline kann auch in die umgekehrte Richtung – also von der Vergangenheit bis in die Gegenwart gelegt werden. Diese Variante der Timeline ist angeraten, wenn es um Problemdissoziation (siehe Kap. 3.2.3.2) geht oder wenn wir therapeutische Prozesse beenden (siehe Kap. 3.3).

**Ziel der Methode**

- den Zielzustand spüren und verinnerlichen
- neue Perspektiven entwickeln

**Generische Prinzipien**

Stabilitätsbedingungen schaffen, Energetisierungen ermöglichen, Sinnbezug herstellen

**Erforderliches Material**

Seile, Schnüre, Bänder von 5–6 Metern Länge, verschiedenfarbige Moderationskarten und Symbole, Stifte

**Dauer**

20 Minuten für die Einzelarbeit vor der Gruppe, 30 Minuten für die Arbeit zu zweit, 20 Minuten für die Reflexion im Plenum

**Kritische Situationen**

- Eine Teilnehmer:in hat beim Zurückgehen vom Zielbild zur ersten Hürde keine Ahnung mehr, wie sie diese überwunden hat. → Als Begleiterin kann ich ihr zur Anregung ein paar Ideen anbieten:

»Manchen hilft es, wenn sie sich an frühere Krisen und den Weg daraus erinnern. Andere wiederum meinen, sie hätten sich einfach nicht mehr um das Problem geschert, hätten es links liegen lassen und stattdessen ganz was anderes getan. Wiederum andere hatten gute Freund:innen, die ihnen mit guten Ideen zur Seite standen. Ist da was dabei?«

- Eine Teilnehmer:in kann sich nicht auf die Übung einlassen – ihr fällt es schwer, Visionen zu entwickeln. → Es könnte sein, dass eine Visualisierungsübung (z. B. die Timeline zu zeichnen) für sie hilfreicher ist.

**Beschreibung der Methode in Anlehnung an**

Hochstrat, I. (2022c): Intervention 74: Timeline-Tau. In: R. B. Hanswille (Hrsg.): Systemische Therapie mit Kindern, Jugendlichen und ihren Familien. 88 Interventionen für die Praxis. Heidelberg (Carl-Auer), S. 352–355.

**Weiterführende Literatur**

Nicolai, L. (2018): Zeitlinienarbeit. In: K. von Sydow u. U. Borst (Hrsg.): Systemische Therapie in der Praxis. Weinheim/Basel (Beltz), S. 245–253.

## Idee Nr. 28: Ein Haufen Probleme

**Beschreibung der Methode**

In der Mitte des Raumes liegen farblich unterschiedliche Bauklötze. Ich lade ein Gruppenmitglied ein, sich für jedes Problem, das es in die Gruppe bringt, einen Klotz aus dem Haufen auszusuchen. Der

Klotz wird mit einem Post-it oder einem Kreppklebeband beschriftet, auf dem ein Schlagwort für das Problem steht. Dann bitte ich die Teilnehmer:in, sie soll die Bauklötze zunächst

- nach Ausmaß des Problems oder der Schwere, dann
- nach Veränderbarkeit und letztlich
- nach Priorität

im Raum anordnen. Vom letzten Bild machen wir entweder ein Foto oder wir halten die »Aufstellung« grafisch fest, da wir im Laufe der Gruppentherapie immer wieder auf dieses Bild zurückgreifen und nachfragen, was sich zwischenzeitlich verändert hat und wie sich die Veränderung eines Problems auf die anderen Themen der Klient:in auswirkt.

Diese Übung mache ich zunächst mit einer Gruppenteilnehmer:in in Anwesenheit der Gruppe. Nachdem die Beobachtungen der Gruppe eingeflossen sind, lade ich die Klient:innen ein, die Übung mit einer zweiten Person aus der Gruppe wechselseitig zu machen. Die Erfahrungen werden dann im Plenum gesammelt.

**Varianten**

Ich bitte die Klient:innen, bevor ich diese Methode vorschlage, bis zum nächsten Termin unterschiedlich große Steine für ihre Probleme zu sammeln und sie mitzubringen. Dann arbeiten wir mit den Steinen statt den Bauklötzen.

**Ziel der Methode**

- den Auftrag klären
- die Ziele priorisieren
- Orientierung und Überblick schaffen

**Generische Prinzipien**

Stabilitätsbedingungen schaffen, Energetisierungen ermöglichen, Sinnbezug herstellen

**Erforderliches Material**

unterschiedlich große Steine oder farblich und größenmäßig unterschiedliche Bauklötze; es können auch verschieden große Kissen oder Blätter sein.

**Dauer**

ca. 20 Minuten für die Einzelarbeit in Gegenwart der Gruppe, 30 Minuten für die Arbeit in der Dyade, 15 Minuten für den Austausch im Plenum

**Kritische Situationen**

Die Klient:in kann ihre Anliegen nicht priorisieren, es sind alle wichtig und dringlich. → Nachfragen, was am einfachsten zu lösen wäre, was sie am meisten ermutigen würde.

**Beschreibung der Methode in Anlehnung an**

Frohn, E. (2022): Intervention 18: Ein Haufen Probleme – wortwörtlich. In: R. B. Hanswille (Hrsg.): Systemische Therapie mit Kindern, Jugendlichen und ihren Familien. 88 Interventionen für die Praxis. Heidelberg (Carl-Auer), S. 147–148.

## Idee Nr. 29: Regisseur:in des eigenen Lebens sein

**Beschreibung der Methode**

Wir laden die Klient:in dazu ein, einen Film über ihr zukünftiges Lebens zu drehen. Sie ist nicht nur für das Drehbuch und die Regie verantwortlich, sondern sie ist auch die Hauptprotagonistin. Lediglich eine Vorgabe gibt es vonseiten der Produktionsfirma: Das Leben entwickelt sich genau in die von ihr gewünschte Richtung.

Folgende Fragen können die Klient:in beim Verfassen des Drehbuchs unterstützen:

- Wie sieht die erste Szene des Films aus?
- Wo spielt diese Eingangsszene?
- Wo ist die Protagonist:in in dieser Szene?
- Wie sieht sie aus?
- Was tut sie?
- Wer spielt in dieser Szene noch mit?
- Was sagen die Mitspieler:innen zu ihr?
- Welchen Soundtrack wählt die Regisseur:in?
- Wie lautet der Arbeitstitel dieser Szene?

Die Gruppenteilnehmer:innen arbeiten zunächst in Dyaden und stellen sich nacheinander obige oder ähnliche Fragen. Nachdem die erste Filmszene möglichst genau, mit vielen Details beschrieben ist, konzentrieren sich die weiteren Fragen auf die Hauptprotagonist:in und deren Erleben.

- »Was hat es ermöglicht, dass dein Leben diese wünschenswerte Entwicklung genommen hat?«
- »Wer waren deine wichtigsten Begleiter:innen?«
- »Woran merken diese, dass dein Leben sich in die von dir gewünschte Richtung entwickelt hat?«
- »Wenn du dir noch mal die erste Szene vergegenwärtigst: Wie sahen die ersten kleinen Schritte aus?«
- »Welche deiner Fähigkeiten haben dir genutzt, dein Ziel zu erreichen?«
- »Welche kleinen Schritte könntest du noch machen, damit du deinem Zielfilm ein bisschen näherkommst?«
- »Gibt es eine kleine Sequenz im Film, die du im realen Leben ausprobieren könntest?«

Im Plenum werden dann die Arbeitstitel der Eingangsszenen verraten und der erste konkrete Schritt, durch den das Leben dem Zielfilm zu ähneln beginnen könnte.

**Varianten**

Christoph Arning (2022, S. 124) wählt in seinem Aufsatz »Bedeutende Filmszenen« konkrete Filme, die Klient:innen sich in der Therapiestunde mit der Therapeut:in gemeinsam ansehen, um dann Fragen wie die folgenden zu stellen:

- »Mit wem identifizieren Sie sich?«
- »Welche Gefühle löst die Filmsequenz in Ihnen aus?«
- »Wäre die Szene genauso, wenn Sie das Drehbuch für den Film geschrieben hätten?«
- »Wenn nicht, was wäre dann anders?« (ebd.)

**Ziel der Methode**

- mehr über die gewünschten Zielvorstellungen erfahren
- erste mögliche Schritte reflektieren

**Generische Prinzipien**

Energetisierungen ermöglichen, Sinnbezug herstellen

**Dauer**

ca. 30 Minuten für die Arbeit in den Dyaden, je nach Gruppengröße
20 bis 30 Minuten für die Arbeit im Plenum

**Kritische Situationen**

Für ein Gruppenmitglied ist es nicht möglich, sich vorzustellen, dass sich sein Leben in die gewünschte Richtung entwickeln könnte. → Es empfiehlt sich, eine andere Methode zu wählen (eine aus dem Bereich »Problemaktualisierung«) und die Einladung, Regisseur seines Lebens zu sein, zu einem späteren Zeitpunkt zu wiederholen.

Die Gruppe kann dazu genutzt werden, Ressourcen zu benennen, die sie bei diesem Gruppenmitglied bereits bemerkt hat und die dazu beitragen können, Schritte in die gewünschte Richtung zu setzen.

**Beispiele**

siehe Fragen unter »Beschreibung der Methode«

**Beschreibung der Methode in Anlehnung an**

Trotz sorgfältiger Recherche konnte ich keine Quelle finden.

## Idee Nr. 30: Vorbereitungsarbeiten für das Feiern, wenn das Ziel erreicht ist

**Beschreibung der Methode**

Die Gruppenteilnehmer:innen werden eingeladen, den Zielzustand zu visualisieren und zu überlegen, wie sie ihren Erfolg feiern werden.

- »In welchem Ambiente werden Sie feiern?«
- »Wen werden Sie einladen?«

- »Wie wird die Feier ablaufen?«
- »Was bieten Sie Ihren Gästen an?«

Sie gestalten eine Einladungskarte und verfassen für die Feier eine Rede.

- »Wem wollen Sie danken?«
- »Was war schwierig auf dem Weg zum Ziel?«
- »Wie ist es dennoch gelungen?«

Die Gruppenteilnehmer:innen präsentieren sich gegenseitig ihre Einladungskarten und halten ihre Reden – als Generalprobe für die Feier.

**Varianten**

Bei Zeitknappheit reicht es, Einladungskarten zu formulieren und die Fragen mündlich zu erörtern.

**Ziel der Methode**

- sich mit dem Zielzustand auseinandersetzen
- das feierliche Ritual für das Erreichen des Ziels entwickeln
- den Zielzustand spür- und erlebbar machen

**Generische Prinzipien**

Energetisierungen ermöglichen, Sinnbezug herstellen

**Erforderliches Material**

schönes Papier, Faltkarten, bunte Stifte, Füllfeder

**Dauer**

20 Minuten für die Einzelarbeit, 20 Minuten für die Präsentation im Plenum

**Kritische Situationen**

Eine Teilnehmer:in kann kein Ziel für sich formulieren. → Hier kann es hilfreich sein, sich noch mal mit ihr darüber zu unterhalten, wozu sie die Gruppentherapie nutzen will.

**Beschreibung der Methode in Anlehnung an**

Furman, B. (2021): Probleme in Fähigkeiten verwandeln. Lösungsfokussierte Therapie mit Kindern als Gemeinschaftsaufgabe im Ich schaffs!-Programm. In: C. Klein u. B. Furman: Die Kraft des Miteinander. Innovative Methoden der Netzwerk- und Gemeinschaftsarbeit in Familien, Therapie, Schule und Beratung. Heidelberg (Carl-Auer), S. 193.

### 3.2.2 Ressourcenaktivierung

Als systemische Psychotherapeut:innen gehen wir davon aus, dass Klient:innen die Fähigkeiten, ihre Probleme zu lösen, bereits in sich tragen, allerdings den Zugang dazu verloren haben. Methodisches kann – neben der tragfähigen therapeutischen Beziehung – dazu beitragen, Stärken, Kompetenzen, Kräfte wieder bewusst wahrzunehmen, sie weiter auszubauen und sie zu nutzen. Diese ressourcenaktivierenden Methoden unterstützen Klient:innen dabei, sich wieder als handlungsfähig und selbstwirksam zu erleben.

## Idee Nr. 31: Selbstwertpott

**Beschreibung der Methode**

Manchmal ist es einfacher, in Metaphern zu sprechen, als Gefühle zu benennen. Virginia Satirs »Selbstwertpott« half Familienmitgliedern, klarer zu benennen, was in ihnen jeweils vorgeht:

> »Bald begannen die Familienmitglieder jeder über seinen eigenen individuellen Pott zu sprechen und was er enthielt: Gefühle des Selbstwerts oder Schuld, Scham oder Wertlosigkeit. Es dauerte nicht lange, bis dieses einfache Stenogrammwort vielen meiner Familien half, Gefühle auszudrücken, über die sie vorher nur mit Schwierigkeiten sprechen konnten« (Satir 1996, S. 37 f.).

In Gruppen lässt sich gut mit Satirs Selbstwertpott arbeiten. Zunächst arbeiten die Gruppenmitglieder in Dyaden, als Leitlinien dienen folgende Fragen:

- »Wie voll ist dein Selbstwertpott gerade?«
- »Was ist sonst noch in deinem Pott drin?«
- »Welchen Grund hat es, dass er jetzt gerade so ist, wie er ist?«
- »Erinnere dich bitte an eine Situation, als der Topf ziemlich leer war: Wie war das damals?«

- »Erinnere dich bitte an eine Situation, als der Topf gut gefüllt war.«

Nach der Arbeit zu zweit gibt es zwei weitere Schritte, die jede Teilnehmer:in für sich macht:

- »Zeichnen Sie eine Skizze mit den Inhalten Ihres Potts.«
- »Verfassen Sie bitte einen Text über die Situation, als der Topf gut gefüllt war.«

Im Plenum werden dann die Skizzen besprochen, und wer mag, teilt den Text mit der Gruppe.

**Varianten**

Wer nicht gerne zeichnet, erhält eine Schablone des Potts, schreibt auf Moderationskarten die »Ingredienzien« seines Potts und klebt sie in den Pott.

**Ziel der Methode**

- sich über die momentane Befindlichkeit klarer werden
- besseren Zugang zu seinen Emotionen bekommen
- positive Erfahrungen verfestigen und verdichten

**Generische Prinzipien**

Sinnbezug herstellen, Energetisierungen ermöglichen und Veränderungsmotivation erhöhen

**Erforderliches Material**

Flipchart-Papier, Malstifte, Malerkrepp, Schablone des Selbstwertpotts

**Dauer**

für die Arbeit in den Dyaden 20 Minuten, für die Einzelarbeit noch mal ca. 20 Minuten, für die Präsentation im Plenum ca. 15 Minuten

**Kritische Situationen**

Einer Teilnehmer:in fällt keine Situation ein, in der ihr Selbstwerttopf gut gefüllt war. → Es hat sich bewährt, die anderen Gruppenteilnehmer:innen zu befragen, was sie bisher bei der Teilnehmer:in beobachtet haben und was in ihrem Selbstwerttopf enthalten sein könnte.

**Beispiele**

Magdalena plagt seit Jahren ihre Bipolarität. Die Phasen von Antriebslosigkeit dauern lange, jene des Angetriebenseins sind meist kurz, dafür umso heftiger. In der Gruppe spricht sie offen über ihre Stimmungen, dabei unterscheidet sie stets nur »down« und »top«. Die Übung mit dem Selbstwertpott war für sie wichtig, da sie damit begann, besser zu differenzieren. Die Frage nach dem Inhalt des Topfs machte ihr – so ihre Erzählung im Plenum – bewusst, dass es mehr als nur down und top gibt. Als es in der Einzelarbeit dann darum ging, einen Text über eine Situation mit gut gefülltem Topf zu beschreiben, war ihre erste Idee, das müsse ein Ereignis aus ihrer manischen Phase sein. In der Manie fühle sie sich unwiderstehlich attraktiv, witzig und wortgewandt, lebendig und begehrenswert. Doch dann wurde ihr klar:

> »In der Manie geht der Topf über, der ist nicht gut gefüllt, sondern überfüllt.«

Sie beschrieb dann eine Situation, die fern der Manie war und gleichzeitig auch fern der Depression:

> »Gottfried und ich wandern in den Bergen. Seit Tagen sind wir mit unserem Rucksack unterwegs. Wir gehen durch Mischwälder, über Almwiesen und Steingeröll. Wir nächtigen unter freiem Himmel. Unser Schritt ist gut aufeinander abgestimmt, wir sprechen wenig. Ich bin sehr bei mir und im Moment. Ich genieße die gute Luft, die Kühle der Berge, die Stille. Seit wir gehen, ist eine unbekannte Ruhe in mir – auch in mir ist alles still. Ich schaue in die Ferne, sehe wunderbare Wolkengebilde am Himmel, sehe viel Grau und die unterschiedlichsten Grüntöne, sie stimmen mich heiter. Seit wir gehen, fühle ich mich ungewöhnlich ausgeglichen. Ich wundere mich, was ich plötzlich außer meiner Manie und meiner Depression noch in mir wahrnehme: Ruhe, Heiterkeit, Ausgeglichenheit und Dankbarkeit für diese schönen Momente.«

**Beschreibung der Methode in Anlehnung an**

Satir, V. (1996): Selbstwert und Kommunikation. Familientherapie für Berater und zur Selbsthilfe. München (Pfeiffer).

## Idee Nr. 32: Tree of life

**Beschreibung der Methode**

Der Baum als Sinnbild für unser Leben ist eine alte Metapher. Familienstammbäume kennen wir bereits aus der Urzeit Systemischer

Therapie (siehe Kap. 2.1). Der »Tree of life« nutzt diese alte Metapher und nimmt Anleihen bei Familienstammbäumen.

Entwickelt wurde diese Methode ursprünglich für die Arbeit mit traumatisierten Kindern, mit Kindern, die ihre Eltern durch AIDS oder durch bewaffnete Konflikte verloren haben, die Gewalt erleben mussten. Bewährt hat er sich allerdings auch in vielen anderen, oft weniger dramatischen Kontexten. Ncazelo Ncube-Mlilo, eine südafrikanische Psychologin von REPSSI (Regional Psychosocial Support Initiatives, eine Non-Profit-Organisation mit Sitz in Johannesburg und mit vielen anderen afrikanischen Standorten), hat ihn mit David Denborough vom Dulwich-Centre im australischen Adelaide konzipiert.

»Wie können Menschen eingeladen werden, ihre Geschichten so zu erzählen, dass es sie stärker macht?« Diese Frage stand am Anfang ihrer Zusammenarbeit. Der Tree of life ist die unmittelbare Antwort darauf. Diese kreative Methode ist dazu geeignet, Ressourcen wieder bewusst und zugänglich zu machen, Klient:innen zu stärken, »bevorzugte Erzähllinien« (Denborough 2017, S. 31) klar herauszuarbeiten und den problembehafteten Geschichten ihre Dominanz zu nehmen. 2006 erstmals publiziert, hat sich die Methode zwischenzeitlich mehrfach leicht verändert. Sie zählt zum Standardrepertoire narrativ orientierter Therapeut:innen und ist bereits weltweit verbreitet.

Dem Entwurf des ersten Teils vom Tree of life folgen drei weitere Sequenzen. Werden alle vier Teile umgesetzt, füllt das einen ganzen Tag. Aber oft reichen auch einzelne Teile. Jeder Teil hat seinen Reiz und seine Wirkung, und je mehr Teile genutzt werden, desto intensiver ist die Methode, desto wahrscheinlicher ist es, dass aus der bevorzugten Erzähllinie ein breites Erzählband werden kann, das die Klient:in nachhaltig verändert.

Bereits der Einstieg ist lustvoll und verführt zum Erzählen: »Wir alle haben einen oder mehrere Lieblingsbäume. Manche haben Glück, und er steht im eigenen Garten, andere tragen ihn in ihrer Erinnerung, vielleicht aus der Zeit der Kindheit oder aus der jüngeren Vergangenheit, mit sich herum. Suchen Sie sich eine Partner:in und erzählen Sie ihr von Ihrem Lieblingsbaum.

- Wie sieht er aus?
- Wie sehen seine einzelnen Bestandteile aus?
- Wo steht er?

- Was verbinden Sie mit ihm?
- Wie und wann ist er in Ihr Leben getreten?
- …

Nach dem Gespräch über die Bäume werden die Teilnehmer:innen eingeladen, ihren Lieblingsbaum in Umrissen auf ein Flipchart-Papier zu zeichnen (siehe Abb. 12). Für jene, die nicht zeichnen wollen, stehen Schablonen zur Verfügung. Gezeichnet werden die Wurzeln, der Boden, der Stamm, Zweige, Blätter, Früchte und Samen. Bevor die Teilnehmer:innen mit der Arbeit beginnen, wird auf die »Position am Flussufer« (ebd., S. 24 f.) verwiesen, eine Position, die der Distanzierung dienen soll. Damit die Teilnehmer:innen nicht von ihren Erinnerungen, vielleicht heftigen Erfahrungen und Ereignissen wie in einem Wasserstrudel mitgerissen werden, nehmen sie beim Gestalten ihres Baumes diese distanzierte Position am Flussufer ein und blicken von dort auf ihr Leben. Doch der Reihe nach – wir beginnen beim ersten Teil, beim Entwurf des *Tree of life:* In den Umrissen des jeweiligen Bestandteils werden nach folgendem Schema Notizen festgehalten:

- *Meine Wurzeln:* Woher komme ich, aus welchem Land, welcher Stadt, welchem Dorf? Woher sind meine Vorfahren? Wie sieht mein kultureller, historischer Hintergrund aus? Welche Sprachen spielen eine Rolle? Welche Vereine, Verbände waren früher für mich wichtig? Was sind meine tief verwurzelten Überlebenskräfte? Wer hat sie mir verliehen? Ein geschätztes Lied, eine oder mehrere Geschichten, die ich als Kind liebte …
- *Mein Boden:* Wo lebe ich derzeit? Was tue ich täglich und was tue ich gerne? Lieblingsmusik, Lieblingsbücher, Lieblingsbeschäftigungen …
- *Mein Stamm:* Was sind meine Fähigkeiten? Was sind meine Stärken in den Augen der anderen? Worin bin ich gut? Welche stärkenden Geschichten erzählen andere über mich? Woher stammen diese Kompetenzen? Keine großartigen Talente sind hier gefragt, sondern eher alltägliche Fähigkeiten, wie höflich oder hilfsbereit zu sein, witzig oder aufrichtig, aber auch »banale« Fähigkeiten wie Rad fahren, Witze gut erzählen können oder 20 Minuten aus dem Stand rennen.
- *Meine Äste und Zweige:* Welche Hoffnungen, Träume und Wünsche habe ich? Welche sind kurz-, welche langfristig? Welche Geschichten sind mit ihnen verbunden? Wie schaffe ich es, Hoffnungen aufrechtzuerhalten und an meinen Wünschen festzuhalten?

- *Meine Blätter:* Wer sind die für mich wichtigen Personen (lebende und verstorbene, nahe und ferne)? Wer sind meine inneren Mentor:innen? Was verbindet mich mit ihnen? Was habe ich mit ihnen erlebt? Hier können auch Erfahrungen und Erlebnisse mit diesen Menschen Platz finden. Es können auch fiktive Figuren aus Filmen, Büchern, Computerspielen sein.
- *Meine Früchte:* Was haben die Menschen, die für mich wichtig sind, mir »hinterlassen«? Welche Geschenke habe ich von ihnen erhalten? Hier ist nicht von materiellen, sondern von ideellen Geschenken die Rede, wie Zugewandtheit, Fürsorglichkeit oder Humor.
- *Meine Blüten oder Samen:* Was will ich anderen mitgeben oder hinterlassen? Wem würde ich gerne etwas weitergeben?
- *Mein zusätzlich gewähltes Element, das ich wichtig finde:* z. B. ein Misthaufen, ein Windstoß, ein Kanister mit Dünger ...

Das Gestalten und Ausfüllen des Tree of life ist eine Einzelarbeit.

Der zweite Teil ist der *Forest of life*. Dabei werden die einzelnen Bäume für alle gut sichtbar im Raum aufgehängt. Die Teilnehmer:innen betrachten die Bäume der anderen, halten auf Post-its ihre Beobachtungen fest und heften sie an die jeweiligen Bäume. Die Gruppentherapeut:in bittet die Teilnehmer:innen, sich zu überlegen, wie einzelne Teile ihres Baumes mit anderen Teilen in Verbindung stehen:

»Wie sind die Wurzeln mit dem Stamm oder den Blättern verbunden?«

Dann bittet sie die Teilnehmer:innen, einen Aspekt ihres Baumes auszuwählen und darüber zu sprechen. Im Sinne des »Wiedererzählens« (siehe nächste Übung »Erzählen, wiedererzählen und erneut erzählen«) wiederholt die Gruppentherapeut:in die Geschichte.

Der dritte Teil, *Storms of life*, fokussiert Schwieriges. Jeder Baum, jeder Wald ist Bränden, Stürmen und Unwettern ausgesetzt, jede Teilnehmer:in hat belastende Situationen und Krisen erlebt, sie schlägt sich mit Problemen und Herausforderungen herum. Obwohl »Storms of life« dem Schwierigen im Leben gewidmet ist, sind diese Erzählungen bereits eingebettet in einen sicheren Raum, in dem bereits viele Informationen über Kompetenzen und festigende Wurzeln und Menschen vorhanden sind. Hier wird auch thematisiert, wie es – trotz dieser Stürme und heftigen Eruptionen – möglich war, Hoffnungen, Wünsche und Sehnsüchte aufrechtzuerhalten und Überlebensfähigkeiten einzusetzen. Trotz sicherem Raum kann es sinnvoll sein, die Teilnehmer:innen immer wieder an die Position am Flussufer zu erinnern.

Im vierten Teil, im *Ritual of acknowledgement – celebration*, in dieser abschließenden Sequenz, der Zeremonie der Würdigung, gestaltet die Gruppe füreinander Zertifikate oder Urkunden. Es entstehen Texte über die Fähigkeiten einzelner, Gedichte oder Lieder, Märchen oder Briefe, die am Ende vorgelesen und überreicht werden. In dieser Abschlussphase internalisieren die Teilnehmer:innen das Erarbeitete, das Gelungene und ihre Stärken.

**Varianten**

- Da es immer wieder Klient:innen gibt, die nicht zeichnen wollen, bin ich dazu übergegangen, den Klient:innen vorzuschlagen, ihren Lebensbaum zu legen: Schnüre für Wurzeln, Stamm und Äste, Moderationskarten für die Blätter und Blüten, Post-its für die Früchte oder Samen, ein leeres Blatt Papier für das zusätzlich gewählte Element.
  Wenn wir Schablonen zur Verfügung stellen, sollten sich die Teilnehmer:innen diese »aneignen«, sie weiter gestalten, ausmalen, schmücken, damit der vorgezeichnete Baum zu ihrem Baum wird.
- Der Tree of life kann auch mit Fotos, Symbolen, Büchern oder Bildern ergänzt werden.
- Ich lege den Teilnehmer:innen immer nahe, sie sollen den Prozess des Gestaltens schriftlich begleiten, indem sie aufkommende Gedanken und Ideen entweder einfach aufs Flipchart-Papier schreiben oder in ein eigenes Heft. Diese Notizen dienen später, wenn sie ihren Baum der Gruppe oder Teilen davon präsentieren, als Erinnerungsstütze.
- Beim zweiten Schritt, beim Forest of life, drücke ich manchmal Teilnehmer:innen einen aus festem Karton bestehenden Bilderrahmen in die Hand mit der Bitte, sie sollen ihn an der Stelle anlegen, von der sie uns etwas erzählen wollen. Diese Idee mit dem Rahmen stammt aus der Maltherapie.
- Von der Gruppengröße hängt es ab, ob der zweite Schritt – das Erzählen und das Wiedererzählen – in der großen Gruppe stattfinden kann. Wenn die Gruppe zu groß ist, kann es die Aufmerksamkeit der Teilnehmer:innen überfordern. Ein Settingwechsel von der Großgruppe zu Paargesprächen ist dann ratsam. Die Quintessenz des Austauschs zu zweit oder

aus der Kleingruppe wird anschließend mit dem Plenum geteilt.

- Wir können den Tree of life auch themenspezifisch anlegen. Er bietet sich an, wenn z. B. Themen wie Leistungsverhalten, Sexualität oder Kreativität Gegenstand eines therapeutischen Prozesses sind. Ähnlich wie beim themenspezifischen Genogramm fokussieren Klient:innen dann das jeweilige Thema und notieren in dem Umriss des Baumes ihre Erfahrungen aus der Herkunftsfamilie (Wurzeln), ihre derzeitige Position bzw. ihre momentanen Erfahrungen und ihr gegenwärtiges Erleben (Boden), ihre Fähigkeiten und Kompetenzen in dem jeweiligen Bereich (Stamm), Wünsche und Hoffnungen bezüglich des Themas (Äste und Zweige), wichtige Vorbilder (Blätter), ihr »Erbe« (Früchte) und das, was sie anderen weitergeben möchten (Blüten/Samen).

**Ziel der Methode**

- einen Erzählfaden generieren, der nicht auf Probleme, Krisen und Traumata bezogen ist, stattdessen eine bevorzugte Erzähllinie entwickeln, eine alternative Erzählung der eigenen Identität
- das Leben mit neuen Überschriften versehen (Denborough 2017, S. 35)
- eine neue Erzähltextur weben sowie die Bedeutung der Erzählungen verändern, indem andere Geschichten in den Vordergrund befördert werden

**Generische Prinzipien**

Energetisierungen ermöglichen und Veränderungsmotivation erhöhen

**Erforderliches Material**

Flipchart-Papier, Malstifte, Malerkrepp, Schablone mit Baumumriss, Papier für die Zertifikate bzw. Briefe, Gedichte oder Liedtexte

**Dauer**

Einzelarbeit am Tree of life ca. 20 Minuten, 20 Minuten für Forest of life, 20 Minuten für Storms of life, für das Gestalten der Zertifikate und deren Präsentation im Plenum noch mal ca. 30 Minuten

**Kritische Situationen**

Wenn Klient:innen einen sehr negativen Blick auf ihre Herkunftsfamilie und auf sich werfen, sollte dieser Prozess engmaschig begleitet sein. → Es könnte sinnvoll sein, eine Kolleg:in, eine Praktikant:in unterstützend hinzuzuziehen.

**Beispiele**

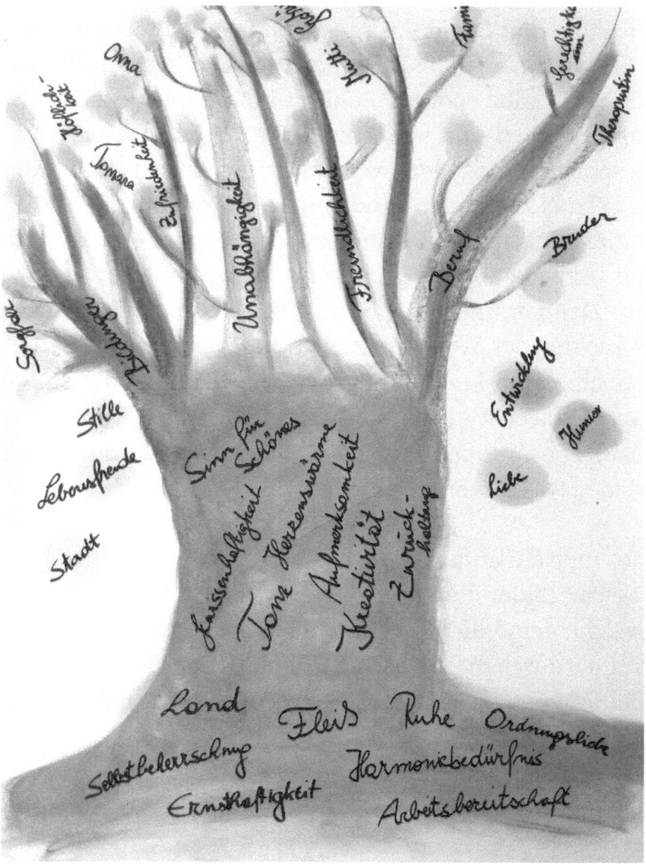


*Abb. 12: Ediths Tree of life*

**Beschreibung der Methode in Anlehnung an**

Denborough, D. (2017): Geschichten des Lebens neu gestalten. Göttingen (Vandenhoeck & Ruprecht), S. 24 ff.

### Weiterführende Literatur

Ncube, N. a. D. Denborough: Tree of life. Verfügbar unter: dulwichcentre.com.au/the-tree-of-life/ [2.3.2026].

## Idee Nr. 33: Erzählen, wiedererzählen und erneut erzählen

### Beschreibung der Methode

Michael White und David Epston haben Folgendes beobachtet: Wenn Kinder Schwierigkeiten überwunden und Lösungen erarbeitet haben, suchen sie sich ganz spontan Zuhörer:innen, welche die positive Entwicklung bezeugen und verstärken (White 2010, S. 167). Wenn wir neue Geschichten erzählen, wenn wir uns alternativen Erzählungen unseres Lebens zuwenden, sind andere Menschen, die uns zuhören, die neugierig nachfragen und die das, was wir erzählt haben, bestätigend bezeugen, wichtig. Voraussetzung dafür ist das zweifache Zuhören (Denborough 2017, S. 70). Bestätigende Zeugen reagieren auf Geschichten der Schwere, des Leidens genauso wie auf die feinen, neuen, noch zarten Erzähllinien. White schlägt ein dreistufiges Vorgehen vor: Zunächst erzählt eine Person aus der Gruppe etwas, das sie belastet. Die Gruppenmitglieder hören aufmerksam zu und geben dann wieder, was ihnen

- am meisten aufgefallen ist (Ausdruck),
- welche Bilder die Erzählung ausgelöst hat (Bilder),
- welche persönliche Geschichte aufgeblitzt ist (Widerhall),
- wie sie durch diese Geschichte berührt worden sind, sodass sich bei ihnen, den Zeug:innen, etwas verändert hat (Bewegtsein).

Dabei unterhalten sich die Zeug:innen – ähnlich wie beim reflektierenden Team – untereinander, ohne Kontakt zur Klient:in aufzunehmen.

Im dritten und letzten Schritt wird die Klient:in – nach dem Schema: Ausdruck, Bilder, Widerhall und Bewegtsein – gefragt, was sie aus dem Wieder-Erzählten herausgehört hat. Was sie aus dem von den anderen Gruppenmitgliedern Wieder-Erzählten macht, ist schließlich die Neuerzählung ihrer eigenen Ausgangserzählung.

**Varianten**

Manchmal ist es für Klient:innen zu herausfordernd, alle drei Schritte zu durchlaufen, dann kann man es auch bei den ersten zwei Phasen belassen.

**Ziel der Methode**

- positive Entwicklungen verfestigen und ausweiten
- neue Erzählungen verdichten

**Generische Prinzipien**

Energetisierungen ermöglichen und Veränderungsmotivation erhöhen

**Dauer**

ca. 30 Minuten

**Kritische Situationen**

Die Gruppe reagiert auf die Erzählung bewertend, kritisch und belehrend. Oder eine Zeug:in beginnt, lange und ausführlich aus ihrem Leben zu erzählen, und vergisst, dass nicht sie die zu Bezeugende ist. → In beiden Fällen unterbrechen, auf die »Regeln« hinweisen und behutsam den Fokus wieder auf die zu bezeugende Person lenken.

**Beispiele**

Karin kam in unsere Gruppe, da sie sehr einsam war. Ihre depressiven Phasen brachten es mit sich, dass sie sich immer stärker zurückzog, soziale Kontakte wurden ihr schnell zu viel, die Lebensfreude anderer begann sie zunehmend mehr zu verunsichern. Rückzug war für sie wie ein Kokon, der ihr Schutz und Sicherheit bot. Allerdings spürte Karin, wie sehr sie sich dadurch der Welt entfremdete und dass der Kokon ihre Depression fütterte. Die Psychiaterin riet ihr zur Gruppe, und sie wagte den mutigen Schritt. Sie blieb auch in der Gruppe lange sehr zurückhaltend, bis sie – es war unser fünfter Gruppentermin von zehn – zu erzählen begann.

1) *Erzählen:* Sie erzählte von ihrer kranken, hilflosen Mutter, vom trinkenden, prügelnden Vater, davon, dass sie mit zehn bereits ihre Mutter pflegen musste, während ihr um acht Jahre älterer Bruder sich aus dem Staub machte und die kleine Schwester zurückließ. Die Nachbarn im Haus ignorierten die Gewaltattacken des Vaters geflissentlich.

2) *Wiedererzählen:* Im Sinne bestätigender Zeug:innen reagierte die Gruppe mit unterschiedlichen Statements: Es sei so ungerecht, dass sie all dem so wehrlos ausgesetzt gewesen sei. Traurig sei es, dass sie keinerlei Unterstützung erhalten habe. Nicht nur, dass sie die Mutter pflegen musste, obwohl sie selbst noch ihrer Fürsorge bedurft hätte, sie sei auch noch dem prügelnden Vater ausgesetzt gewesen. Nirgendwo schien ihr Ruhe, Sicherheit und Schutz geboten worden zu sein. Es sei so gemein, dass sie bis heute die Auswirkungen von damals so deutlich spüre. Über welche Kräfte und Stärken müsse sie doch verfügen, das alles überlebt zu haben. Sie sei ihren Weg gegangen, habe das Dorf, in dem sie geboren wurde, verlassen, habe trotz elterlicher Widerstände studiert und eine erfüllende Arbeit gefunden. Sie habe sich trotz ihres schweren Schicksals ihre Sensibilität, ihre Feinsinnigkeit, die immer wieder in ihren Feedbacks an die Gruppenteilnehmer:innen zutage trete, nicht nehmen lassen. Mit der Tatsache, dass sie den Schwierigkeiten ihrer Lebensgeschichte getrotzt habe, mache sie den anderen Mut, sie sei ein leuchtendes Beispiel trotz düsterer Geschichte.
3) *Erneutes Erzählen:* Karin geht in Resonanz mit dem Gehörten. Sie fühle sich von der Gruppe gesehen, und es freue sie sehr, dass die anderen im Raum sie als stark einschätzten. Das gebe ihr Kraft. Die Tatsache, dass sie mit ihrer Geschichte anderen Mut mache, freue sie ganz besonders. Bisher dachte sie immer, sie sei für andere eine Zumutung, deshalb habe sie sich auch in der Gruppe so lange zurückgehalten.

**Beschreibung der Methode in Anlehnung an**

Denborough, D. (2017): Geschichten des Lebens neu gestalten. Göttingen (Vandenhoeck & Ruprecht), S. 69 ff.

**Weiterführende Literatur**

Myerhoff, B. (1982): Life history among the elderly: Performance, visibility and remembering. In: J. Ruby (ed.): A crack in the mirror: Reflexive perspective in anthropology. Philadelphia (University of Pennsylvania Press), pp. 99–117.

Myerhoff, B. (1986): Life not death in Venice: It's second life. In: V. Turner a. E. Bruner (eds.): The anthropology of experience. Chicago (University of Illinois Press), pp. 261–286.

## Idee Nr. 34: Saying-Hello-again-Metapher

**Beschreibung der Methode**

Nicht immer haben wir die Möglichkeit, auf reale Menschen, auf anwesende Zeug:innen zurückgreifen zu können. Trotzdem müssen wir nicht darauf verzichten, uns mit Menschen, die uns wohlgesonnen waren, die unser Wachsen gefördert haben, uns in Krisen beigestanden haben, zu umgeben. Wir müssen nicht auf die Qualitäten verzichten, die sie in unser Leben gebracht haben, und auch nicht auf die Qualitäten, die sie in uns erkannt und gestärkt haben. Dieser Prozess des Wiedererinnerns und des Wiedereingliederns verlorener Beziehungen in unser Leben hält verstorbene oder ferne Menschen in uns aktiv und lebendig. Er beginnt mit dem Betrachten und Erleben von Episoden aus der Vergangenheit, in denen sie eine wesentliche Rolle gespielt haben (White 2005). In Dyaden erzählen sich die Gruppenteilnehmer:innen von dieser wichtigen Person. Folgende Fragen unterstützen dabei die Erzähler:in:

- »Wie war deine erste Begegnung mit XY?«
- »Wie war es, mit XY zusammen zu sein?«
- »Was ist deine lebendigste Erinnerung an XY?«
- »Wann hast du erkannt, dass XY für dich wertvoll ist?«
- »Was hat XY in dir erkannt?«
- »Was würde XY mir über dich erzählen?«
- »Welchen Unterschied macht es, wenn du XY in deinem Herzen lebendig hältst?«
- ....

Es geht nicht nur um Erinnerung, Verstorbene unterstützen uns auch in der Gegenwart oder in der Zukunft. Folgende Fragen bieten sich beispielsweise an:

- »Wie kann dir XY in schwierigen Situationen beistehen?«
- »Was würde XY dir raten?«
- »Welche deiner Qualitäten würde XY in dir wachrufen?«
- ...

Anschließend tauschen die Gruppenmitglieder ihre Erfahrungen im Plenum aus.

### Varianten

Statt zu erzählen, fertigen die Teilnehmer:innen eine Collage der geliebten, verlorenen Person an. Der Fokus liegt dabei auf den Fähigkeiten und Stärken, welche die verstorbene Person in der Teilnehmer:in gesehen, gewürdigt und anerkannt hat. Nach dem Gestaltungsprozess präsentieren die Gruppenmitglieder einander ihre Arbeiten. Das neugierige Nachfragen der Zuhörer:innen intensiviert den Prozess des Wiedererinnerns ein weiteres Mal.

### Ziel der Methode

- positive Entwicklungen verfestigen und ausweiten
- neue Erzählungen verdichten

### Generische Prinzipien

Energetisierungen ermöglichen und Veränderungsmotivation erhöhen

### Erforderliches Material

wenn Collagen angefertigt werden: viele Zeitschriften, Klebstoff und Scheren

### Dauer

ca. 30 Minuten für die Arbeit in der Dyade, 30 Minuten für die Reflexion im Plenum

### Kritische Situationen

Eine Teilnehmer:in kann keine verstorbene Person nennen, von der sie geschätzt wurde. → Es empfiehlt sich anzuregen, nicht nur an das Familiensystem zu denken, sondern den Personenkreis auszuweiten. Oft sind Lehrer:innen oder Sporttrainer:innen, manchmal auch Nachbar:innen wichtige Ressourcepersonen.

### Beschreibung der Methode in Anlehnung an

White, M. (2005): Das Wiedereingliedern der verlorenen Beziehung bei erfolgreicher Trauerarbeit. *systhema* (18) 1: 5–15.

### Weiterführende Literatur

Denborough, D. (2017): Geschichten des Lebens neu gestalten. Göttingen (Vandenhoeck & Ruprecht), S. 175 ff.

## Idee Nr. 35: Mein Leben als Klub

**Beschreibung der Methode**

Die Idee des Re-Membering beschränkt sich aber nicht nur auf Verstorbene. Der »Lebensklub« oder »Die Mannschaft« oder »Mein Team« erweitert das Wiedererinnern um lebende Personen. Mit diesen Metaphern fordern wir Gruppenteilnehmer:innen auf, jenen Menschen Gewicht zu verleihen, die ihnen wohlgesonnenen sind, sie fördern und stärken. Jene, die sie schwächen, die ihnen Schaden zugefügt haben, dürfen »degradiert« werden (siehe Abb. 13: Onkel Bruno und Herr Dr. S. wurden aus dem Chor der guten Stimmen verbannt).

Folgende Fragen leiten dabei zunächst die Einzelarbeit:

- »Aus welchen Mitgliedern besteht Ihr Klub?«
- »Wer aus der Vergangenheit gehört dazu?«
- »Wer war/ist wichtig für das Florieren des Klubs?«
- »Welche Menschen aus Ihren aktuellen Lebensbezügen gehören dazu?«
- »Wer aus der Vergangenheit?«
- »Wer bringt welche Themen ein?«
- »Wer sollte künftig eine weniger wichtige/bedeutsame Rolle spielen?«
- »Wie besetzen Sie den Vorstand, wie die Ethikkommission?«
- »Welche Menschen sollten aufgewertet/befördert/geehrt werden?«
- »Gibt es Ehrenmitglieder? Ruhende Mitglieder?«
- »Sollte wer reaktiviert werden?«
- »Steht ein Ausschluss bevor?«
- »Welchen Klubmitgliedern erlauben Sie, bei Fragen Ihrer Identität mitzureden?«
- »Wen nehmen Sie an Ihre Arbeitsstelle mit?«
- »Welche Klubmitglieder wohnen bei Ihnen zu Hause?« (Denborough 2017)

Die Antworten auf diese oder ähnliche Fragen halten die Gruppenteilnehmer:innen auf einem Flipchart grafisch strukturiert fest. Mit Stichworten ergänzen sie ihre Grafik.

Erweitert werden kann diese Arbeit durch das Entwickeln von Statuten, Ehrungen, durch den Entwurf eines Clublogos und Ähnliches.

Die Ergebnisse dieses Re-Membering-Prozesses der einzelnen Gruppenteilnehmer:innen werden nach der meist intensiven Einzelarbeit im Raum aufgehängt, dann gehen wir gemeinsam durch die »Ausstellung«. Die Gruppenteilnehmer:innen werden vor ihrem Flipchart zu »Kunstvermittler:innen«, sie erzählen vom Prozess, von wichtigen Erkenntnissen und beantworten die neugierigen Fragen der »Besucher:innen«, die wiederum ihre Eindrücke formulieren.

**Varianten**

- Manchen ist die Idee eines Klubs fremd. Da lohnt es sich, nach Alternativen, die für sie näher liegen, zu fragen. Manchmal ist ein Fußballteam mit Stürmer:innen, Mittelfeldspieler:innen, Verteidiger:innen, Tormann/-frau und Schiedsrichter:innen besser, manchmal ein Chor mit Bass- und Altstimmen, mit Tenören und Sopranistinnen, einer Dirigent:in und mit Solist:innen. Auch andere Metaphern wie Orchester oder Organisation sind für diese Methode denkbar.
- Dieser intensive Prozess des Erzählens kann durch die schriftliche Resonanz der Zuhörer:in – drei oder vier Sätze – intensiviert und nachhaltig verankert werden. Den Resonanztext lesen die Zuhörer:innen erst im Plenum vor, dort gehören stärkende Erzählungen hin.

**Ziel der Methode**

- sich stärkender Stimmen bewusst werden
- stärkende Stimmen in die Gegenwart und in den Alltag integrieren

**Generische Prinzipien**

Energetisierungen ermöglichen und Veränderungsmotivation erhöhen

**Erforderliches Material**

Flipchart-Papier und Stifte

**Dauer**

20 Minuten Visualisierung des Clubs, des Chors etc., 30 Minuten Austausch im Plenum

**Kritische Situationen**

Eine Teilnehmer:in findet keine positiven Stimmen. → Den Blick weiten, nicht nur an Familie und Verwandtschaft denken, sondern auch an Lehrer:innen, Nachbar:innen, Freund:innen. Haustiere, aber auch wichtige Bücher oder Musik können Teil des Klubs sein.

**Beispiele**

KERSTIN, talentierte Sängerin, entwirft statt eines Klubs ihren »Chor der guten Stimmen«, zu dem Familienmitglieder, Freund:innen und Arbeitskolleg:innen gehören. Zwei Personen werden aus dem Chor aufgrund »mangelnder Stimmbildung« ausgeschlossen: ihr Vorgesetzter im Büro, der willkürlich Gunst und Ungunst verteilt, und Onkel Bruno, der Bruder ihres Vaters, der sich ihr als Pubertierende gegenüber stets sexistisch geäußert hat.

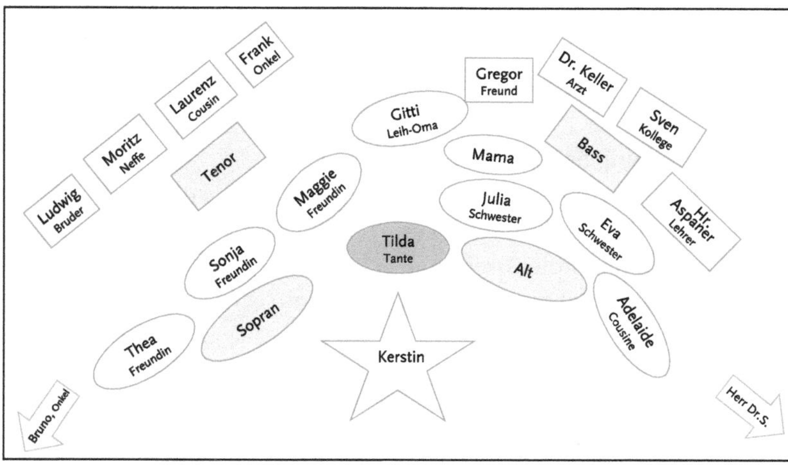


*Abb. 13: Kerstins Chor der guten Stimmen*

Kerstin besetzt ihren Chor unter anderem mit einer Solistin. Sie wird durch ihre Tante Tilda, die jüngere Schwester ihrer Mutter, verkörpert. Im Gegensatz zur harten, strengen Mutter ist die Tante sehr wohlwollend, herzlich und gewährend. Sie spielt im Leben von Kerstin eine ganz wesentliche Rolle und immer, wenn Kerstin sehr streng zu sich ist, sich zu viel abverlangt, hört sie die warnende Stimme der Solistin. Als Kerstin in der Gruppe von ihrem »Chor der guten Stimmen« erzählt, reagiert eine Teilnehmer:in auf das Gehörte mit folgendem Text:

»Liebevoll der Blick deiner Tante.
Lebenslust und Wohlwollen strahlen aus ihren Augen.
Wunderbar, wie sie dich immer ermutigt,
Sie glaubt an dich, wir glauben an dich,
glaub du auch an dich.«

**Beschreibung der Methode in Anlehnung an**

Denborough, D. (2017): Geschichten des Lebens neu gestalten. Göttingen (Vandenhoeck & Ruprecht), S. 84.

**Weiterführende Literatur**

White, M. (2010): Landkarten der narrativen Therapie. Heidelberg (Carl-Auer), S. 127 ff.

## Idee Nr. 36: Ressourcensonne

**Beschreibung der Methode**

Jedes Gruppenmitglied schreibt seinen Namen auf einen gelben oder orangen Kreis. Seine Stärken, Talente und Fähigkeiten werden jeweils auf einen Papierstreifen geschrieben, sie bilden die Strahlen der Sonne. Die Arbeit kann durch ressourcenorientierte Fragen erfolgen wie:

- »Was können Sie gut?«
- »Welche Stärken würden Menschen, die Ihnen wohlgesonnen sind, nennen?«
- »Worauf sind Sie stolz?«
- »Was haben Sie sich im Laufe Ihres Lebens alles angeeignet?«
- …

Die Ressourcensonne wird auf ein Flipchart-Papier geklebt und aufgehängt und dann – je nach Gruppengröße – entweder in einer Dyade oder im Plenum vorgestellt. Die Zuhörer:innen formulieren einen Satz dazu, den sie dann – nach der Präsentation der Quintessenz im Plenum – vorlesen und überreichen. Andere Gruppenmitglieder betrachten die jeweils besprochene Ressourcensonne, es liegen weitere Papierstreifen bereit, damit weitere Ressourcen, die sie beim Gruppenmitglied beobachten, ergänzt werden können.

Nach der Präsentation aller Ressourcensonnen können wir abschließend noch fragen:

- »Stellen Sie sich vor, Sie nutzen all diese Ressourcen, die hier in Ihrer Sonne leuchten, für Ihr Anliegen. Was wäre dann möglich?«
- »Woran würden Sie erkennen, dass Sie die Ressourcen gut nutzen?«

**Varianten**

- *Ressourcenbaum:* In die Blätter und Früchte eines Baumes werden die Fähigkeiten geschrieben.
- *Ressourcenstern:* Fähigkeiten und Fertigkeiten werden in den Zacken eines oder mehrerer Sterne festgehalten.
- *Ressourcenblume:* Jedes Blütenblatt steht für eine Ressource.
- Die *Ressourcensonne* lässt sich auch als Gruppenübung durchführen. Alle gemeinsam gestalten eine Sonne und benennen so die Stärken und Fähigkeiten, die in der Gruppe vorhanden sind.

**Ziel der Methode**

Ressourcen aktivieren und bewusster machen

**Generische Prinzipien**

Energetisierungen ermöglichen und Veränderungsmotivation erhöhen

**Erforderliches Material**

gelbe oder orange Kreise aus etwas dickerem Papier, gelbe oder orange Papierstreifen, Stifte, Flipchart-Papier und Klebstoff

**Dauer**

ca. 15 Minuten für die Einzelarbeit, 15 Minuten für das Verfassen eines Einzeilers und für Präsentation in der Dyade oder im Plenum

**Kritische Situationen**

Eine Klient:in kann keine Ressourcen nennen. → Es empfiehlt sich, den Begriff Ressource noch mal zu erklären: Es geht nicht um großartige Fähigkeiten, sondern um Eigenschaften oder Fertigkeiten, die uns schon ganz »normal« erscheinen. Radfahren oder schwimmen sind Fertigkeiten, genauso wie gut zuhören können oder gut auf sich achten. Es kann auch sinnvoll sein, Ressourcen zu differenzieren, z. B. zwischen inneren Ressourcen (Fähigkeiten und Fertigkeiten der Person) und äußeren Ressourcen (außerhalb der Person liegende Quellen).

**Beschreibung der Methode in Anlehnung an**

Schatzl, T. (2020): »Schau mal, was ich alles kann!« Ressourcenorientiertes Arbeiten in der Pädagogik. In: M. Schieche u. S. Schreiber (Hrsg.): Ins Tun kommen – Prozess- und ressourcenorientierte Tools der Systemischen Therapie. Das Lehrbuch für die Praxis. Stuttgart (Klett-Cotta), S. 312–331.

## Idee Nr. 37: Ressourcenimplantat

**Beschreibung der Methode**

Im Gegensatz zur Ressourcensonne, bei der die Visualisierung von Kompetenzen im Vordergrund steht, handelt es sich beim Ressourcenimplantat um eine Imaginationsübung. Die Klient:innen stellen sich vor, sie könnten auf einen Chip alle Ressourcen laden, die sie für die Lösung eines Problems brauchen können. Dieser Chip wird an einer bestimmten Stelle im Körper implantiert, und durch das Berühren dieser Körperstelle werden die Ressourcen aktiviert. Anschließend an die Tranceübung entwerfen die Gruppenmitglieder eine Skizze, die zeigt, wo sich ihr Ressourcenimplantat befindet. Die Skizzen werden im Plenum vorgestellt.

**Ziel der Methode**

- Ressourcen jederzeit abrufen können
- Ressourcen in/an einem Körperteil verankern

**Generische Prinzipien**

Energetisierungen ermöglichen und Veränderungsmotivation erhöhen

**Erforderliches Material**

ein ruhiger Raum, möglichst ohne Störungen von außen

**Dauer**

15 Minuten für die Trance, 10 Minuten für das Gestalten der Skizze, 15 Minuten für die Präsentation im Plenum

**Kritische Situationen**

Klient:innen, die sich mit Imaginationsübungen schwertun, können alternativ zur Imagination eine Ressourcensonne oder einen Ressourcenstern zeichnen.

**Beispiele**

Diese Übung könnte von der Gruppentherapeut:in folgendermaßen angeleitet werden:

> »Wir sind der festen Überzeugung, dass alle Menschen die für sie erforderlichen Ressourcen, um ein Problem zu lösen, in sich tragen. Oft sind sie aber nicht abrufbar, oft fehlt uns der Zugang dazu. Diese Übung soll Sie dazu befähigen, auf Ihre Ressourcen immer dann, wenn Sie sie brauchen, zugreifen zu können. Wenn Sie mögen, schließen Sie die Augen oder Sie lassen Ihren Blick einige Meter vor Ihnen auf dem Boden ruhen. Das Problem, das Sie derzeit beschäftigt, ist nicht das erste. Sie haben bereits viele größere oder kleinere Probleme in Ihrem Leben lösen können, Sie haben größere oder kleinere Krisen in Ihrem Leben gemeistert. Wenn Sie sich zurückerinnern: Was hat Ihnen bisher geholfen? Ausdauer? Geduld? Ablenkung? Durchhaltevermögen? Hoffnung? Gespräche mit anderen? Oder ganz was anderes? Was könnten Sie für die Lösung Ihres derzeitigen Problems brauchen? Mut? Vertrauen? Zuversicht? Oder etwas ganz anderes? ... (Pause) ... Stellen Sie sich nun einen Chip vor, dieses kleine elektronische Bauelement, ein dünnes Plättchen, das Unmengen von Informationen speichern kann. Auf diesen Chip speichern Sie alle Ihre Fähigkeiten, die Ihnen beim Lösen Ihres derzeitigen Problems behilflich sein könnten. Auf diesem kleinen Chip sind alle Informationen gespeichert, die Sie brauchen. Und nun suchen Sie eine Stelle an Ihrem Körper, an der dieser Chip implantiert werden kann. Für manche ist es die Handinnenfläche, für andere der Oberarm, für wieder andere der Nacken. Stellen Sie sich vor, das Implantat sitzt perfekt, und immer dann, wenn Sie die Stelle künftig berühren, spüren Sie die Fähigkeiten, die dort gespeichert sind und die Sie für die Lösung Ihres Problems brauchen.«

**Beschreibung der Methode in Anlehnung an**

Hanswille, R. (2011): Ressourcenorientierte systemische Traumatherapie. In: A. Lenz (Hrsg.): Empowerment. Handbuch für die ressourcenorientierte Praxis. Tübingen (dgvt), S. 357.

## Idee Nr. 38: Ressourcen-Activity

**Beschreibung der Methode**

Kennen Sie das Gesellschaftsspiel »Activity« oder das Pantomimespiel »Scharade«? An dies erinnert mich diese Methode immer wieder. Wir bitten die Gruppenteilnehmer:innen, sich auf frühere Krisen zu besinnen. Was war damals hilfreich, diese Krisen auszuhalten, sie zu bewältigen? Jede Ressource wird auf eine Moderationskarte geschrieben und verkehrt herum vor den Teilnehmer:innen auf den Boden gelegt. Nach ca. 15 Minuten deckt ein Gruppenmitglied eine Karte im Raum auf, und die Ressource, die auf der Karte steht, wird von allen pantomimisch dargestellt. Steht beispielsweise auf der Karte »loslassen«, stellen die Gruppenmitglieder ohne Worte dar, wie sich diese Ressource für sie ausdrückt. Die Person, deren Karte aufgedeckt wurde, beobachtet zunächst die Bewegungen der anderen und übernimmt dann jene, die für sie am passendsten ist.

Wenn alle Moderationskarten aufgedeckt sind, wird im Plenum reflektiert, welche Bewegung »geblieben« ist, wie sie sich anfühlt und welche »alten« Ressourcen für das jetzige Thema wichtig sind.

Diese Übung bringt viel Bewegung und Leichtigkeit in den Raum.

**Ziel der Methode**

- sich seiner Ressourcen bewusst werden
- Selbstwirksamkeit stärken
- frühere Ressourcen aktivieren
- sich bereits Bewältigtes vergegenwärtigen
- Hoffnung schöpfen

**Generische Prinzipien**

Energetisierungen ermöglichen und Veränderungsmotivation erhöhen

**Erforderliches Material**

Moderationskarten und Stifte

**Dauer**

15 Minuten für das Sammeln der Ressourcen, ca. 20 Minuten für die Pantomime und die Reflexion

**Kritische Situationen**

Eine Teilnehmer:in will nicht »spielen«, es ist ihr unangenehm, sich vor der Gruppe zum »Clown zu machen«. → Akzeptieren.

**Beschreibung der Methode in Anlehnung an**

Balikçi-Schmidt, A. (2022): Intervention 72: Ressourcen in der Krise. In: R. B. Hanswille (Hrsg.): Systemische Therapie mit Kindern, Jugendlichen und ihren Familien. 88 Interventionen für die Praxis. Heidelberg (Carl-Auer), S. 346–347.

## Idee Nr. 39: Parts Party

**Beschreibung der Methode**

Diese Urform der systemisch orientierten Teilearbeit, konzipiert von Virginia Satir, stammt aus der Pionierzeit der Systemischen Therapie. Sie basiert auf der Idee, dass innere Wirklichkeit kein homogenes, in sich stimmiges und monolithisches Ganzes ist, sondern dass sie multidimensional, multimodal ist. Wir bestehen aus einer Vielzahl psychisch unterschiedlicher Seiten, wir sind polypsychisch: »Wir sind multiple Persönlichkeiten im positiven Sinne« (Schmidt 2003).

Teile entstehen durch Differenzierung in der Kindheit, durch Verinnerlichung von Normen, Geboten und Haltungen wichtiger Bezugspersonen und durch Traumatisierung. Jeder Anteil will gehört und gesehen werden. Häufig sind Anteile nicht in Übereinstimmung und blockieren einander gegenseitig.

Die Teilearbeit ist kein ausschließlich systemisches Konzept. Viele therapeutische Schulen arbeiten mit Teilen der Persönlichkeit, beispielsweise die Analytische Psychologie, die Gestalttherapie oder das Psychodrama. Mit der Ego-State-Therapie – ein psychoanalytisches, hypnoanalytisches Verfahren – haben John und Helen Watkins

(Watkins u. Watkins 2003) eine Therapierichtung entwickelt, deren Schwerpunkt die Arbeit mit unterschiedlichen Ich-Zuständen ist.

Folgende Grundannahmen einen die unterschiedlichen Varianten der Teilearbeit: Alle Teile in unserer Psyche sind funktional abgrenzbar, und da sie elementare Bestandteile unseres Selbst sind, können sie nicht unterdrückt werden. Sie streben nach Selbstausdruck und Verwirklichung. Blockieren sich solche Teile gegenseitig, so ist es das Ziel der Parts Party, ihre Beziehung untereinander in eine wechselseitige Kooperation zu transformieren.

Für die Arbeit mit Gruppen eignet sich Virginia Satirs Parts Party besonders. Dieses szenische Verfahren ist ein komplexes »Integrations-Rollenspiel«, das Virginia Satir bereits in den 1950er-Jahren entwickelt hat. Eine Person aus der Gruppe, die zur »Gastgeber:in« wird, lädt andere Gruppenmitglieder ein, einige ihrer Anteile, jeweils positive oder negative Eigenschaften, zu verkörpern. Durch dieses vielschichtige »Spiel« macht sich die Gastgeber:in mit ihren Problemen und Potenzialen sichtbar. Die gegenseitige Beeinflussung der Gäste in Form von Konflikten oder Kooperation wird deutlich, es zeigt sich, wie Persönlichkeitsanteile der Gastgeber:in zueinander stehen, was sie brauchen, um sich weiterentwickeln zu können und zu einem Ganzen zu werden.

Die Parts Party läuft in fünf Schritten ab:

1) Die Gruppentherapeut:in fungiert als Begleiter:in. Sie bereitet sich mit der Gastgeber:in, einer Gruppenteilnehmer:in, deren Teile transformiert und integriert werden sollen, vor. Die Gastgeber:in wählt ca. sechs Teile aus und sucht für jeden Teil einen passenden Namen. Es sollen keine Personen aus dem nahen Umfeld sein, optimalerweise welche von öffentlichen oder allgemein bekannten Personen, z. B. Humboldt für die Neugierde, Cleopatra für den willensstarken Teil, Pippi Langstrumpf für den anarchischen Anteil. Es können auch Namen von Sportler:innen, Schauspieler:innen, Wissenschaftler:innen, Politiker:innen, Fabelwesen oder Figuren aus Romanen, Filmen oder dem Theater sein.
   Dann erstellt die Gastgeber:in für jede Figur ein Mini-Skript: Für jede Rolle wählt sie einen typischen Satz, eine typische Geste oder Bewegung und ein Symbol. Anschließend sucht die Gastgeber:in für jeden Teil eine Rollenspieler:in aus der Gruppe aus. Diese finden sich in die Rolle ein, sie »verkleiden« sich,

suchen ihr entsprechendes Symbol und lernen ihr »Skript«. So weit der erste Teil – die Vorbereitungsarbeit für die Parts Party.

2) Die Gastgeber:in eröffnet die Party und fordert die Teile auf, sich ihrem Skript entsprechend mit dem typischen Satz, der Geste, der Bewegung und mit dem Symbol vorzustellen. Die einzelnen Teile treten der Reihe nach auf und beginnen, miteinander zu interagieren. Nach ca. 5 Minuten friert die Begleiter:in die Szene ein und befragt die einzelnen Gäste:

   »Sind Sie mit den anderen Gästen in Kontakt gekommen?«

   Wenn dies nicht möglich war:

   »Was hätten Sie gebraucht, um besser miteinander kommunizieren zu können?«

   Die Gastgeber:in hört zu, verifiziert oder falsifiziert das Erleben der Teile.

3) Dann geht die Party weiter, die Teile versuchen, erstmals oder noch besser mit den anderen Teilen in Kontakt zu kommen. Nach ein paar Minuten stoppt die Begleiter:in erneut, befragt die Teile nach ihren Erfahrungen, die Gastgeber:in bestätigt oder widerspricht ein weiteres Mal.
4) Nun erteilt die Begleiter:in folgende Aufgabe: Die einzelnen Teile sollen versuchen, die Party zu dominieren, sie nach ihren eigenen Vorstellungen zu gestalten. Dadurch entsteht folgerichtig ein Konflikt. Nach ca. 5 Minuten unterbricht die Begleiter:in wieder die Szene, befragt die einzelnen Teile nach ihren Möglichkeiten zu dominieren oder fragt, was sie brauchen würden, um dominieren zu können. Die Gastgeber:in verifiziert oder falsifiziert erneut.
5) Anschließend transformieren die Teile – entsprechend der Vorgabe der Begleiter:in – den Konflikt. Sie beginnen zu kooperieren, zu harmonisieren und einander zu akzeptieren. Die Gastgeber:in kommentiert abschließend den Prozess.

Die Parts Party endet mit einem Integrationsritual, in dem jeder Teil seine Fähigkeiten und seinen Nutzen für das gesamte System unterstreicht und die Gastgeber:in bittet, ihn zu akzeptieren.

Ziel der Parts Party ist das Bewusstmachen der einzelnen Persönlichkeitsteile (z. B. die Schüchterne, der Kreative, der Ungeduldige, die Zielstrebige), besser mit den verschiedenen Teilen und Verhaltenstendenzen umgehen zu können und sie in Ressourcen für Ganzheit und Kongruenz umwandeln zu können. Klient:innen werden mit ihren inneren Anteilen vertraut und können auch unerwünschte Anteile für sich sinnvoll nutzen. Sie erkennen, dass auch die ungeliebten Teile ihre Sinnhaftigkeit haben. Die Parts Party unterstützt uns darin, uns so zu akzeptieren und anzunehmen, wie wir sind, und zu reflektieren, dass ein Teil von uns nicht für die gesamte Person steht, sondern lediglich eine Seite von uns repräsentiert. Optimalerweise finden wir einen besseren Umgang mit unseren ungeliebten Teilen und unserem Verhalten und können die ungeliebten Teile in Ressourcen umwandeln. Wenn es gelingt, die inneren Anteile zur Kooperation zu bewegen, müssen sie sich nicht mehr gegenseitig blockieren: Aus Kampf wird Kooperation.

**Ziel der Methode**

- unterschiedliche Persönlichkeitsanteile besser kennenlernen
- vernachlässigte Persönlichkeitsanteile integrieren

**Generische Prinzipien**

Energetisierungen ermöglichen und Veränderungsmotivation erhöhen

**Erforderliches Material**

Flipchart, Tücher, Jacken, Sektgläser, Partyutensilien

**Dauer**

je nach Intensität und Größe der Gruppe 60 bis 90 Minuten

**Kritische Situationen**

Besondere Vorsicht ist geboten bei emotional instabilen Klient:innen, Vorsicht bei traumatisierten Menschen, die sich mit der Fragmentierung ihrer Persönlichkeit ohnehin schon schwertun.

**Beschreibung der Methode in Anlehnung an**

Satir, V. et al. (2011): Das Satir-Modell. Familientherapie und ihre Erweiterung. Paderborn (Junfermann), S. 195–226.

**Weiterführende Literatur**

Sparrer, I. u. M. Varga von Kibéd (2014): SySt und die Parts Party nach Satir. [4 DVDs]. Aachen (FerrariMedia).

## Idee Nr. 40: Interview mit dem internalisierten Anderen

**Beschreibung der Methode**

Das Interview mit dem internalisierten Anderen ist eine Methode, die David Epston gemeinsam mit seinem kanadischen Kollegen Karl Tomm Anfang der 1990er-Jahre entwickelt hat (Akdeniz 2021). Dabei wird die Klient:in zu einer für sie wichtigen Person befragt, sie antwortet aus deren Position. Nehmen wir an, eine Gruppenteilnehmer:in erzählt von ihrer Großmutter, zu der eine enge, sehr liebevolle Beziehung bestand. Die Gruppenteilnehmer:innen befragen die internalisierte Großmutter nach der Teilnehmer:in, nach deren Erfahrungen und Fähigkeiten, nach deren Lösungskompetenzen. Dabei sprechen sie die Großmutter direkt an, die Teilnehmer:in antwortet aus der Perspektive der Großmutter.

**Varianten**

Bei Paaren kann man nach dem internalisierten Partner fragen.

**Ziel der Methode**

- den Blickwinkel weiten und neue Perspektiven eröffnen
- die Empathie fördern und die Selbsterzählung bereichern
- nicht anwesende oder auch verstorbene Personen in die Therapie integrieren

**Generische Prinzipien**

Energetisierungen ermöglichen und Veränderungsmotivation erhöhen

**Dauer**

ca. 20 bis 25 Minuten

**Kritische Situationen**

- Die Klient:in kann sich nicht in die Person hineinversetzen. → Wenn wir behutsam in das Interview einführen, die Teilnehmer:in gut darauf vorbereiten, indem wir ihr erklären, es handle sich vielleicht um etwas Ungewöhnliches, das aber meist sehr nützlich sei, erhöht dies die Wahrscheinlichkeit, dass sie mitgehen kann. Wenn wir uns eingangs die internalisierte Person genau beschreiben lassen, wenn wir deren Sprachgebräuchlichkeiten und Eigentümlichkeiten erfahren, kann sich die Teilnehmer:in besser einfühlen. Wir bitten – bevor wir mit dem Interview beginnen – die internalisierte Person um Erlaubnis, sie interviewen zu dürfen. Wir sprechen immer wieder die internalisierte Person mit ihrem Namen an, auch dies erhöht die Wahrscheinlichkeit, dass die Klient:in das Interview mit dem internalisierten Anderen als Gewinn erlebt.

- Manchmal passiert es, dass die Klient:innen »aus der Rolle fallen«, d. h., sie sprechen dann nicht als die befragte Großmutter, sondern formulieren: »Also, meine Großmutter Toni würde jetzt sagen, dass ich …« → In diesem Fall ist es die »Aufgabe« der Therapeut:in, den Satz zu wiederholen und ihn umzuformulieren: »Also, Sie, Frau Toni, sehen in Ihrer Enkelin folgende Fähigkeiten …«

**Beispiele**

Vera stammt aus einem kleinen niederösterreichischen Dorf. Die 40-jährige Frau hat sich aus schwierigen Familienverhältnissen befreit, sie ging nach Wien, um zu studieren, und arbeitet heute als Bibliothekarin. Immer wieder holt sie die Vergangenheit ein, der depressive Vater, die krebskranke Mutter, was der damals 12-Jährigen viel Verantwortung aufbürdete: Nicht nur den Haushalt musste sie übernehmen, sondern auch den jüngeren Bruder nahm sie in ihre Obhut. Die Momente, in denen die Familiengeschichte von ihr Besitz ergreift, leiten meist eine längere, schwermütige Episode ein. An Arbeit ist dann nicht zu denken, sie verlässt kaum mehr das Bett, vernachlässigt die Körperpflege und die Ernährung. Obwohl sie sich von allen zurückzieht und für niemanden mehr erreichbar ist, kommt sie verlässlich in die Gruppentherapie. Dort erzählt sie von ihrer schweren Zeit und von ihrer Hoffnungslosigkeit. Sie sei lebensmüde, habe keine Kraft mehr, gegen ihre Schwere anzukämpfen. Die Geister der Vergangenheit seien einfach mächtiger und stärker als sie. Ihr zuhörend fällt mir eine ihrer früheren Erzählungen ein. Sie hatte eine sehr intensive Beziehung zu ihrer Großmutter mütterlicherseits. Diese hat ihr nicht nur die Zeit ihres Studiums durch finanzielle Zuwendungen etwas erleichtert, sie war es auch, die ihre Enkelin in vielem, was die Eltern kritisierten, bestärkte: ihre Liebe zu Büchern, ihr Wunsch nach Unabhängigkeit, ihre Sehnsucht nach Bildung.

> »Die Oma sah meine starken, mutigen Seiten, sie hat sie gesehen und es geschätzt, dass ich trotz widriger Umstände meinen Weg gehe«, erzählte sie damals.

In diese hoffnungslose Stimmung hinein frage ich Vera, ob sie bereit wäre, sich auf ein Experiment einzulassen, ein Experiment, das vielleicht etwas Zuversicht erlaubt. Sie stimmt zu, und ich lade sie ein, ihre verstorbene Großmutter der Gruppe vorzustellen. Vor unserem geistigen Auge entsteht das Bild einer sanften, weisen Frau, die nicht nur große Klarheit und eine hohe moralische Haltung zeigte, sondern ihrer Enkelin unendlich viel Liebe und Wertschätzung entgegenbrachte. Ich bitte Vera, sich in die Großmutter hineinzuversetzen, ich werde sie nach ihrer Enkelin befragen, sie solle als Großmutter antworten.

CU (Carmen Unterholzer) Frau Treiber, herzlichen Dank, dass Sie sich zu diesem Interview bereit erklären. Ihre Enkelin Vera hat uns bereits einiges über Sie erzählt. Wir wissen, dass Sie eine gute Beziehung zu Vera hatten, dass Sie eine ganz wichtige Stütze für sie waren. Darf ich Sie zu Ihren Erfahrungen mit Vera befragen?

VP (Vera Peer antwortet als Frau Treiber, ihre Großmutter) Bitte, stellen Sie Ihre Fragen.

CU Was war es, was Sie an Ihrer Enkelin so sehr geschätzt haben?

VP Sie ist mir in vielem so ähnlich. Schon als kleines Mädchen hatte sie einen ausgeprägten Sinn für Gerechtigkeit. In der Schule hatte sie stets ein Auge auf die Schwächeren.

CU Was fällt Ihnen noch ein, wenn Sie an Ihre Enkelin denken?

VP Sie hat sehr bald als Jugendliche eine erstaunliche Autonomie entwickelt. Obwohl ihre Eltern sehr angepasst waren und stets die Meinung anderer wichtig nahmen, war dies für Vera zweitrangig. Die Einstellung der Nachbarn oder von Verwandten hat sie nie davon abgehalten, sich für das einzusetzen, was sie für richtig hielt.

CU Sie schätzten also ihren Gerechtigkeitssinn, ihre unangepasste Art. Gibt es noch etwas anderes, was Ihnen zu Ihrer Enkelin einfällt?

VP Sie hat leider auch meine Dünnhäutigkeit geerbt. Das macht für sie das Leben nicht leichter.

CU Bedeutet dies, dass Sie ähnlich schwierige Phasen kennen, wie Vera sie kennt?

VP Und ob!

CU Was hat Sie in schwierigen Zeiten gestützt?

VP Die Natur, der Wald waren für mich immer wichtig und das Wissen oder die Erfahrung, dass jede schwere Stunde auch wieder vorbeigeht. Und ab der Geburt meiner Enkelin die Liebe zu ihr.

CU Vera hat uns auch erzählt, dass ihr Spaziergänge helfen. Zurzeit ist Vera sehr hoffnungslos. Frau Treiber, welche Kräfte sehen Sie in Ihrer Enkelin, die sie jetzt in dieser Krise unterstützen könnten?

VP Sie hat einen langen Atem. Was sie schon alles ausgehalten hat, das passt auf keine Kuhhaut. Sie hat ein bewundernswertes Durchhaltevermögen. Ich erinnere mich an Romeo, unseren alten Hund. Obwohl wir ihn alle schon aufgegeben hatten, hat Vera ihn über längere Zeit geduldig gepflegt, bis er eines Tages tatsächlich wieder die ersten Bissen aus Veras Hand fraß. Diese Engelsgeduld hilft ihr jetzt sicherlich.

CU Haben Sie noch eine Idee, welche von Veras Fähigkeiten hilfreich wäre?

VP Sie hat ein hohes Verantwortungsbewusstsein gegenüber anderen. Wenn sie es schafft, sie auch sich selbst gegenüber an den Tag zu legen, würde ihr das sicher helfen.

CU Herzlichen Dank, Frau Treiber, für Ihre tatkräftige Unterstützung.

Es wäre vermessen zu schreiben, damit sei Veras schwere Zeit zu Ende gewesen, aber das Interview hat ihr Hoffnung gegeben, und ihre Stimmung war nach dem »Gespräch« mit ihrer Großmutter wieder etwas zuversichtlicher.

In der Gruppentherapie können wir das Interview mit dem internalisierten Anderen unterschiedlich einsetzen. Wie im obigen Fallbeispiel befrage ich eine Teilnehmer:in in Anwesenheit der Gruppe. Anschließend an die Einzelarbeit erkundige ich mich bei den Gruppenmitgliedern, wo sie wie in Resonanz gegangen sind, was durch ihre Beobachtungen bei ihnen ausgelöst wurde, wen sie gerne zum Interview einladen würden und was die eingeladene Person über sie erzählen würde.

Die andere Einsatzmöglichkeit für die Arbeit mit Gruppen: In Dyaden interviewen sich die Teilnehmer:innen behutsam und vorsichtig gegenseitig über die jeweils internalisierte Andere. Abschließend tauschen sie ihre Erfahrungen im Plenum aus.

**Beschreibung der Methode in Anlehnung an**

Tomm, K. (2025): Interviewing the internalized other and the distributed self. *Family Process* (64) 1: e70025.

**Weiterführende Literatur**

Akdeniz, R. (2021): Karl Tomm's internalized other interviewing: From theory to practice. Fort Lauderdale, Nova Southeastern University (Dissertation). Verfügbar unter: https://nsuworks.nova.edu/cgi/viewcontent.cgi?article=1083&context=shss_dft_etd [26.8.2025].

## Idee Nr. 41: Reflecting Team

**Beschreibung der Methode**

Diese Methode geht zurück auf den Psychiater und systemischen Therapeuten Tom Andersen aus Tromsö in Norwegen. Er konzipierte ein Setting, das neben einem therapeutischen ein reflektierendes System mit einem oder mehreren Therapeut:innen vorsah (Andersen 1996). Dieses reflektierende System unterstützt die Therapeut:in in Anwesenheit der Klient:innen. Es berichtet nach spezifischen Regeln über das im therapeutischen Gespräch Beobachtete und liefert dadurch dem therapeutischen System Ideen und Optionen für weitere Überlegungen und mögliche Vorgehensweisen. Das reflektierende Team tauscht sich ausschließlich untereinander aus und nimmt Bezug auf die Äußerungen der anderen im reflektierenden Team. Es stellt Fragen, die aneinander anschließen, gibt ressourcenorientiert und respektvoll subjektive Eindrücke wieder und bietet möglichst viele Sichtweisen. Es folgt – typisch systemisch – einer Logik des Sowohl-als-auch anstelle eines Entweder-oder von Sichtweisen. Relevant sind vier Regeln: Das reflektierende Team bezieht sich auf

- konkrete Beobachtungen aus der Sitzung,
- formuliert positiv, anerkennend, bestätigend, differenziert,
- verwendet die Möglichkeitsform beim Formulieren von Hypothesen, Ideen, Interpretationen und

- beschränkt sich auf drei bis vier Beobachtungen – mehr würde Klient:innen überfordern, mehr ist oft zu viel, um noch wirklich zuhören zu können.

**Varianten**

Üblicherweise besteht ein reflektierendes Team aus maximal vier Personen. In der Gruppentherapie kann, nachdem die Therapeut:in mit einem einzelnen Gruppenmitglied vor der Gruppe an einem Thema gearbeitet hat, auch die gesamte Gruppe als reflektierendes Team genutzt werden, wenn sich alle an die Regeln halten und nicht mehr als drei, vier Themen einbringen. Dann können diese wenigen Themen von möglichst unterschiedlichen Blickwinkeln aus vom reflektierenden Team erörtert und das Für und Wider der Idee abgewogen werden.

**Ziel der Methode**

- möglichst viele Perspektiven zu einem Thema einbringen
- neue Ideen generieren
- Wertschätzung vermitteln
- die Klient:in stärken

**Generische Prinzipien**

Energetisierungen ermöglichen und Veränderungsmotivation erhöhen

**Erforderliches Material**

Plakat mit den Regeln des Reflecting Teams

**Dauer**

max. 15 Minuten

**Kritische Situationen**

Die Teilnehmer:innen halten sich nicht an die Regeln, erteilen Ratschläge, statt Beobachtungen wiederzugeben. → Dann ist die Therapeut:in angehalten, zu unterbrechen und noch mal an die Regeln zu erinnern.

**Beschreibung der Methode in Anlehnung an**

Andersen, T. (1996): Das Reflektierende Team: Dialoge und Dialoge über die Dialoge. Dortmund (modernes lernen Borgmann).

**Weiterführende Literatur**

Hargens, J. (1998): Wenn man hinschaut, reflektiert auch die Einwegscheibe? In: J. Hargens u. A. von Schlippe (Hrsg.): Das Spiel mit Ideen. Dortmund (modernes lernen Borgmann), S. 211–224.

Molan-Grinner, S. et al. (2017): Die AST-Studie II. Gestaltung und Rezeption des Reflektierenden Teams im Kontext der Ambulanten Systemischen Therapie (AST). *Systemische Notizen* 4 (17): 4–21.

Rohr, D. (2023): Systemisch lehren – Lernen begleiten. Ein Lehr- und Praxishandbuch für die Erwachsenenbildung. Heidelberg (Carl-Auer), S. 189–197.

## Idee Nr. 42: Outsider-Witness-Group

**Beschreibung der Methode**

Entstanden ist die Outsider-Witness-Group durch Erfahrungen in den 1980ern, die Michael White und David Epston mit Zertifikaten gemacht haben, die sie den Klient:innen überreicht haben. Die Klient:innen zeigten sie herum, die Angehörigen stellten Fragen und die Klient:innen mussten ihre »Erfolgsgeschichten« erneut erzählen und Fragen beantworten (White u. Epston 1998, S. 187). Dies hatte zur Folge, dass Erfahrungen und Veränderungen ausgeweitet und verfestigt wurden, dass Geschichten verdichtet wurden.

Angeregt durch die Fragen der Therapeut:in erzählt eine Gruppenteilnehmer:in relevante Geschichten ihres Lebens. Die Outsider-Witness-Group reagiert auf diese Geschichten mit Neuerzählungen, die von Anerkennung geprägt sind. Sie stellt »aufmerksame Überlegungen« an (Beaudoin 2024, S. 21). Ähnlich wie beim reflektierenden Team unterhalten sich die Zeug:innen miteinander. Es geht aber nicht um gängige Beifallsbekundungen, die Outsider-Witness-Group erzählt die gehörte Geschichte nach folgenden Gesichtspunkten nach:

Sie tauschen sich darüber aus,

- welche Ausdrucksformen ihnen aufgefallen sind,
- welche Bilder dadurch wachgerufen wurden,

- welche persönlichen Erfahrungen durch diese Ausdrucksformen bei ihnen wachgerufen worden sind und
- wie ihr eigenes Leben von diesen Ausdrucksformen berührt worden ist.

Diese »Neuerzählung« soll die ursprüngliche Erzählung auf den Punkt bringen und sie in einigen Aspekten intensivieren. Sie wirkt meist heftig nach, sie wirkt würdigend und verdichtet die eigene Erzählung. Üblicherweise sind Zeug:innen Menschen, die der Klient:in nahe sind, wie Familienmitglieder, Freund:innen oder sonst relevante Bezugspersonen. In der therapeutischen Praxis haben wir diese oft nicht zur Verfügung, also greifen wir gerne auf Kolleg:innen, aber auch auf ehemalige Klient:innen, die »geheilt« sind, zurück (Geyerhofer u. Unterholzer 2003). In der Gruppentherapie sitzt die Outsider-Witness-Group bereits direkt im Raum.

**Ziel der Methode**

Stärkung, Würdigung und Festigung von Veränderung

**Generische Prinzipien**

Energetisierungen ermöglichen und Veränderungsmotivation erhöhen

**Dauer**

ca. 20 Minuten

**Kritische Situationen**

Die Zeug:innen halten sich nicht an die vorgegebenen Regeln, wenden sich der Klient:in zu und geben Ratschläge. Die Zeug:innen nehmen kritisch und besserwisserisch Stellung zu der Erzählung des Gruppenmitglieds. → Die Therapeut:in muss in diesen Fällen unterbrechen und an die Regeln erinnern.

**Beschreibung der Methode in Anlehnung an**

White, M. (2010): Landkarten der narrativen Therapie. Heidelberg (Carl-Auer).

### Weiterführende Literatur

Beaudoin, M. N. (2024): Individualismus und sozialer Aktionismus in der Narrativen Therapie. Über das »bevorzugte Selbst« hinausgehen. *systeme. Interdisziplinäre Zeitschrift für systemtheoretisch orientierte Forschung und Praxis in den Humanwissenschaften* 38 (1): 19–29.

### 3.2.3 Problemaktualisierung

In der Blütezeit der lösungsfokussierten Kurzzeittherapie zeigten Therapeut:innen wenig Interesse an den Problemen der Klient:innen. Es galt, »wenig oder überhaupt keine Zeit darauf [zu verwenden], den Ursprung oder das Wesen des Problems zu ergründen« (de Shazer u. Dolan 2008, S. 24 f.).

Die genaue Kenntnis des Problems schien nicht erforderlich, um sinnvolle Lösungen zu erreichen. Im Gegenteil: Die negative Färbung der Problemsprache suggeriere, dass Probleme fortbestehen würden. Hingegen würde die Lösungssprache und der Fokus auf Ausnahmen auf die Vergänglichkeit von Problemen hinweisen.

De Shazers Idee steht im Widerspruch zu den Vorstellungen vieler Klient:innen. Sie sind oft der Meinung, nur dann wirklich verstanden zu werden, wenn sie ihr Problem, das sie in unsere Praxen bringt, sehr genau, möglichst detailreich schildern können. Nur dann könne ihnen geholfen werden. Da wir um die Wichtigkeit der therapeutischen Beziehung wissen, brauchen Klient:innen dieses »Eintrittsritual«, um gut anzukommen, um Vertrauen aufzubauen, um sich verstanden zu fühlen. Deshalb haben wir neben der strikten Lösungsorientierung auch ein offenes Ohr für ihre Problemschilderungen.

Klient:innen erzählen allerdings häufig problemassoziiert. Sie erzählen von ihrem Leid so, als würden sie es wiedererleben, jegliche Form von Distanz scheint häufig unmöglich. Diese ungünstige Problemassoziation engt den Handlungsspielraum ein, der Blick auf Lösungen ist verstellt. Wandeln Klient:innen auf den Spuren ihrer dominanten Geschichte, kann eine problemdissoziierende Methode das Mittel der Wahl sein. Erzählen Klient:innen hingegen sehr distanziert und emotionslos von Themen, für die sie unsere Unterstützung suchen, können problemassoziierte Methoden angebracht sein. Auch bei Unique Outcomes, bei Ausnahmen oder beim Wiederentdecken von Ressourcen sind problemassoziierte Methoden angeraten.

Je nachdem, was förderlich für den Therapieprozess erscheint, können wir Methoden wählen, die das eine oder das andere forcieren.

Manchmal sind die Übergänge von der Assoziation zur Dissoziation und umgekehrt fließend. Manche Methoden, beispielsweise Aufstellungen, erlauben beides. Zunächst wird ein Blick von außen auf das gestellte Bild geworfen, am Ende der Aufstellung – dann, wenn die Klient:in anstelle der Repräsentant:in ihre Position einnimmt – tritt meist das Gegenteil von kritischer Distanz ein.

#### *3.2.3.1 Problemassoziation*

Wenn Klient:innen sehr distanziert, sehr abstrakt und emotional wenig spürbar berichten, kann es sinnvoll sein, sie zu einer stärkeren emotionalen Involviertheit einzuladen und ihnen Methoden vorzuschlagen, welche es ihnen ermöglichen, stärker zu fühlen, zu spüren, zu erleben. Durch Methoden zur Problemassoziation schlagen wir Klient:innen vor, ihr Problem zu konkretisieren, auf der Gefühls- und Körperebene und auf der Ebene des Verhaltens detailliert zu beschreiben oder darzustellen, es affektiv noch mal zu erleben.

## Idee Nr. 43: Tetralemma

**Beschreibung der Methode**

Diese Methode geht auf die buddhistische Philosophie zurück und wurde von Insa Sparrer und Matthias Varga von Kibéd für das systemische Arbeiten weiterentwickelt. Klient:innen sind oft in der Entweder-oder-Logik verhaftet, wie: »Entweder trenne ich mich oder ich bleibe weiterhin unglücklich in dieser Beziehung.« Das Tetralemma öffnet den Blick für Alternativen, es bewährt sich, wenn Ambivalenzen handlungsunfähig machen, wenn der Tunnelblick geweitet und neue Informationen generiert werden sollen.

Es werden fünf Positionen bestimmt:

1) *Das eine,* z. B.: »Ich bleibe bei meinem Partner.«
2) *Das andere,* z. B.: »Ich trenne mich von ihm.«

Diese zwei Positionen sind meist bekannt, sie stellen das Dilemma dar.

3) *Beides,* z. B.: »Ich bleibe, aber distanziere mich.« Möglicherweise gibt es eine Verbindung, eine Position, die beides ermöglicht.

4) *Weder das eine noch das andere – also keines von beiden*, z. B.: »Ich ziehe in eine Wohngemeinschaft.« Möglicherweise stellt sich heraus, dass weder das eine noch das andere passt, vielleicht geht es um etwas ganz anderes.

- *Und selbst dies nicht und auch das nicht*, z. B.: »Ich gehe auf Weltreise.« Die fünfte Position weitet den Blick noch mal deutlicher.

Das Gruppenmitglied benennt jede einzelne Position, setzt dafür jeweils einen Bodenanker im Raum. Das eine und das andere liegen einander gegenüber. Die Person stellt sich anschließend der Reihe nach auf jeden Bodenanker. Begleitet wird dieser Prozess durch Fragen der Gruppentherapeut:in:

- »Was taucht auf?«
- »Was nehmen Sie wahr?«
- »Welche Emotionen breiten sich aus?«
- »Welche Körperempfindungen machen sich bemerkbar?«
- »Welche Handlungsimpulse machen sich bemerkbar?«
- »Welche Unterschiede ergeben sich zu den vorhergehenden Positionen?«

Die Gruppe wird in die anschließende Reflexion mit dem Gruppenmitglied, welches das Tetralemma erlebt hat, einbezogen und berichtet von Beobachtungen, stellt Fragen und formuliert Ideen.

**Varianten**

Statt der Arbeit mit Bodenankern kann man eine Skizze auf dem Flipchart zeichnen. Die Visualisierung hat allerdings einen entscheidenden Nachteil: Die einzelnen Positionen, die durch das Betreten der Bodenanker emotional deutlich spürbar sind, werden weniger auf der Gefühlsebene wahrgenommen.

**Ziel der Methode**

- Vor- und Nachteile der jeweiligen Positionen klar werden lassen
- Standpunkte deutlicher zum Vorschein kommen lassen
- übersehene Ideen und Gefühle sichtbar werden lassen
- Das Tetralemma kann kreative Lösungen ermöglichen, es erlaubt einen Blick über den Tellerrand.

### Generische Prinzipien

Energetisierungen ermöglichen und Veränderungsmotivation erhöhen, Destabilisierung und Fluktuationsverstärkungen anregen

### Erforderliches Material

Moderationskarten und Stifte

### Dauer

ca. 20 bis 25 Minuten

### Kritische Situationen

Die Klient:in bleibt sehr stark in der Kognition, schafft es nicht, Emotionen zu benennen oder Körperempfindungen wahrzunehmen. → Manchmal kann es helfen, langsamer vorzugehen, die Fragen »Was spüren Sie im Körper?« und »Welche Gefühle nehmen Sie wahr?« mehrmals zu wiederholen.

### Beschreibung der Methode in Anlehnung an

Kleve, H. (2011): Aufgestellte Unterschiede. Systemische Aufstellung und Tetralemma in der Sozialen Arbeit. Heidelberg (Carl-Auer).

Sparrer, I. u. M. Varga von Kibéd (2003): Ganz im Gegenteil. Tetralemmaarbeit und andere Grundformen Systemischer Strukturaufstellungen – für Querdenker und solche, die es werden wollen. Heidelberg (Carl-Auer).

## Idee Nr. 44: Im Kinofoyer

### Beschreibung der Methode

Wenn Entscheidungen noch nicht getroffen werden können, wenn Ambivalenzen noch sehr ausgeprägt sind, kann »Im Kinofoyer« eine gute Methode sein, um zu erfahren, wie sich die eine oder die andere Wahl anfühlt.

Im Vorgespräch erörtert die Therapeut:in mit Unterstützung der Gruppe eine anstehende Entscheidung, eine ambivalente Haltung oder zwiespältige Gefühle eines Gruppenmitglieds. Die Therapeut:in lädt die Klient:in, die neben ihr am Ende eines Raumes steht, ein, sich ein Kinofoyer vorzustellen. Je genauer die Vorstellung,

- ob es sich um ein Multiplex-Kino oder ein kleines Programmkino handelt,
- ob das Foyer aussieht wie das eines ihr bekannten Kinos oder das eines für sie völlig unbekannten,
- ob das Kino gut besucht ist oder ob nur vereinzelte Kinogänger:innen sich im Foyer befinden,

desto stärker wirkt die Übung.

Nun schlägt die Therapeut:in der Klient:in folgende Imagination vor:

- zwei Filme stehen zur Auswahl
- zwei Filmplakate werben dafür. Das eine, am anderen Ende des Raumes links, steht für die eine Entscheidung, das andere, am anderen Ende des Raumes rechts, für die andere.

Anschließend wird die Klient:in gebeten, sich zunächst das linke Plakat anzusehen.

- Wie ist das Filmplakat gestaltet?
- Gibt es Menschen drauf oder ist es abstrakt gehalten?
- Welche Farben dominieren?
- Welche Stimmung vermittelt es?

Die Therapeut:in wiederholt die Beschreibung der Klient:in und bittet sie dann, einen

- Titel für den Film zu wählen.

Dann lädt sie die Klient:in ein, mit ihr gemeinsam, langsam

- auf das Plakat zuzugehen, dabei auf Körpersignale und auf alle anderen Wahrnehmungen zu achten.

Der Weg zum Plakat und zurück wird dreimal wiederholt, immer wieder wiederholt die Therapeut:in die Beobachtungen und Empfindungen der Klient:in.

Dann wenden sie sich dem zweiten Plakat rechts zu, und wieder beschreibt die Klient:in das Plakat möglichst detailliert, sucht einen Titel für den zweiten Film und wieder gehen Therapeut:in und Klient:in dreimal langsam den Weg zum Plakat und zurück. Am Ende der Übung wird die Klient:in gefragt, welcher der beiden Filme sie neugieriger mache, mehr reize. Es geht dabei nicht darum, dass sie sich bereits für einen Film entscheidet, sondern darum zu spüren, welche der beiden Optionen welche Emotionen, Körperempfindungen und Gedanken auslöst.

Im Anschluss wird der Prozess reflektiert und die Gruppe involviert, indem sie Beobachtungen und Fragen an die Klient:in einbringt. Aber auch Fragen an die Gruppe sind möglich:

- »Wo sind Sie in Resonanz gegangen?«
- »Was hat Sie beschäftigt, während die Klient:in im Raum auf und ab ging?«
- »Welche Entscheidung stünde bei Ihnen an?«

Wenn es zum Gruppenprozess passt, kann die Übung auch in Dyaden durchgeführt werden, die Erfahrungen werden anschließend im Plenum gesammelt.

Nach dem »Kinofoyer« hat sich folgende Idee für die Zeit zwischen den Gruppenterminen bewährt:

»Gestalten Sie bitte bis zum nächsten Mal eine Collage oder malen Sie ein Bild zum bevorzugten Film und bringen Sie Collage oder Bild das nächste Mal mit.«

Beim nächsten Gruppentermin werden die Collagen oder die Bilder präsentiert, und es wird darüber reflektiert, was sich durch das Gestalten in puncto Entscheidungsfindung getan hat.

**Ziel der Methode**

- wahrnehmen, wie sich die eine und die andere Wahlmöglichkeit auf unterschiedlichen Sinneskanälen anfühlt
- Unterschiede zwischen zwei Möglichkeiten erleben
- unterschiedliche Sinneskanäle für eine mögliche Entscheidung nutzen

**Generische Prinzipien**

Energetisierungen ermöglichen und Veränderungsmotivation erhöhen; Destabilisierung und Fluktuationsverstärkungen anregen

**Dauer**

ca. 20 Minuten für die Einzelarbeit in Gegenwart der Gruppe, 30 Minuten für die Arbeit in den Dyaden, 15 Minuten für den Austausch im Plenum

**Kritische Situationen**

Die Klient:in kann sich auf die Übung nicht einlassen, sie bleibt sehr im Kopf und spart andere Sinneszugänge aus. → Es kann Sinn machen, den Fokus verstärkt auf die Atmung und auf Körpersensationen zu legen und Fragen diesbezüglich zu wiederholen.

**Beispiele**

Norbert kam vor einigen Jahren in die Gruppentherapie, damit er »sozial verträglicher werde«. Dies war zumindest der Auftrag seiner Frau. Er war mehrere Termine lang Besucher, bis eines Tages Greta aus der Gruppe völlig verzweifelt von ihrer seit Jahrzehnten bestehenden Ess- und Brechsucht erzählte, von ihren bis heute ergebnislosen Versuchen, sich davon zu verabschieden. Sie schäme sich, mit 40 noch immer dasselbe Problem zu haben wie als 20-Jährige. Nachdem Greta und ihre Bulimie ausreichend Raum erhalten hatten, stellte ich der Gruppe die Frage, wer noch ähnliche Scham empfinde, und Norbert begann zu erzählen. Seit 15 Jahren hätte der Alkohol die Regie in seinem Leben übernommen, dies hätte ihn bereits seinen Job gekostet. Nun würde er vermutlich als Nächstes seine Frau verlieren. Mehrere Entziehungskuren hätten nur ein paar Wochen Wirkung gezeigt, jeder Vorsatz, das Trinken zu verabschieden, sei bisher gescheitert. Weitere Versuche traue er sich nicht mehr zu. Ich lud ihn ins »Kinofoyer« ein. Das erste Plakat, in Grau, Rosa und Schwarz gehalten, zeigte das zerfurchte Gesicht eines Mannes hinter Gitterstäben mit weit aufgerissenen und angsterfüllten Augen. »In Geiselhaft« war der Titel dieses Films, und der Weg zum Plakat war geprägt durch flache Atmung, zögerliche Schritte, schwankenden Gang. Die Angst des Mannes auf dem Plakat schien ansteckend zu sein. Norbert spürte die Angst deutlich und wollte, sobald das Plakat erreicht war, sofort wieder zurück zu seinem Ausgangspunkt. Dreimal erging es ihm sehr ähnlich, wobei die Angst von Mal zu Mal heftiger wurde. Das zweite Plakat, »Haftentlassung«, zeigte ein Gefängnis von außen. Vor dem Gefängnistor steht ein Mann mit einem Koffer, der nicht weiß, welche Richtung er einschlagen soll. Der Weg zum Plakat war ähnlich anstrengend wie zuvor, diesmal gesellte sich zur Angst allerdings noch die Einsamkeit hinzu. Und wieder: kaum wahrnehmbarer Atem, zögerliche, kleine Schritte, Schneckentempo und enorme körperliche Unruhe, die sich als Juckreiz, als Augenzucken und nervöse Körperbewegungen zeigte. Im Laufe der drei Gänge zum Plakat wurde Norbert etwas ruhiger, aber die Frage, welchen Film er bevorzugen würde, musste ich gar nicht mehr stellen: »Ich bleibe derzeit noch lieber in Geiselhaft«, meinte er. Die Einsamkeit würde er nicht aushalten, auch wenn ihm die Angst ausreichend zu schaffen mache. Die Gruppenteilnehmer:innen reagierten auf die Arbeit mit Norbert bekräftigend:

> »Lass dir Zeit bei der Entscheidung, der Alkohol scheint derzeit noch der bessere Weg zu sein.«

> »Angst macht uns vorsichtig, vielleicht ist sie zurzeit noch für etwas gut.«

Oder:

> »Ja, Haft kann auch Sicherheit bedeuten. Man weiß, wie sie abläuft, sie gibt Struktur, die nach der Haftentlassung fehlen würde.«

**Beschreibung der Methode in Anlehnung an**

Vor vielen Jahren durfte ich im Rahmen einer Fortbildung diese Methode, angeleitet von Reinhold Bartl, kennenlernen. Trotz aufwendiger Literaturrecherche fand ich keine Hinweise auf »Erfinder:innen«.

## Idee Nr. 45: Grenzübung

**Beschreibung der Methode**

Die Gruppe teilt sich in Subgruppen zu dritt. Jedes Gruppenmitglied übernimmt in jedem der drei Durchgänge eine andere Rolle:

- Einmal baut es seinen Grenzraum,
- das andere Mal übernimmt es die Rolle desjenigen, der an

der Grenze entlangspaziert und die Grenze des anderen überschreitet,
- die dritte Rolle ist jene der Beobachter:in.

In der ersten Rolle wird das Gruppenmitglied um Folgendes gebeten:

»Bitte bauen Sie hier in diesem Raum mit allen hier liegenden und ihnen zur Verfügung stehenden Materialien Ihre Grenze. Fühlen Sie nach, wie weit und wie groß der Raum zwischen Ihnen und der Grenze sein soll, oder wie fern und wie nah die Grenze bei Ihnen sein soll. Fühlen Sie nach, wie die Grenzlinie beschaffen sein soll, massiv oder durchlässig, recht hoch oder reicht ein Seil am Boden. Gestalten Sie Ihre Grenze so, wie es für Sie stimmig ist. Wenn sie fertig ist, stellen Sie sich bitte in die Mitte Ihres Raumes, blicken Sie nochmals auf Ihre Grenze und nehmen Sie wahr, wie es sich dort anfühlt. Passt es so, wie die Grenze gestaltet ist, oder soll noch etwas verändert werden? Geben Sie bitte Bescheid, wenn es sich für Sie stimmig anfühlt. Achten Sie nun auf Ihre Körperreaktionen, aber auch auf Gedanken und Gefühle, die auftauchen, wenn sich jemand Ihrer Grenze nähert.«

Die zweite Person spaziert nun in einem ersten Versuch an der Grenze entlang. Sie hält manchmal mehr Abstand zur Grenze, manchmal ist sie ganz nah dran, manchmal geht sie schneller auf die Grenze zu, manchmal schlendert sie an ihr entlang. Nachdem sie dies ein paar Minuten lang getan hat, fragt sie nach:

- »Wie fühlt es sich an, wenn ich deiner Grenze nahekomme?«
- »Was verändert sich, wenn ich schnell auf deine Grenze zugehe?«
- »Was erlebst du, wenn ich an deiner Grenze entlangschlendere?«
- »Was würdest du gerne tun?«

Nachdem die Gefühle, die Gedanken und das Verhalten validiert sind, tänzelt die zweite Person in einem zweiten Versuch weiter an der Grenze herum und versucht vorsichtig, mit einer Zehenspitze die Grenze zu überschreiten. Wieder wird validiert: »Was ist spürbar?« etc. In einem dritten und letzten Versuch steigt sie frech und rücksichtslos über die Grenze drüber, bleibt breitbeinig stehen, verschränkt die Arme vor der Brust. Ein weiteres Mal werden Gefühle, Gedanken und Verhaltensweisen abgefragt.

Die dritte Person beobachtet den Prozess, achtet auf die Körpersprache der »Grenzbesitzer:in« und teilt, nachdem die Grenzübung abgeschlossen ist, ihre Beobachtungen den anderen beiden mit.

Dann werden die Rollen getauscht: Jedes Gruppenmitglied übernimmt einmal die Rolle der »Grenzbesitzer:in«, dann die der »Grenzüberschreiter:in« und schließlich die der Beobachter:in.

Im Plenum werden dann Erfahrungen mit den verschiedenen Rollen ausgetauscht, und alle überlegen, wie sie die Erfahrungen im Alltag nutzen können.

**Ziel der Methode**

- eigene Grenzen wahr- und ernstnehmen
- spüren, wenn Grenzen überschritten werden
- auf Körpersignale aufmerksam werden, wenn Grenzen nicht gewahrt werden

**Generische Prinzipien**

Energetisierungen ermöglichen und Veränderungsmotivation erhöhen; Destabilisierung und Fluktuationsverstärkungen anregen

**Erforderliches Material**

verschiedene Materialien wie Seile, Bauklötze, Steine, Kissen, Stühle

**Dauer**

ca. 45 Minuten für die Arbeit in den Subgruppen, ca. 20 Minuten für die Reflexion im Plenum

**Kritische Situationen**

Eine Teilnehmer:in braucht sehr, sehr lange, bis sie ihren Grenzraum definiert und die Grenze gelegt hat. Immer wieder korrigiert und verändert sie etwas, sie kann diesen Prozess nicht abschließen. → Die Beobachter:in kann einschreiten und entlasten, indem sie sagt, es sei bloß eine Übung und es ginge nur darum, etwas auszuprobieren.

**Beispiele**

Vera – wir kennen sie bereits aus dem »Interview mit dem internalisierten Anderen« – erwähnt in der Gruppe, sie spüre immer zu spät, dass jemand ihre Grenze überschritten hätte. Andere stimmen ein, sie würden dies ebenfalls bestens kennen. Ich schlage die Grenzübung vor. Vera gestaltet einen sehr, sehr weiten Raum, in der Mitte ihres Raumes fühlt sie sich ganz verloren. Die Grenzen baut sie schnell und mit wenig Aufwand – ein Seil am Boden, das zu kurz ist. Sie verlängert es mit ein paar kleinen Steinen, die leicht zu übersehen sind. Zwischen Seil und Steinchen kann man problemlos durchsteigen. Befragt nach ihren Gefühlen, meint sie, sie fühle sich völlig alleine und verlassen in diesem großen Raum. Tatsächlich leidet sie sehr unter ihrer sozialen Isolation und Einsamkeit. Auf die Frage, was ihre Einsamkeit zurückdrängen könnte, reagiert sie mit der Verkleinerung ihres Raumes, wodurch ihr Menschen näherkommen könnten. Ein Gruppenmitglied schleicht an ihrer Grenze entlang, überschreitet langsam die Grenze und betritt ihren Raum, woraufhin Vera diesen, ihren Raum verlässt. Danach befragt, wie es sich für sie anfühlt, ihren eigenen Raum zu verlassen, meint sie, sie fühle sich völlig orientierungslos und instabil, sie spüre sich nicht mehr, habe den Kontakt zu sich verloren – ein Zustand, den Vera sehr gut aus ihrem Alltag kennt. Sie wird gebeten, ihren Raum wieder zu betreten und ihn zu verteidigen. Sie wisse nicht, wie das gehe. Hier stoppen wir die Übung und bitten die Gruppe um Unterstützung:

> »Wie fühlt es sich für Sie an, körperlich, emotional, wenn Ihnen jemand zu nahe kommt? Wie verteidigen Sie Ihren Raum, Ihre Grenzen? Wie reagieren Sie, wenn Sie erkennen, da hat wer Ihre Grenzen überschritten?«

**Beschreibung der Methode in Anlehnung an**

Diese Übung habe ich in einer Gruppentherapie in der Klinik sysTelios (Wald-Michelbach, Siedelsbrunn, Hessen) bei meiner Hospitation kennengelernt. Trotz aufwendiger Literaturrecherche konnte ich leider keine Quelle dazu finden.

## Idee Nr. 46: Problemorientiertes Speeddating

**Beschreibung der Methode**

Während das Speeddating zum Kennenlernen über allgemeine Fragen funktioniert, steht beim problemorientierten Speeddating das Problem der Gruppenteilnehmer:innen, das sie in die Gruppe gebracht hat, im Vordergrund. In den Frage- und Antwortsequenzen können neue Perspektiven auf das Problem und auf das, was es aufrechterhält, entstehen.

Bevor wir mit dem problemorientierten Speeddating beginnen, initiieren wir eine kurze Fragerunde:

- »Auf welches Thema, das Sie in die Gruppentherapie gebracht hat, wollen Sie sich bei dieser Übung fokussieren?«
- »Wie würden Sie dieses Thema in einem Satz formulieren?«
- »Was sollten wir darüber noch wissen, um adäquat darauf reagieren zu können?«

Die Gruppenmitglieder halten den Satz auf einer Moderationskarte fest und kleben diese in Schulterhöhe auf ihre Kleidung, gut sichtbar für das Gegenüber.

Beim Speeddating zum Kennenlernen geht es darum, dass möglichst alle Gruppenteilnehmer:innen mit allen in Kontakt treten. Deshalb ist die Zeit zum Antworten relativ knapp. Beim problemorientierten Speeddating treten auch alle mit allen in Kontakt, doch da die Antworten etwas komplexer ausfallen, ist es ratsam, die Erzähl- bzw. Antwortzeit etwas länger zu gestalten. Es wird eine dreiminütige Sequenz je Frage empfohlen, in der beide Personen antworten.

- »Seit wann begleitet dich dieses Thema?«
- »Wie und wo spürst du, dass es ein Problem ist?«
- »Welche körperlichen und emotionalen Signale empfängst du?«
- »Wann ist dein Thema besonders belastend?«
- »Wer ist alles daran beteiligt?«
- »Wann ruht das Thema?«
- »Wie lange wird es dich noch begleiten?«

Die nähere Beschreibung des Speeddating findet sich im Kapitel 3.1.1 unter »Speeddating«.

**Varianten**

Statt sich gegenüber zu stehen, können auch zwei Sesselkreise, ein Innen- und ein Außenkreis, gebildet werden.

**Ziel der Methode**

sich von der Gruppe bezüglich Problemerfahrungen inspirieren lassen

**Generische Prinzipien**

Energetisierungen ermöglichen und Veränderungsmotivation erhöhen; Destabilisierung und Fluktuationsverstärkungen anregen

**Erforderliches Material**

Moderationskarten, Malerkrepp

**Dauer**

ca. 30 Minuten

**Kritische Situationen**

Jemandem fällt auf eine Frage keine Antwort ein. → Dies zum Thema machen und normalisieren:

> »So geht es uns allen, wenn wir mit Problemen konfrontiert sind. Manchmal sind wir einfach sprachlos.«

**Beschreibung der Methode in Anlehnung an**

Asen, E. u. M. Scholz (2015): Praxis der Multifamilientherapie. Heidelberg (Carl-Auer), S. 69.

## Idee Nr. 47: Sprechchor

**Beschreibung der Methode**

Der Sprechchor, entwickelt von Jochen Schweitzer, dient dazu, sich problemerzeugende Ideen, negative Überzeugungen oder problematische Glaubenssysteme von einem Chor, also von Gruppenteilnehmer:innen, vorsingen zu lassen. Der Chor lässt diese inneren Stimmen laut werden. Je länger und lauter der Chor singt, desto eher werden die negativen Überzeugungen infrage gestellt, desto eher entwickelt sich Widerstand dagegen, desto eher kann sich Distanz dazu einstellen und desto eher können neue Lösungsideen entstehen. Von Schlippe und Schweitzer bringen es auf den Punkt, wenn sie schreiben:

> »Die Sprechchortechnik kann helfen, festgefahrene problemerzeugende Glaubenssysteme sowohl Einzelner als auch ganzer Familien, Gruppen und Teams auf eine wertschätzende und nichtinstruktive Art nachhaltig zu verstören« (von Schlippe u. Schweitzer 2016, S. 193).

### Varianten

Statt die destruktiven Glaubenssätze zu singen, können sie auch gesprochen werden. Manche Menschen scheuen vor dem Singen zurück, nicht aber vor lautem Sprechen.

### Ziel der Methode

- sich von belastenden inneren Stimmen distanzieren
- Widerstand gegen belastende innere Stimmen entwickeln
- heilsamere Sätze kreieren

### Generische Prinzipien

Energetisierungen ermöglichen und Veränderungsmotivation erhöhen; Destabilisierung und Fluktuationsverstärkungen anregen

### Dauer

10 Minuten

### Kritische Situationen

Bei einem Gruppenmitglied löst der Sprechchor keinen Widerstand aus, es fühlt sich vielmehr von der Übermacht und der Lautstärke des Chors überwältigt und spürt die Macht des gesungenen Satzes. → Der Chor sollte unterbrochen werden. Die Gruppe könnte gemeinsam überlegen, wie sich der negative Satz – passend für das Gruppenmitglied – umformulieren ließe.

### Beispiele

In der Gruppentherapie erzählt Fabian, ein Gruppenteilnehmer, von seinen Schwierigkeiten, Ausbildungen abzuschließen. Er hat bereits ein Studium kurz vor der Diplomarbeit abgebrochen, hat verschiedene Kurzausbildungen wie jene zum Supervisor nicht zu Ende gebracht, und er befürchtet, ähnlich würde es ihm nun auch bei der Ausbildung zum Altenpfleger ergehen. Ich frage nach, ob es so etwas wie ein »inneres Verbot« gibt, Ausbildungen erfolgreich abzuschließen. Fabian meint daraufhin:

> »Vermutlich. Mir wurde in meiner Familie, ich bin das Nesthäkchen, nie viel zugetraut. Ein Satz, den ich häufig von meinen Eltern gehört habe, lautet: ›Ach lass das, du schaffst es ohnehin nicht.‹«

Ich schlug ihm einen Sprechchor vor, er wählte vier Teilnehmer:innen aus, die sich rund um ihn aufstellten und sangen: »Ach lass das, du schaffst es ohnehin nicht.« Sie sangen den Satz mehrmals. Fabian, in der Mitte stehend, unterbrach und meinte, er hätte gerne, dass die ganze Gruppe, also alle 14 Leute, den Satz singen. Ein gewaltiges Stimmengewitter erfüllte den Raum, der Mann in der Mitte veränderte sich bemerkbar. Er stellte sich aufrecht hin, stemmte die Hände in die Hüfte, unterbrach den Chor und brüllte:

»Euch werde ich's zeigen.«

**Beschreibung der Methode in Anlehnung an**

Schlippe, A. von u. J. Schweitzer (2016): Lehrbuch der systemischen Therapie und Beratung I. Das Grundlagenwissen, Göttingen (Vandenhoeck & Ruprecht), S. 292 f.

**Weiterführende Literatur**

Schweitzer, J. (2006): Elterliche Sorgen lindern. Zeitlinien und Sprechchöre im Elterncoaching. In: C. Tsirigotis, A. von Schlippe u. J. Schweitzer (Hrsg.): Coaching für Eltern. Heidelberg (Carl-Auer), S. 233–241.

## Idee Nr. 48: Bodenanker

**Beschreibung der Methode**

Die Arbeit mit Bodenankern ist vielfältig, sie ist sehr flexibel anwendbar. In bereits beschriebenen Einladungen wie dem Tetralemma oder der Timeline kommen Bodenanker zum Einsatz. Neben Moderationskarten kann man mit Bauklötzen, Figuren, Bändern oder Kissen einfache Strukturen im Raum legen oder auch komplexe Sachverhalte verdeutlichen. Sie stehen für unterschiedliche Positionen, die entweder einfach als Darstellung genutzt werden können oder mit denen weitergearbeitet wird. Mit Bodenankern lassen sich Zeitpunkte markieren, aber auch Polaritäten, Skalen, Landschaften wie der sichere Ort und Entwicklungslinien.

Wie beim Tetralemma können sich Gruppenmitglieder auf die jeweiligen Positionen stellen und bestimmte Fragestellungen aus dieser Perspektive betrachten. Sie können die Bodenanker aber auch aus der Distanz betrachten – je nachdem, ob eher Problemassoziation oder -dissoziation für den Therapieprozess angebracht ist.

In der Gruppe legen die einzelnen Gruppenmitglieder, entsprechend ihrem Ziel, Bodenanker. In Subgruppen (zu dritt oder zu viert) schildern sie sich gegenseitig die Bedeutung der jeweiligen Positionen. Die Subgruppe hört aufmerksam zu, stellt neugierig Fragen und gibt Rückmeldungen. Im Plenum werden anschließend die Erfahrungen gesammelt und noch mal gemeinsam im Hinblick auf das jeweilige Ziel des Gruppenmitglieds reflektiert.

**Varianten**

Bodenanker können mit Fotos, Bildern oder Symbolen ergänzt werden.

**Ziel der Methode**

- Emotionen intensivieren
- Informationen gewinnen
- Perspektiven wechseln

**Generische Prinzipien**

Energetisierungen ermöglichen und Veränderungsmotivation erhöhen; Destabilisierung und Fluktuationsverstärkungen anregen

**Erforderliches Material**

Bauklötze, Figuren, Bänder, Moderationskarten oder Kissen

**Dauer**

ca. 30 Minuten Arbeit in den Dyaden, ca. 20 Minuten Austausch im Plenum

**Kritische Situationen**

Ein Gruppenmitglied kann unterschiedliche Positionen noch nicht benennen. → Es empfiehlt sich, in einem Gespräch die Unterschiede noch mal zu thematisieren.

**Beschreibung der Methode in Anlehnung an**

Kuhnert, T. (2022): Intervention 4: Arbeit mit Bodenankern. In: R. B. Hanswille (Hrsg.): Systemische Therapie mit Kindern, Jugendlichen und ihren Familien. 88 Interventionen für die Praxis. Heidelberg (Carl-Auer), S. 94–98.

**Weiterführende Literatur**

Lauterbach, M. (2011): Wie Salz in der Suppe. Aktionsmethoden für den beraterischen Alltag. Heidelberg (Carl-Auer), S. 176–179.

## Idee Nr. 49: Problemorientierte Timeline

### Beschreibung der Methode

Die Timeline ist in unterschiedlichen Therapieprozessen einsetzbar. Die genaue Beschreibung dieser Methode findet sich bereits im Kapitel 3.2.1. Die Zeitlinie kann auch eingesetzt werden, wenn es um die Darstellung einer Problem- oder Symptomentwicklung geht. Die Geschichte des Problems einer Teilnehmer:in wird anhand eines Seiles, das im Raum ausgelegt wird, verdeutlicht. Krisen, schwierigere Zeiten werden mit einem Knick, einer Schlinge oder einer Kurve angedeutet. Die Antworten und Ereignisse des Prozesses werden auf Moderationskarten neben das Seil gelegt. Die Gruppe fungiert entweder als aufmerksame Zuhörer:in und gibt nach Beendigung der Timeline Rückmeldungen an das Gruppenmitglied, oder die Gruppenmitglieder finden sich in Dyaden zusammen, legen abwechselnd ihre jeweils eigene Timeline und tauschen dann in der gesamten Gruppe ihre Erfahrungen aus.

### Varianten

Die Timeline kann gut mit Fotos und/oder Symbolen ergänzt werden.

### Ziel der Methode

- klären, was bisher geschah, was geholfen hat und was nicht mehr ausprobiert werden muss
- alte Muster aufdecken
- sich vom Problem distanzieren
- Veränderungen sichtbar machen
- Informationen und neue Perspektiven gewinnen

### Generische Prinzipien

Energetisierungen ermöglichen und Veränderungsmotivation erhöhen; Destabilisierung und Fluktuationsverstärkungen anregen

### Erforderliches Material

Seile (mind. 3 Meter lang, ca. 5 Zentimeter dick), Moderationskarten und Stifte, eventuell Fotos und Symbole

**Dauer**

20 bis 25 Minuten für die Einzelarbeit in der Gruppe, ca. 40 Minuten für die Arbeit in den Dyaden, ca. 20 Minuten gemeinsame Reflexion

**Kritische Situationen**

Eine Klient:in kann sich nicht auf diese Methode einlassen. → Eventuell den Prozess verlangsamen oder andere Einladung aussprechen.

**Beispiele**

- »Wann ist das Thema zum ersten Mal als Problem aufgetaucht?«
- »Wann hat es sich verstärkt?«
- »Wodurch hat es sich verstärkt?«
- »Wie hat sich das Problem bereits verändert?«
- »Wann und wie kamen neue Themen hinzu?«
- »Wann sind Helfer:innen eingestiegen?«
- »Wer sind die größten Feinde des Problems?«
- »Was haben Sie bereits versucht?«
- »Was hat geholfen?«
- »Was hat überhaupt nichts bewirkt?«

**Beschreibung der Methode in Anlehnung an**

Hochstrat, I. (2022c): Intervention 74: Timeline-Tau. In: R. B. Hanswille (Hrsg.): Systemische Therapie mit Kindern, Jugendlichen und ihren Familien. 88 Interventionen für die Praxis. Heidelberg (Carl-Auer), S. 352–355.

**Weiterführende Literatur**

Nicolai, L. (2018): Zeitlinienarbeit. In: K. von Sydow u. U. Borst (Hrsg.): Systemische Therapie in der Praxis. Weinheim/Basel (Beltz), S. 245–253.

#### *3.2.3.2 Problemdissoziation*

Bei der Problemdissoziation wirft die Klient:in einen Blick von außen auf das Geschilderte. Diese Metaposition verringert die emotionale Betroffenheit, die Distanz zum Erzählten ermöglicht eine kritische Reflexion, das Erkennen von Mustern oder von aufrechterhaltenden Faktoren des Problems. Dieses Einnehmen einer distanzierten Beobachter:innenposition empfiehlt sich für Klient:innen, die emotional sehr stark mit dem Problem, das sie lösen wollen, verbunden sind. Das Erkunden relevanter Zusammenhänge, das Entdecken dysfunktionaler Muster ist leichter möglich, wenn wir problemdissoziierte Einladungen wie das Systembrett oder die Visualisierung eines Teufelskreises vorschlagen.

## Idee Nr. 50: Aufstellung

### Beschreibung der Methode

Diese Methode ist – neben dem reflektierenden Team, der Outsider-Witness-Group – prädestiniert für die Arbeit mit Gruppen.

Häufig werden die Begriffe »Skulptur« und »Aufstellung« synonym verwendet, manchmal werden sie unterschiedlich definiert. Für manche ist die Aufstellung dynamisch im Gegensatz zur statischen Skulptur, für andere agieren bei Skulpturen Familienmitglieder, während bei Aufstellungen mit Repräsentant:innen gearbeitet wird (Kleve 2011). Ich schließe mich letzterer Erklärung an und ordne deshalb die Methode der Aufstellung dem Kapitel 3.2.3.2 (»Problemdissoziation«) zu, die Methode der Skulptur hingegen dem Kapitel 3.2.5 (»Arbeit an der Gruppenkohäsion«). Ohne auf die heftigen Kontroversen zwischen konstruktivistisch orientierten Kolleg:innen und der Aufstellungsarbeit von Bert Hellinger mit seinen rigiden Vorstellungen, wie Systeme strukturiert zu sein haben, einzugehen, sei erwähnt, dass in meinem Verständnis Aufstellungen stets Momentaufnahmen sind und die subjektive Wahrnehmung der Person verkörpern, die aufstellt: Die Klient:in stellt auf, sie hat die Deutungshoheit.

Es gibt unzählige Arten, Aufstellungen zu gestalten (Hickey 2023), ich präsentiere »meine« Art. Wenn ich mich mit einer Gruppe entschließe, für ein Anliegen einer Teilnehmer:in diese Methode zu wählen, gehe ich wie folgt vor. Zunächst kläre ich mit der Klient:in ihr Anliegen. Einige wenige Informationen reichen, damit die spätere Wahrnehmung der Repräsentant:innen nicht beeinflusst wird. Das Gruppenmitglied, dessen Thema im Zentrum des Gruppentermins steht, wählt entsprechend seinem Anliegen die Repräsentant:innen aus, und zwar für seine Herkunftsfamilie oder für sein aktuelles Bezugssystem – je nachdem, welches System für sein Thema relevant ist. Das Gruppenmitglied stellt die Repräsentant:innen im Raum auf. Dabei gilt es, die

- Blickrichtung und den
- Standort zu beachten, genauso wie das
- Nähe-Distanz-Verhältnis.

Nachdem das Gruppenmitglied alle Repräsentant:innen aufgestellt hat, überprüft es das Bild von außen. Wenn es ihm nötig erscheint, nimmt es noch Korrekturen vor. Anschließend befragt die Gruppentherapeut:in die Repräsentant:innen nach ihrem körperlichen und emotionalen Empfinden. Oft verfügen sie, die wenige Informationen über die realen Menschen haben, die sie repräsentieren, über sehr ähnliche Wahrnehmungen wie das Gruppenmitglied, das ihnen ihre Rolle zugedacht hat. Nach dieser Befragung überprüft das Gruppenmitglied erneut das gestellte Bild und verändert es hinsichtlich Abstand, Blickrichtung und Standort, bis es für das Gruppenmitglied passend erscheint, bis ein »Lösungsbild« entsteht. Noch mal werden die Repräsentant:innen befragt, kognitive und affektive Unterschiede und jene in der Körperwahrnehmung zur vorhergehenden Position benannt. Wenn die Aufstellung für die Klient:in neue Informationen bringt, wenn sie wieder Zugang zu ihren Ressourcen hat, kann der Prozess abgeschlossen werden. Zuvor allerdings steigt die Klient:in noch in die Position jener Repräsentant:in, welche sie selbst darstellt, nimmt wahr, wie es sich anfühlt, im Lösungsbild zu stehen. Hier vollzieht sich ein Wechsel von der Problemdissoziation zur -assoziation.

Nach der Aufstellung »entrollen« sich die Repräsentant:innen, sie schütteln sich, streifen ihre geliehene Identität wieder ab und kehren zur eigenen zurück. Dieses »Entrollen« kann man noch verstärken, indem die ehemaligen Repräsentant:innen wieder mit ihren eigenen Namen angesprochen werden.

Bei der Aufstellungsarbeit gehen wir davon aus, dass die Repräsentant:innen Gefühle in ihrer Rolle wahrnehmen, die jenen der realen Familienmitglieder ähnlich sein können. Sparrer spricht auch von »repräsentierender Wahrnehmung« (Sparrer 2016, S. 12).

**Varianten**

Aufgestellt werden können nicht nur menschliche Systeme, sondern auch Ziele, Ressourcen und Entscheidungen (siehe Tetralemma in Kap. 3.2.3.1).

**Ziel der Methode**

- familiäre Strukturen oder andere Systeme von außen betrachten
- Körpersignale nutzen, um neue Informationen zu gewinnen
- den Handlungsspielraum der Klient:innen erweitern
- versperrte Zugänge zu Ressourcen wieder öffnen

**Generische Prinzipien**

Energetisierungen ermöglichen und Veränderungsmotivation erhöhen; Destabilisierung und Fluktuationsverstärkungen anregen

**Erforderliches Material**

ein großer Raum

**Dauer**

mindestens 40 Minuten

**Kritische Situationen**

Ein Gruppenmitglied weigert sich, die Rolle einer Repräsentant:in zu übernehmen. → Um dies zu verhindern, ist es sinnvoll, vor Beginn der Aufstellung in der Gruppe zu fragen, ob alle bereit sind, sich als Repräsentant:in zur Verfügung zu stellen. Wer nicht mitmachen mag/kann, kann mit einer Beobachtungsaufgabe betraut werden.

**Beschreibung der Methode in Anlehnung an**

Sparrer, I. (2016): Systemische Strukturaufstellungen. Theorie und Praxis. Heidelberg (Carl-Auer).

**Weiterführende Literatur**

Hickey, B. (2023): Wie die Familie unser Leben bestimmt – Genogramm und systemische Aufstellung. Heidelberg (Carl-Auer).

## Idee Nr. 51: Reframing in der Gruppe

**Beschreibung der Methode**

Reframen zählt neben dem zirkulären Fragen zu den prominentesten Methoden der Systemischen Therapie. Wir gehen davon aus, dass menschliches Verhalten nie sinnlos ist und dass Probleme Lösungsversuche sind, auch wenn sie nicht optimal sind. Durch Reframing versuchen wir, den Sinn des Problems zu verstehen. Wir setzen es in einen anderen Rahmen, dies kann die Bedeutung eines Verhaltens verändern.

Peggy Penn und Marylin Frankfurt vom »Ackerman Institute for the Family« in New York betonen die Bedeutung dieser Idee, indem sie schreiben:

> »Schon früh in der Geschichte der Familientherapie wurde ein hoch effektives Konzept entdeckt – das Konzept des ›Reframing‹ (Umdeutung). ›Reframing‹ befreite oft von der Festlegung auf eine starre Perspektive und veränderte häufig die familiäre Interaktion. Man erklärte sich solche Veränderung damit, dass der Klient eine neue Wahrnehmungsperspektive einnahm und dadurch seine Abwehr gegen Veränderung herabsetzte. [...] Wir nehmen an, dass ein Umdeuten im Sinne des Reframings ›funktioniert‹, weil der innere Monolog einer Person verändert wird« (Penn u. Frankfurt 1996, S. 183).

In Subgruppen sammeln Gruppenmitglieder für andere in der Gruppe Reframings im Sinne von »Was ist das Gute am Schlechten?« und halten sie auf Moderationskarten fest. Wichtig bei diesem Prozess ist es, darauf zu achten, dass die Ideen der Gruppe nicht als »Wahrheit« vermittelt werden, sondern als mögliche Betrachtungsweisen. Anschließend werden im Plenum die Moderationskarten vorgelesen, besprochen und überreicht.

**Ziel der Methode**

- entlasten
- die bisherige Sicht verstören
- Perspektiven wechseln
- den Handlungsspielraum erweitern

**Generische Prinzipien**

Energetisierungen ermöglichen und Veränderungsmotivation erhöhen; Destabilisierung und Fluktuationsverstärkungen anregen

**Erforderliches Material**

Moderationskarten und Stifte

**Dauer**

ca. 20 Minuten für das Sammeln, 20 Minuten für die gemeinsame Reflexion

### Kritische Situationen

Reframing ist nicht angeraten, wenn Klient:innen (noch) nicht bereit sind, ihren eigenen Anteil an der Aufrechterhaltung des Problems zu sehen oder die Verantwortung für ihr Verhalten zu übernehmen.

### Beschreibung der Methode in Anlehnung an

Asen, E. u. M. Scholz (2015): Praxis der Multifamilientherapie. Heidelberg (Carl-Auer), S. 142.

### Weiterführende Literatur

Penn, P. u. M. Frankfurt (1996): Dialogische Räume. Schreiben, Vielstimmigkeit, narrative Vielfalt und Teilnehmertexte. *Familiendynamik* 1996, Heft 2, 183–202.

Schieche, M. (2020): Vom Problem zur Lösung: Reframing und Fragetechniken. In: M. Schieche u. S. Schreiber (Hrsg.): Ins Tun kommen – Prozess- und ressourcenorientierte Tools der Systemischen Therapie. Das Lehrbuch für die Praxis. Stuttgart (Klett-Cotta), S. 33–48.

## Idee Nr. 52: B-W-B-V-A

### Beschreibung der Methode

Diese Methode (*B*eobachten – *W*ahrnehmungsabgleich – *B*ewertung – *V*eränderungswunsch – *A*ktion) geht auf die Multifamilientherapie, namentlich auf Eia Asen, zurück. Die fünf Schritte dieser Methoden haben sich bereits oft in der Gruppentherapie bewährt.

- *Beobachten:* Die Gruppentherapeut:in teilt einem Gruppenmitglied eine Beobachtung mit. Zum Beispiel: »Lorenz, erlauben Sie mir, eine Beobachtung mit Ihnen zu teilen? Ich bemerke, dass immer, wenn Moritz ein Thema einbringt, Sie sofort darauf reagieren und ihm Ihre Ideen dazu mitteilen. Moritz hört Ihnen dann eine Zeit lang zu, aber ab einem bestimmten Moment wendet er seine Aufmerksamkeit seinen Schuhen zu. Sie scheinen zu bemerken, dass Moritz Ihnen nicht mehr zuhört. Dies veranlasst Sie, lauter und heftiger Ihre Ideen zu vertreten. Moritz lehnt sich daraufhin zurück und schaut in die Luft. Sie haben seine Aufmerksamkeit gänzlich verloren, was Sie noch lauter und vehementer werden lässt.«

- *Wahrnehmungsabgleich:* Die Gruppentherapeut:in erkundigt sich bei der Teilnehmer:in, in unserem Fall bei Lorenz, ob er ihre Beobachtung teilt oder ob sie danebenliegt. Würde Lorenz den Kopf schütteln, ginge die Therapeut:in nicht weiter darauf ein. Teilt er hingegen die Beobachtung, folgt der nächste Schritt.
- *Bewertung:* »Ist es für Sie angenehm, wie Moritz darauf reagiert?« Vermutlich wird die Antwort »Nein« lauten. Daraufhin kann die Therapeut:in weiter fragen: »Sie sagen also, dass Ihnen dies nicht recht ist.« Vermutlich wird Lorenz nicken.
- *Veränderungswunsch:* »Wenn es für Sie so, wie es derzeit läuft, nicht gut ist, wie hätten Sie es gerne?« Lorenz würde dann wohl antworten, dass es schön wäre, wenn Moritz ihm aufmerksam zuhörte und ihn für seine Idee wertschätzen könnte.
- *Aktion:* Der fünfte und letzte Schritt ist vermutlich der schwierigste. Das Gruppenmitglied, also Lorenz, wird aufgefordert zu überlegen, wie und was er ändern müsste, um seinen Wunsch erfüllt zu bekommen: »Was müssten Sie tun, damit es so wird, wie Sie es sich wünschen? Was wäre der erste kleine Schritt in diese Richtung?«

Die Gruppentherapeut:in lädt die Teilnehmer:in ein, Ideen zu entwickeln, wie es anders ablaufen könnte, und Ideen für den nächsten Schritt zu sammeln. Dabei ist Vorsicht geboten, damit das Gruppenmitglied nicht von der Gruppe beschämt wird.

**Ziel der Methode**

- aktuelle Dynamiken sichtbar machen und für Veränderung nutzen
- die Selbstwirkung stärken

**Generische Prinzipien**

Energetisierungen ermöglichen und Veränderungsmotivation erhöhen; Destabilisierung und Fluktuationsverstärkungen anregen

**Dauer**

ca. 20 bis 25 Minuten

**Kritische Situationen**

Gruppenmitglieder beginnen zu belehren oder zu diffamieren, es entsteht eine Front gegen ein Gruppenmitglied. → Auf Regeln verweisen und Anliegen dieser Intervention klären. Die Gruppe daran erinnern, dass sie als co-therapeutisches Hilfssystem für das Gruppenmitglied, dessen nächste Schritte im Fokus stehen, nützlich sein sollte.

**Beschreibung der Methode in Anlehnung an**

Asen, E. u. M. Scholz (2015): Praxis der Multifamilientherapie. Heidelberg (Carl-Auer), S. 46 ff.

## Idee Nr. 53: Externalisieren in der Gruppe

**Beschreibung der Methode**

Das Externalisieren ist eigentlich ein alltagssprachliches Phänomen. Wenn wir von der Angst, die uns im Nacken sitzt, sprechen oder vom Zorn als schlechtem Ratgeber, dann externalisieren wir Emotionen. Auch in der Literatur finden wir Passagen von externalisiertem Befinden, wir lesen von der Depression als »Gertrude Schwermut« (Genazino 2003) oder von der Angst als einzigem echten Feind des Lebens (Martel 2001). Als therapeutische Methode hat sich das Externalisieren bewährt, weil es die Betroffenen von ihrem Problem trennt und ihnen dadurch einen distanzierteren Blick darauf ermöglicht. Wenn wir Klient:innen danach fragen, was die Angst mit ihnen macht, wie die Depression ihre Beziehungen verändert, wie sie die Angst etwas schwächen können oder wie sie Einfluss auf die Depression nehmen können, erforschen wir mit ihnen die Wechselwirkungen zwischen ihnen und ihrem Problem.

Wenn wir in Gruppen diese Methode nutzen, geben wir vorweg einen kurzen Input zu Sinn und Zweck des Externalisierens. Dann teilen wir die Gruppe in Subgruppen zu dreien oder zu vieren. Zwei oder drei Gruppenmitglieder stellen jeweils einer »Symptomträger:in« externalisierende Fragen (siehe Beispielfragen unten). Im Plenum werden anschließend mögliche neue Sichtweisen oder Erkenntnisse, die durch das Externalisieren entstanden sind, gesammelt.

**Varianten**

- Eine Variante des Externalisierens ist das »Star-Interview«. Wir bitten die Klient:in um Erlaubnis, mit ihrem Symptom ein Interview führen zu dürfen. Das Symptom – personifiziert durch die Klient:in – setzt sich auf einen Stuhl, die Journalist:in stellt sich vor. Sie einigen sich, wie das Symptom angesprochen werden soll, und die Journalist:in bittet um Erlaubnis, das Gespräch aufzeichnen zu dürfen. Jederzeit wäre es möglich, Aussagen auch »offline« zu tätigen. Dann startet das Interview. In der Gruppentherapie übernimmt eine Subgruppe die Rolle der neugierigen Presse, die den Star – das Symptom, vertreten durch die »Symptomträger:in« – interviewt.
- Um diese Methode verstärkt in der Therapie einsetzen zu können, hat das Institut für Systemische Therapie (IST), Wien, eine weitere Variante des Externalisierens entwickelt. Nach einer Idee des japanischen Psychiaters Yasunaga Komori übernehmen Puppen die Rolle von Störungen und stehen einer Interviewer:in Rede und Antwort. Seit 2008 hat das Institut Filme über Magersucht, Depression, Schizophrenie, ADHS, Angst und Zwang gedreht. Mit diesen Filmen wird aber nicht nur mit Klient:innen und Angehörigen gearbeitet, sie werden auch häufig im Ausbildungs- und Fortbildungskontext eingesetzt. Ursprünglich als DVD erhältlich, gibt es sie zwischenzeitlich auch als Downloads (https://ist.or.at/medien/).

**Ziel der Methode**

- sich von problembehafteten Beschreibungen lösen
- den Blick auf Wechselwirkungen schärfen
- Lösungen erarbeiten
- Ressourcen sichtbar machen
- Schuldzuweisungen verhindern
- neue Sichtweisen ermöglichen
- die Neufassung von Lebensgeschichten erleichtern
- gemeinsam, als Team, als Paar, als Familie gegen das Symptom vorgehen

**Generische Prinzipien**

Energetisierungen ermöglichen und Veränderungsmotivation erhöhen, Destabilisierung und Fluktuationsverstärkungen anregen

**Dauer**

ca. 30 Minuten für die Arbeit in den Subgruppen, 20 Minuten für die Reflexion im Plenum

**Kritische Situationen**

- Die externalisierende Sprechweise kann für Klient:innen ungewohnt sein. Wenn wir beispielsweise danach fragen, was die Angst mit ihnen macht, kann es sein, dass sie antworten: »Wenn ich mich ängstige, werde ich ganz klein und schwach.« → Dann hat es sich bewährt, den Satz sanft umzuformulieren und ihn in externalisierender Weise zu wiederholen:

»Die Angst macht Sie also klein und schwach. Wie schafft sie dies? Wie macht dies die Angst?«

- Oder: »Ich sehe dann nur mehr Gefahren, es ist, als wäre ich in einem schwarzen, engen Tunnel.« → Die Therapeut:in wiederholt:

»Die Angst lenkt also Ihren Blick auf Gefahren, sie schränkt Ihren Blick tunnelartig ein.«

Kontraindiziert ist das Externalisieren bei Handicaps, Missbrauch, Sucht oder Traumata, allerdings können deren Konsequenzen, z. B. der Selbsthass, das Misstrauen oder die Selbstzweifel externalisiert werden.

**Beispiele**

- »Was macht die Angst mit Ihnen?«
- »Wie gelingt es der Angst, Ihre Beziehung zu bedrohen?«
- »Wie gelingt es der Lethargie, Ihnen und Ihrer Familie den Sonntag zu verderben?«
- »Was können Sie tun, um Ihre Angst etwas beiseitezuschieben?«
- »Wie kann es Ihnen gelingen, die Faulheit in ihrer Macht etwas zu schwächen?«

**Beschreibung der Methode in Anlehnung an**

Unterholzer, C. C. (2018): Externalisieren von Problemen. In: K. von Sydow u. U. Borst (2018): Systemische Therapie in der Praxis [Buch und DVD]. Weinheim (Beltz): S. 302–308.

**Weiterführende Literatur**

Institut für Systemische Therapie (2008): Ana Ex. Wie die Magersucht siegt und wie sie scheitert [DVD]. Heidelberg (Carl-Auer), auch als Download erhältlich: https://ist.or.at/wien/medien.

Institut für Systemische Therapie (2011): Morton Mies. Wie die Depression siegt und wie sie scheitert [DVD]. Heidelberg (Carl-Auer), auch als Download erhältlich: https://ist.or.at/wien/medien.

Institut für Systemische Therapie (2013): Vreni Shizzo. Wie die Schizophrenie siegt und wie sie scheitert [DVD]. Heidelberg (Carl-Auer), auch als Download erhältlich: https://ist.or.at/wien/medien.

Institut für Systemische Therapie (2016): Ronni Rocket. Wie das ADHS siegt und wie es scheitert [DVD]. Heidelberg (Carl-Auer), auch als Download erhältlich: https://ist.or.at/wien/medien.

Institut für Systemische Therapie (2020): Paula Panic & Fred Force. Wie die Angst und der Zwang siegen und wie sie scheitern [DVD]. Heidelberg (Carl-Auer), auch als Download erhältlich: https://ist.or.at/wien/medien.

Tomm, K. (2018): Die Fragen des Beobachters. Schritte zu einer Kybernetik zweiter Ordnung in der systemischen Therapie. Heidelberg (Carl-Auer).

Unterholzer, C. C. u. A. Just (2019) (Hrsg.): Wie Symptome siegen und wie sie scheitern. Zur Wirksamkeit und zum Einsatz der DVDs Ana Ex, Morton Mies, Vreni Shizzo und Ronni Rocket. Ein Handbuch. Heidelberg (Carl-Auer).

White, M. u. D. Epston (1998): Die Zähmung der Monster. Der narrative Ansatz in der Familientherapie. Heidelberg (Carl-Auer).

## Idee Nr. 54: Talkshow

**Beschreibung der Methode**

Dem Prinzip des Externalisierens entsprechend lädt die »Talkshow« das Thema, welches das Gruppenmitglied in die Gruppentherapie gebracht hat, zur Unterhaltungssendung ein. Das Thema wird vom Gruppenmitglied, dessen Anliegen gerade bearbeitet wird, personifiziert. Die Gruppentherapeut:in moderiert, die Gruppenteilnehmer:innen bilden das wissbegierige, neugierige Publikum. Da es nur ein Mikrofon gibt, darf nur jene Person sprechen, die es in der Hand hält.

Folgende Fragen haben sich als zieldienlich erwiesen:

- »Wann sind Sie geboren?«
- »Wie sind Sie aufgewachsen?«
- »Was hat Sie stark gemacht?«
- »Wie kann Ihr Einfluss eingedämmt werden?«
- »Was ist Ihre wichtigste Botschaft?«
- »Was bedroht Sie am stärksten?«
- »Was würde Sie zum Rückzug motivieren?«
- »Wie können Sie verabschiedet werden?«

**Varianten**

Eine Variante der Talkshow ist – gleich wie beim Externalisieren in der Gruppe – das »Star-Interview«, welches sich unter »Externalisieren in der Gruppe« findet.

**Ziel der Methode**

- sich von problembehafteten Beschreibungen lösen
- den Blick auf Wechselwirkungen schärfen
- Lösungen erarbeiten
- neue Sichtweisen ermöglichen
- die Neufassung von Lebensgeschichten erleichtern
- den eigenen Einflussbereich erkunden
- Auswirkungen eines Problems erfassen
- sich vom Problem distanzieren
- Informationen über günstige und ungünstige Symptomentwicklung gewinnen

**Generische Prinzipien**

Muster des relevanten Systems identifizieren; Energetisierungen ermöglichen und Veränderungsmotivation erhöhen; Destabilisierung und Fluktuationsverstärkungen anregen

**Erforderliches Material**

Mikrofon

**Dauer**

ca. 25 Minuten für die Talkshow, 20 Minuten für die Reflexion im Plenum

**Kritische Situationen**

Eine Teilnehmer:in stellt keine Fragen, sondern formuliert vorwurfsvolle Kommentare. → Die Moderatorin, die Gruppenleiter:in, schreitet ein und erinnert an die Gruppenregeln.

**Beispiele**

Gregor, 27, steht kurz vor dem Abschluss seines Studiums des Umwelt- und Bioressourcenmanagements. Durch seine ausgeprägte Prüfungsangst hat sich sein Studium in die Länge gezogen. Seit das Ende absehbar ist, breiten sich seine Ängste aus. Wir bitten ihn, in die Rolle seiner Angst zu schlüpfen, greifen reihum zum Mikrofon und interviewen ihn als Angst über seine Stärken und Schwächen. Was er als Angst liebt, ist das weite Vorausschauen:

> »Wenn Gregor sich jetzt ausmalt, dass er nie eine Arbeit finden wird, weil er keine Berufserfahrung aufweisen kann, weil er nicht ausreichend gut ausgebildet ist und weil er sich nicht gut verkaufen kann, ist das für mich ein gefundenes Fressen, nein, eigentlich ist das ein richtiges üppiges Gastmahl. Und die Prüfungsangst folgt auf dem Fuße.«

Wenn Gregor sich aber verlangsamt, wenn er nicht schon 100 Schritte voraus ist, sondern einen Schritt nach dem anderen macht, raubt er der Angst die Macht. Ähnlich ergeht es der Angst, wenn sich Zuversicht ausbreitet. Auf die Frage, wie sie sich in die Flucht schlagen ließe, meint die Angst:

> »Durch Realitäts-Checks. Wüsste ich, dass Gregors Studienkolleg:innen, die bereits vor zwei, drei Jahren ihr Studium beendet haben, alle eine Arbeit gefunden haben, hätte ich keine Chance mehr.«

Nachdem wir Gregor aus der Rolle der Angst wieder entlassen haben, verabschieden wir ihn mit der Idee, bis zum nächsten Gruppentermin drei bis vier frühere Studienkolleg:innen zu kontaktieren und nachzufragen, wie sich deren berufliche Situation entwickelt hat und wie sie die derzeitigen Arbeitsplatzchancen einschätzen würden. Tatsächlich hat Gregor nachgefragt und die Auskünfte haben seine Zuversicht gefüttert. Dies hat seine Angst zwar nicht aufgelöst, aber zumindest etwas geschwächt.

**Beschreibung der Methode in Anlehnung an**

Denborough, D. (2017): Geschichten des Lebens neu gestalten. Göttingen (Vandenhoeck & Ruprecht), S. 52.

**Weiterführende Literatur**

Unterholzer, C. C. (2018): Externalisieren von Problemen. In: K. von Sydow u. U. Borst (2018): Systemische Therapie in der Praxis [Buch und DVD]. Weinheim (Beltz), S. 302–308.

## Idee Nr. 55a: Zwei Briefe an das Problem

**Beschreibung der Methode**

Ulrike Schmidt und Janet Treasure haben bereits vor Jahrzehnten ein verhaltenstherapeutisches Programm für die ambulante Betreuung von Menschen mit Essstörungen entwickelt. Briefe wie »Anorexie – meine Freundin« und »Anorexie – meine Feindin« sind wesentliche Bausteine des Programms. Diese Briefe machen Glaubenssätze der Betroffenen sichtbar und geben Aufschluss darüber, warum die Krankheit fortbesteht (Unterholzer 2017). Die Multifamilientherapie nutzt ebenso Briefe dieser Art (Asen u. Scholz 2015), und auch in der systemischen Gruppentherapie ist das Schreiben dieser beiden Arten von Briefen sinnvoll. Wir schlagen vor, dass jedes Gruppenmitglied für sich zwei Briefe formuliert. Der erste ist adressiert an das Thema, mit dem das Gruppenmitglied in die Gruppe kommt, als Freundin:

- Was hat die Teilnehmer:in ihm zu verdanken?
- Wozu ist es gut?
- Wovor schützt es sie?
- Was macht es leichter?
- …

Der zweite Brief geht an das Thema als Feindin:

- Was verunmöglicht es?
- Was zerstört es?
- Wie sieht der Preis aus, der zu zahlen ist?
- Wie könnte ein gutes Leben ohne das »Symptom« aussehen?
- …

Da die Briefe dann nicht von der Autor:in vorgelesen werden, sondern von einem anderen Gruppenmitglied, ist der Hinweis wichtig, leserlich zu schreiben.

In der Gruppe werden die »Briefe an die Freund:in« und die »Briefe an die Feind:in« eingesammelt, durcheinandergemischt und dann so ausgeteilt, dass alle einen Brief an die Feind:in und einen an die Freund:in haben – möglichst nicht den eigenen. Die Briefe werden in der Gruppe vorgelesen, begonnen wird mit den Briefen an die Feindin.

**Varianten**

Wem der Text zu persönlich ist, die/der kann ihn auch selbst vorlesen. Wenn auch dies nicht möglich ist, schlagen wir dem Gruppenmitglied vor, vom Prozess zu erzählen.

**Ziel der Methode**

- den Blick auf aufrechterhaltende Faktoren schärfen
- die vorhandenen Perspektiven erweitern

**Generische Prinzipien**

Energetisierungen ermöglichen und Veränderungsmotivation erhöhen; Destabilisierung und Fluktuationsverstärkungen anregen

**Erforderliches Material**

A4-Papier und Stifte

**Dauer**

ca. 25 Minuten für das Verfassen der beiden Briefe, noch mal 30 Minuten für das Vorlesen und für die Reflexion in der Gruppe

**Kritische Situationen**

Eine Klient:in schreibt nur einen Brief an die Feind:in und nicht an die Freund:in, da sie der Meinung ist, ihr Problem habe nur negative

Aspekte. → Wir schlagen der Klient:in vor, der Freund:in zumindest ein kurzes Telegramm zu schreiben. Dann kann anschließend im Plenum nachgefragt werden, ob andere Gruppenmitglieder positive Seiten des Problems sehen.

**Beispiele**

Norbert hat seinen Alkoholismus bereits öfter in der Gruppe thematisiert. Beim Externalisieren hat er ihn »Luis« getauft. Hier seine beiden Briefe:

»Lieber Luis,

du bist mein bester Freund und mein langer, treuer Begleiter. Vieles, was in meinem Leben so schwierig ist, machst du leichter. Du lässt zwischen der Realität und mir Nebelschwaden aufziehen, sodass ich mir die bittere Realität vom Leibe halten kann. Du packst mich angenehm in Watte, nur mit dir halte ich mein Leben aus. Ich weiß, ich bin dir weniger treu, zu oft habe ich bereits versucht, mich von dir zu trennen. Trotzdem hast du mich immer wieder in deine Arme geschlossen, wenn ich reumütig an deine Tür geklopft habe. Was würde ich nur tun ohne dich!!! Schon früh in meinen jungen Jahren bist du bei mir eingezogen. Als es schwierig war in der Schule, als es unerträglich wurde mit meinen alten, kranken Eltern. Meine Freundinnen haben mich verlassen, du bliebst treu an meiner Seite. Jetzt, wenn Renate immer wieder in ihre dunkle Kammer der Depression entschwindet, bist du bei mir, treu an meiner Seite, lässt mich all das, was so unaushaltbar ist, ertragen. Danke dir, mein treuer Freund. Mit liebem Gruß,

Norbert«

»Lieber Luis,

nein, ich muss dir gleich zu Beginn entschieden entgegentreten. Lieb bist du nicht, du bist unerbittlich, grausam, lästig, klebst wie eine Klette an mir, lieb bist du nicht! Du bist das Übel meines Lebens, so vieles in meinem Leben hast du ruiniert. Wie viele Freundinnen hast du vertrieben, und nun bist du auf dem besten Wege, Renate, die Liebe meines Lebens, zu verscheuchen. Du bist mir nicht wichtig, du bist bloß das Nächstbeste, zu dem ich greife, wenn etwas schwierig wird. Anstatt etwas zu ändern, spendest du mir billigen Trost. Trost, der maximal für ein paar Stunden reicht, um danach in der gleich tristen Lage zu erwachen. Du bist der Klotz an meinem Bein, du bist hinterhältig, verschlagen und skrupellos. Wen du einmal erobert hast, den lässt du nicht mehr los. Nach jedem Versuch, dich aus meinem Leben zu schmeißen, hast du nur noch mehr Besitz von mir ergriffen. Ich hasse deine Stimme, die mir einredet, ich würde es ohne dich nicht schaffen, ich sei zu schwach ohne dich. Alle um mich herum bestätigen dies, es fehle mir der Wille, dich zu verabschieden, ich müsse stärker, konsequenter sein. Aber sie kennen dich und deine Klebekraft nicht, sie wissen nicht, wie hartnäckig du bist. Sie wissen nicht, wie gerne ich dich loskriegen würde. Du lässt mich erstarren, du lässt mich lebend tot sein. Du machst mich zu einem miserablen Ehemann, einem verabscheuungswürdigen Vater, zu einem schlechten Freund, zu einem hilflosen Mann. Ich hasse dich.

Norbert«

**Beschreibung der Methode in Anlehnung an**

Asen, E. u. M. Scholz (2015): Praxis der Multifamilientherapie. Heidelberg (Carl-Auer), S. 151.

Unterholzer, C. C. (2017): Es lohnt sich, einen Stift zu haben. Schreiben in der systemischen Therapie und Beratung. Heidelberg (Carl-Auer), S. 75–80.

## Idee Nr. 55b: Brief an das Problem eines anderen

**Beschreibung der Methode**

Welch wichtige Rolle Briefe in der therapeutischen Arbeit spielen, wurde an einer anderen Stelle bereits ausführlich thematisiert (Unterholzer 2017). Sie lassen sich auch gut in der Gruppentherapie einsetzen. Außenstehende haben öfters einen besseren Blick auf unsere Problematik als wir selbst, da wir in unseren Wahrnehmungen oft gefangen sind. Dieses Faktum macht sich die Übung »Brief an das Problem eines anderen« zunutze. Wir fordern die Gruppenteilnehmer:innen auf, sich eine »Brieffreund:in« in der Gruppe zu suchen und einen Brief an deren Problem zu schreiben. Wenn die Briefschreiber:in und die Empfänger:in damit einverstanden sind, liest die Autor:in den Brief in der Gruppe vor, bevor sie ihn der Empfänger:in überreicht. Es ist wichtig zu betonen, dass die Adressat:in nicht das Gruppenmitglied ist, sondern dessen Thema – das Thema, das es in die Gruppentherapie gebracht hat. Da sich die Teilnehmer:innen für diese Übung schon gut kennen müssen und schon einiges voneinander erfahren haben müssen, ist es sinnvoll, die Übung nicht zu früh im Gruppenprozess einzusetzen.

**Varianten**

Wenn die Regeln in der Gruppe noch nicht greifen, wenn ein konstruktiver Umgang noch nicht garantiert ist, sollten die Teilnehmer:innen besser ihrer eigenen Problematik einen Brief schreiben.

**Ziel der Methode**

- Perspektiven erweitern
- neue Lösungsideen generieren
- Mitgefühl für sich selbst erzeugen

**Generische Prinzipien**

Energetisierungen ermöglichen und Veränderungsmotivation erhöhen; Destabilisierung und Fluktuationsverstärkungen anregen

**Erforderliches Material**

A4-Papier und Stifte

**Dauer**

ca. 20 Minuten Schreibzeit und 30 Minuten für das Vorlesen und für den Austausch im Plenum

**Kritische Situationen**

Die Briefschreiber:in wird zur heftigen Kritiker:in. Sie schreibt keinen einfühlsamen Text, sie hebt nur negative Aspekte des Themas und der Empfänger:in hervor. → Um dies zu vermeiden, sollte man vorweg noch mal auf die Gruppenregeln verweisen. Falls es trotzdem passiert, das Vorlesen unterbrechen und sich erkundigen, welches Bedürfnis die Briefschreiber:in beim Verfassen ihres kritischen Textes verspürte.

**Beispiele**

Norbert kennen wir bereits aus der vorhergehenden Übung. Ein anderes Gruppenmitglied, Fabian, hat Luis – so hat Norbert seinen Alkoholismus getauft – einen Brief geschrieben:

»Lieber Luis,

bereits seit Jahren begleitest du Norbert, seit Jahren stehst du ihm in schwierigen Zeiten bei, seit Jahren bist du sein Lösungsmittel Nr. 1. Schon viele Male wollte er sich von dir trennen, aber bisher war noch kein Abschied endgültig. So seid ihr in einer On-off-Beziehung gelandet, wobei die On-Phasen länger sind als die Off-Phasen. Norbert hat erfahren, dass ein kontrollierter Umgang mit dir für ihn nicht funktioniert, es geht nur entweder mit dir oder ohne dich. Obwohl eine endgültige Trennung noch nicht gelungen ist, scheint es mir doch angebracht, auf Norberts längere Trennung von dir vor einem Jahr Bezug zu nehmen. Du hast dich zwar mit Händen und Füßen gegen das Aus gewehrt, aber Norbert hat es geschafft, dich immerhin für sechs Monate zu entmachten. Ich finde, das hat er großartig gemacht. Obwohl seine Arbeit ihn damals genauso frustriert hat wie heute, obwohl viele seiner Arbeitskollegen und Freunde genauso wie er trinken, obwohl die Liebe zu seiner Frau wieder mal getrübt war durch deren schwere Depressionen, konnte er dich links liegen lassen. Damals hat er sich einen Jugendtraum erfüllt: Er hat mit Judo begonnen, er ging regelmäßig trainieren, und das hat ihm gutgetan. Aber es war nicht nur die Arbeit mit dem Körper, die ihn gestärkt hat, Judo ist ja auch eine Art Lebensschule, wie uns Norbert erklärt hat. Sie hat ihn Disziplin, Innenschau und vor allem einen gesunden Umgang mit dem Körper gelehrt. Wie du, Luis, es geschafft hast, ihn damals wieder rumzukriegen, ist mir ein Rätsel. Aber es ist dir gelungen, und dies zeigt deine Kraft, gegen die bisher noch kein Gegengift entwickelt wurde. Was du wohl bräuchtest, um von Norbert abzulassen? Die Antwort steht noch in den Sternen, aber wir müssen eines hervorheben: Obwohl Norbert schon so oft in seinen Trennungsversuchen gescheitert ist, gibt er nicht auf. Er ist nicht hoffnungslos und wenn dieser Brief dazu beiträgt, ihm Hoffnung und Stärke zu vermitteln, wenn wir als Gruppe ihm die nötige Kraft geben, um weiter dranzubleiben an seinem Veränderungswunsch, dann vermute ich, dass du bei Norbert keine großen Chancen mehr hast.

In diesem Sinne alles Gute, lieber Luis,

Fabian«

Norbert war tief gerührt, als Fabian ihm den Brief vorlas. Eine unmittelbare Folge des Briefes war, dass er sein Judotraining wieder aufgenommen hat und die Off-Phase bis zum Ende der Gruppe – und vielleicht auch darüber hinaus – gedauert hat.

**Beschreibung der Methode in Anlehnung an**

Unterholzer, C. C. (2017): Es lohnt sich, einen Stift zu haben. Schreiben in der systemischen Therapie und Beratung. Heidelberg (Carl-Auer), S. 75–80.

## Idee Nr. 56: Der Zaubermarkt

**Beschreibung der Methode**

Der Zaubermarkt ist an Morenos Zauberladen (Moreno 1972) angelehnt. In seiner ursprünglichen Version betreten die Gruppenmitglieder einen Laden, in dem es alles gibt, was sie sich wünschen: nichts Materielles, sondern Eigenschaften oder Fähigkeiten. Nun ist der Zauberladen aber kein konventioneller Laden, in dem Ware gegen Geld eingelöst wird, sondern in ihm gilt der Tauschhandel. Jenes Gruppenmitglied, das beispielsweise zu viel Energie besitzt, tauscht mit einem anderen Gruppenmitglied, das seine Langsamkeit auf dem Ladentisch anbietet. Wer mehr Vertrauen braucht, tauscht mit jemandem, dessen Vorzug in der Großzügigkeit liegt.

Aus Morenos Zauberladen wurde ein Markt mit Marktständen in der Anzahl der Gruppenmitglieder. Der Zaubermarkt ist ein lustvoller Reframingprozess.

Die Methode des Zaubermarkts ist dreistufig:

1) Zunächst werden die Teilnehmer:innen gebeten, eine Liste mit Eigenschaften und Verhaltensweisen anzulegen, die ihnen immer wieder zu schaffen machen. Dann entscheiden sie sich für eine dieser Eigenschaften oder Verhaltensweisen. Da sie diese Eigenschaft auf den »Markt« bringen wollen, müssen sie überlegen, was das Gute an der Eigenschaft sei.
2) In einem zweiten Schritt gestalten sie aus verschiedenen Materialien mit dem vorhandenen Bastelwerkzeug diese Eigenschaft und geben ihrer Figur, ihrer Skulptur oder ihrer Installation einen passenden Namen. Auf einem Plakat beschreiben sie die Vorzüge dieser Eigenschaft, dieser Verhaltensweise. In einem weiteren Schritt gestalten sie einen Marktstand, an dem sie ihre »Ware« anpreisen.

3) Die Gruppe geht gemeinsam von Marktstand zu Marktstand, begutachtet die Produktpalette. Die Gruppenmitglieder kommen ins Verhandeln und tauschen Teile von Eigenschaften und Verhaltensweisen, die sie abgeben möchten, gegen solche, von denen sie mehr bräuchten.

**Varianten**

- Eine abgespeckte Version dieser Übung findet ohne Gestaltung statt. Die Gruppenteilnehmer:innen überlegen, welche Vorteile ihre Produkte haben, und bieten sie an, indem sie eine kurze Präsentation machen.
- Rechenberg-Winter und Randow-Ruddies schlagen eine weitere Variante mit einem Tauschgespräch zwischen Therapeut:in und Klient:in vor. Die Klient:in formuliert ihren Wunsch, z. B. den nach mehr Leichtigkeit. Sie würde sie gegen 5 kg Traurigkeit tauschen. Sie muss nun die Vorzüge der Traurigkeit möglichst attraktiv anpreisen, damit die Therapeut:in dem Tausch zustimmt. In Gruppen lässt sich diese Variante gut in Dyaden umsetzen. Am Ende des Tauschgesprächs schreiben die Gruppenmitglieder einen Text aus der Perspektive der begehrten Eigenschaft:

  »Ich bin deine Leichtigkeit
  Ich dreh mich und tanze durch dein Leben.
  Lange, sehr lange lebte ich als dein Schatten
  Nun bin ich dein Licht, empfindlich und zart.
  Ich will gepflegt werden.« (Jutta)

**Ziel der Methode**

über Sinn und Nutzen von sogenannten »negativen« Eigenschaften oder Verhaltensweisen reflektieren

**Generische Prinzipien**

Energetisierungen ermöglichen und Veränderungsmotivation erhöhen; Destabilisierung und Fluktuationsverstärkungen anregen

**Erforderliches Material**

Knetmasse, Pfeifenreiniger, Filz, Pompons, Wellpapier, Perlen, Stifte, Klebstoff, Schere

**Dauer**

10 Minuten für das Erstellen der Liste, 20 Minuten für die Gestaltung, 30 Minuten für den Tauschhandel

**Kritische Situationen**

Jemand will nicht basteln. → Sie oder er soll die Eigenschaft oder die Verhaltensweise entweder zeichnen oder einen Text darüber verfassen.

**Beispiele**

Eva quält seit Jahren ihr Perfektionismus. Sie gestaltet eine Figur mit unzähligen Armen und riesengroßen Händen und nennt sie »Druckmeister Knut«. Er sei überaus mühsam, erzählt sie bei ihrer Präsentation, aber er habe viele Vorteile: Er lenke von sozialen Beziehungen ab, die für die schüchterne Eva immer wieder große Herausforderungen darstellten. So komme sie nie in Konflikt mit ihren Vorgesetzten, da sie jede Aufgabe eben perfekt erfülle. Sie ist beliebt bei ihren Kolleg:innen, da sie nie um Unterstützung bittet. Noch beliebter ist sie bei ihren Mitarbeiter:innen, da sie nie delegiert. Druckmeister Knut ermöglicht ihr ein konfliktfreies Leben, in dem die Arbeit oberste Priorität hat und ihr den Sinn des Lebens garantiert.

Matthias ist ein talentierter Prokrastinierer. So zieht sich das Ende seines Studiums der Rechtswissenschaft seit Jahren in die Länge. Er verschiebt jede Prüfung mehrere Male, da er sich immer wieder nicht ausreichend vorbereitet hat. Statt sich dem Studium zu widmen, spielt er tage- und nächtelang Online-Spiele. Seine Figur sieht aus wie ein Bildschirm, darin angedeutet liegt eine Figur auf einem Liegestuhl. Er präsentiert »Prokrasti« als lässigen Typen, dessen größte Leidenschaft das Chillen ist. So muss er sich keinen Herausforderungen stellen, er kann im Hier und Jetzt leben, ohne an eine vermutete anstrengende Zukunft denken zu müssen.

Matthias stürzt sich nahezu auf Eva, er würde gerne ein Drittel ihres Druckmeisters Knut gegen die Hälfte seines Prokrastis tauschen. Eva lässt sich von Matthias noch mal die Vorzüge von Prokrasti schildern, dann werden die beiden handelseins.

**Beschreibung der Methode in Anlehnung an**

Stiegler, G. (2013): Der Zauberladen. Psychodrama trifft auf Magic. *Zeitschrift für Psychodrama und Soziometrie* (2013) 12: 71–80.

### Weiterführende Literatur

Moreno, J. L. (1972): Psychodrama. New York (Beacon House).

## Idee Nr. 57: Die Columbo-Technik in der Gruppe

### Beschreibung der Methode

Diese Technik orientiert sich an »Columbo«, einer Krimiserie mit Inspektor Columbo – gespielt von Peter Falk –, beginnend in den frühen 1970er-Jahren. Der stets unrasierte und brummige, scheinbar tollpatschige, aber in Wirklichkeit clevere Ermittler verabschiedete sich nach Gesprächen mit den vermuteten Mördern stets mit einer letzten, meist entscheidenden Frage: »Eine Frage hätte ich doch noch …« Die Columbo-Technik fordert uns auf, nicht zu schnell zu verstehen, uns ausführlicher nach scheinbar Selbstverständlichem zu erkundigen und damit einer systemischen Haltung, der anliegenorientierten Neugierde, gerecht zu werden. In der Gruppentherapie bildet eine Subgruppe ein Team aus mehreren »Columbos«, die ein Gruppenmitglied, dessen Thema gerade im Zentrum steht, befragen.

### Ziel der Methode

- die bisherige Sicht der Dinge verstören
- neue Perspektiven und Informationen gewinnen
- den Handlungsspielraum erweitern

### Generische Prinzipien

Energetisierungen ermöglichen und Veränderungsmotivation erhöhen; Destabilisierung und Fluktuationsverstärkungen anregen

### Dauer

ca. 20 Minuten für die Arbeit in Subgruppen, 15 Minuten für den Austausch im Plenum

### Kritische Situationen

Das Gruppenmitglied, dessen Anliegen im Zentrum steht, fühlt sich, als würde es einem Verhör unterzogen. → Um dies zu verhindern, sollten die Fragen weniger investigativ, stattdessen einfühlsam und anliegenorientiert sein. Das befragte Gruppenmitglied hat jederzeit das Recht, »Stopp« zu sagen.

**Beschreibung der Methode in Anlehnung an**

Asen, E. u. M. Scholz (2015): Praxis der Multifamilientherapie. Heidelberg (Carl-Auer), S. 46.

## Idee Nr. 58: Landkarte meiner Lebensreise

**Beschreibung der Methode**

Die Gruppenteilnehmer:innen werden eingeladen, ihre Lebensreise zu gestalten, indem sie auf einem Flipchart-Bogen einen gewundenen Pfad zeichnen. In die Mitte des Pfades wird der Unterstützer:innenkreis eingezeichnet, links des Kreises liegt der Weg, den die Klient:in bereits zurückgelegt hat, rechts davon liegt die Zukunft (siehe Abb. 14). Anhand einer sehr konkreten, dreiteiligen Anleitung werden weitere Aspekte auf dem Bogen festgehalten:

*Teil 1 – Der Rückblick:*

- Woher komme ich?
- Wer sind meine Unterstützer:innen?
- Welche Werte und Überzeugungen gelten?
- Welchen Prinzipien folge ich?
- Wie sehen meine Lieblingsorte aus?
- Welche wichtigen Wegmarken gibt es in meinem bisherigen Leben?
- Welche Hindernisse musste ich überwinden?
- Welche reißenden Flüsse musste ich überqueren?
- Was gehört alles zu meiner Überlebensausrüstung?

Die Antworten auf diese oder ähnliche Fragen hält das Gruppenmitglied auf dem Bogen fest.

*Teil 2 – Der Ausblick:*

Der zweite Teil widmet sich dem Weg, der noch vor dem Gruppenmitglied liegt – es geht um einen Ausblick.

- Welche Hoffnungen und Wünsche hege ich für mich und meine Nächsten?

- Wer unterstützt mich beim Umsetzen meiner Hoffnungen und Wünsche?
- Welche Orte würde ich noch gerne sehen oder anderen zeigen?
- Was möchte ich noch verwirklichen?
- Welche Ziele möchte ich noch erreichen?
- Welche Geschenke möchte ich wem noch machen?
- Welche Hindernisse gilt es noch zu überwinden?
- Wie kann mir mein Unterstützer:innenkreis dabei helfen?
- Was werde ich von meiner Überlebensausrüstung brauchen?

*Teil 3 – Meine Lebensreise aus der Vogelperspektive:*

- Welche schönen Erinnerungen nehme ich mit in die Zukunft?
- Weshalb sind diese Erinnerungen für mich wichtig?
- Was bringen sie zum Ausdruck?
- Ich gebe der Reise einen Namen und notiere noch Botschaften für andere, die nach mir kommen.
- Welche Lektionen, die ich im Laufe meiner Lebensreise gelernt habe, welche Botschaften möchte ich anderen weitergeben?

Nach dem Zeichnen der Lebensreise und dem Notieren werden die Landkarten in einem Raum aufgehängt, und wie in einer Ausstellung gehen die Gruppenmitglieder durch den Raum. Sie fragen bei den Gestalter:innen nach, die vom Entstehungsprozess und von den Erfahrungen erzählen, die sie beim Zeichnen gemacht haben.

**Varianten**

Asen und Scholz stellen eine ähnliche Übung vor, die sie in der Multifamilientherapie einsetzen und die sich auch sehr gut für die Gruppentherapie eignet. Anhand der Metapher eines Flusses zeichnen die Gruppenmitglieder ihre Geschichte auf.

**Ziel der Methode**

- mit distanziertem Blick das eigene Leben betrachten
- sich und andere besser kennenlernen

**Generische Prinzipien**

Energetisierungen ermöglichen und Veränderungsmotivation erhöhen; Destabilisierung und Fluktuationsverstärkungen anregen

### Erforderliches Material

Arbeitsblatt mit der Beschreibung der drei Schritte, Flipchart-Papier, Farbstifte, Wachskreiden

### Dauer

ca. 30 Minuten für das Gestalten der Landkarte, ca. 30 Minuten für die Präsentation und Reflexion in der Gruppe

### Kritische Situationen

Teilnehmer:innen fokussieren ausschließlich auf negative Erfahrungen. → Durch Denboroughs Anleitung kann die Gefahr minimiert werden, da der ressourcenorientierte Blick auf das eigene Leben im Vordergrund steht.

### Beispiele

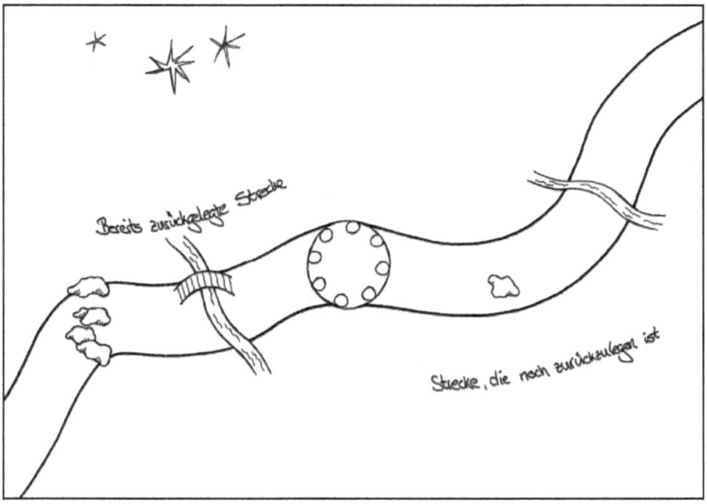


*Abb. 14: Die Landkarte der Lebensreise (© Denborough, D. (2017): Geschichten des Lebens neu gestalten. Vandenhoeck & Ruprecht, S. 118, Abb.: »Die Landkarte der Lebensreise«)*

### Beschreibung der Methode in Anlehnung an

Asen, E. u. M. Scholz (2015): Praxis der Multifamilientherapie. Heidelberg (Carl-Auer), S. 133.

Denborough, D. (2017): Geschichten des Lebens neu gestalten. Göttingen (Vandenhoeck & Ruprecht), S. 116–126.

## Idee Nr. 59: Teufelskreise visualisieren

### Beschreibung der Methode

Eingefahrene Muster, negative Dynamiken laufen oft wie ein fein abgestimmtes Programm nahezu automatisch ab. Wir bestimmen nicht mehr selbst über unser Handeln, wir erleben uns als ausgeliefert und machtlos. Um diese Muster zu irritieren, lohnt es sich, sie zu visualisieren:

- Wie beginnt es?
- Was ist der nächste Gedanke?
- Was ist die nächste Handlung?
- Welche Emotionen sind spürbar?
- Wie geht es dann weiter?
- Was sind die nächsten Gedanken?
- Was sind die nächsten Handlungen?
- Welche Emotionen folgen darauf?
- …

Meist kann man zu Beginn eines Musters noch leichter aussteigen als später. Um möglichst früh zu realisieren, »ah, jetzt steige ich wieder ein«, setzen wir diese Methode ein.

Wir arbeiten mit dem Anliegen einer Gruppenteilnehmer:in vor der Gruppe. Dabei zerlegen wir die destruktive Dynamik in Einzelheiten. Jeder Schritt wird auf einer Moderationskarte festgehalten, bis wir am Ende mehrere Karten haben, die wir in Form eines Kreises auslegen (siehe Abb. 15). Gemeinsam mit der Gruppe überlegen wir uns Möglichkeiten, wie sich der Teufelskreis unterbrechen ließe. Mithilfe der Gruppe entwickeln wir neue Ideen, wie alternative Handlungen, hilfreichere Gedanken und Irritationen des Musters aussehen könnten.

### Varianten

- Die Gruppenmitglieder können in Dyaden an eigenen Mustern arbeiten und mit Unterstützung des zweiten Gruppenmitglieds alternative Ideen entwickeln.
- Asen und Scholz nutzen in der Multifamilientherapie die »Eskalationsuhr«, um mit Familien an deren destruktiven Mustern zu arbeiten. Ein Ziffernblatt, auf dem die Zeiger bereits auf fünf

nach zwölf stehen, symbolisiert die destruktive Dynamik. Die Uhr wird zurückgedreht, die einzelnen Schritte in die Eskalation werden rekonstruiert.

**Ziel der Methode**

- Problemmuster schneller erkennen
- Ausstiegsszenarien entwickeln

**Generische Prinzipien**

Muster des relevanten Systems identifizieren; Symmetriebrechung ermöglichen

**Erforderliches Material**

Moderationskarten und Stifte

**Dauer**

ca. 30 Minuten

**Kritische Situationen**

Jemand fühlt sich in seinem Muster gefangen und kann keine Ausstiegsideen entwickeln. → Hier kann die Gruppe einen wertvollen Input leisten.

**Beispiele**

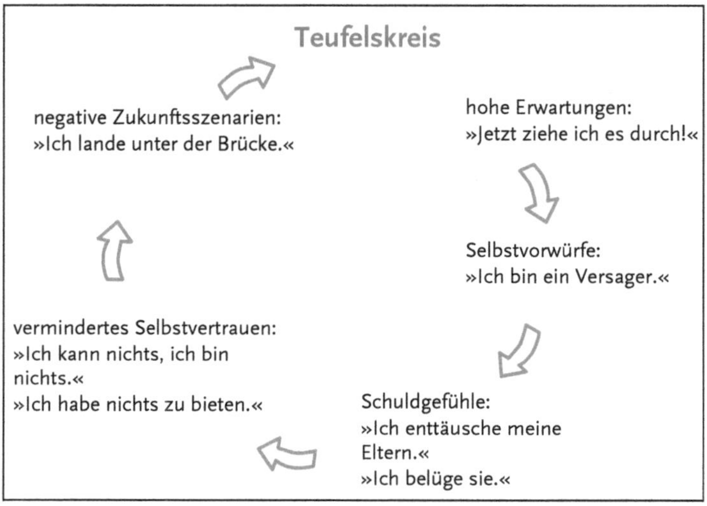


*Abb. 15: Beispiel eines Teufelskreises*

**Beschreibung der Methode in Anlehnung an**

Unterholzer, C. C. (2021): Selbstwirksam schreiben. Wege aus der Rat- und Rastlosigkeit. Heidelberg (Carl-Auer), S. 100–104.

**Weiterführende Literatur**

Asen, E. u. M. Scholz (2015): Praxis der Multifamilientherapie. Heidelberg (Carl-Auer), S. 158 f.

### 3.2.4 Lösungsaktivierung

Wenn wir dem Problem ausreichend Aufmerksamkeit gewidmet haben und der Eindruck entsteht, Klient:innen sind offen für Lösungen – Schiepek spricht von »Symmetriebrechung« (Schiepek, Eckert u. Kravanja 2013, S. 46) –, laden wir zu Methoden ein, welche die Klient:innen beim Betreten von Möglichkeitsräumen, beim Entwickeln neuer Muster, beim Finden neuer Bedeutungen unterstützen.

## Idee Nr. 60: Meine nächsten Schritte

**Beschreibung der Methode**

Die Teilnehmer:innen zeichnen auf buntem Papier die Umrisse ihrer Füße oder ihrer Schuhe nach und schneiden sie aus. Jeder Fußabdruck steht für den nächsten, sinnvollen und vorstellbaren Schritt. In einer Einzelarbeit überlegt jedes Gruppenmitglied, welches seine nächsten Schritte sein sollen, beschriftet jeden Fußabdruck mit dem konkreten nächsten Schritt, und legt die Fußabdrücke im Raum aus. Nach ca. 30 Minuten lädt die Gruppentherapeut:in die Teilnehmer:innen ein, die Texte, die auf den im Raum verteilten Fußabdrücken stehen, vorzulesen und nachzufragen, kurz gesagt, sich von den Abdrücken der anderen anregen zu lassen.

**Varianten**

Nachdem die Klient:innen die Fußabdrücke gelegt und die Fragen der anderen Gruppenteilnehmer:innen beantwortet haben, raten wir ihnen, ihre nächsten Schritte zu fotografieren. Das Foto dient als Erinnerungsstütze.

**Ziel der Methode**

- Ziele in kleine Schritte aufteilen
- Ziele konkretisieren und visuell verankern
- Informationen gewinnen

**Generische Prinzipien**
Symmetriebrechung

**Erforderliches Material**
buntes A4-Papier, Scheren und Stifte

**Dauer**
ca. 20 Minuten für die Einzelarbeit, 20 Minuten für den Austausch im Plenum

**Kritische Situationen**
Eine Teilnehmer:in hat noch keine genauen Vorstellungen von ihrem Ziel, geschweige denn von Teilzielen. → Es hat sich bewährt, statt von Zielen von »Verbesserungen« zu sprechen:

> »In welchen Bereichen Ihres Lebens würden Sie gerne etwas verbessern? Wo wünschen Sie sich Veränderungen und wie könnten die ersten Schritte in diese Richtung aussehen?«

**Beschreibung der Methode in Anlehnung an**
Sowa, M. (2022b): Intervention 80: Mein nächster Schritt (Fußabdruck). In: R. B. Hanswille (Hrsg.): Systemische Therapie mit Kindern, Jugendlichen und ihren Familien. 88 Interventionen für die Praxis. Heidelberg (Carl-Auer), S. 376–378.

## Idee Nr. 61: Walk and Talk

**Beschreibung der Methode**
Den Therapieraum zu verlassen, zu gehen statt zu sitzen, sich zu bewegen, sich nicht von Angesicht zu Angesicht gegenüberzusitzen, sondern nebeneinander herzugehen, frische Luft zu schnappen und in einen anderen Kontext einzutreten – all dies sind wichtige Ingredienzien des therapeutischen Spaziergangs. Wir fordern Gruppenmitglieder immer wieder dazu auf, sich zu zweit zusammenzufinden und für 20 bis 30 Minuten einen therapeutischen Spaziergang zu machen. Meist ist der Weg nach draußen mit einer Intention verbunden:

»Lassen Sie mal gemeinsam die ersten zwei Einheiten der heutigen Sitzung Revue passieren und stellen Sie uns nach der Rückkehr Ihren für heute wichtigsten Satz oder bedeutsamsten Gedanken zu Verfügung.«

Oder:

»Greta hat gerade sehr eindringlich erzählt, wie schwierig es ist, sich von ›schlechten Gewohnheiten‹ zu trennen. Wir alle kennen unproduktives Verhalten. Wie sieht das bei Ihnen aus? Wie und wann gelingt es Ihnen, sich davon zu verabschieden? Erzählen Sie davon bitte Ihrer Partner:in beim Spaziergang.«

Nach dem Spaziergang werden die Erfahrungen im Plenum gesammelt.

Therapeutische Spaziergänge eignen sich besonders, wenn viel Schwere im Raum ist, wenn es sinnvoll ist, Abwechslung in die Gruppe zu bringen. Vor allem nach langen Gesprächsrunden, wenn die Aufmerksamkeit der Gruppenteilnehmer:innen sinkt, kann ein therapeutischer Spaziergang das Mittel der Wahl sein.

**Varianten**

Statt zu zweit kann es auch angeraten sein, alleine zu gehen – vor allem, wenn bereits viel Auseinandersetzung in der Gruppe stattgefunden hat.

**Ziel der Methode**

einen Perspektivenwechsel ermöglichen

**Generische Prinzipien**

Sinnbezug herstellen; Energetisierungen ermöglichen und Veränderungsmotivation erhöhen

**Dauer**

20 bis 30 Minuten für den Spaziergang, 15 Minuten für den Austausch im Plenum

**Kritische Situationen**

Eine Teilnehmer:in findet keine Partner:in. → Sich selbst als Begleitung anbieten, die Erlaubnis einholen, dass man sie begleiten darf.

**Beschreibung der Methode in Anlehnung an**

Reich, C.: Walk and talk. Verfügbar unter: https://methodenpool.de/walk-talk/ [2.3.2026].

## Idee Nr. 62: Die-Walt-Disney-Methode

**Beschreibung der Methode**

Walt Disney ist bei der Entwicklung seiner Ideen so vorgegangen, dass er sie stets aus drei verschiedenen Perspektiven betrachtete: aus der Perspektive

- des Träumers,
- des Kritikers und
- des Realisten.

Ähnlich gehen wir vor, wenn wir Lösungen für unsere Gruppenmitglieder entwickeln. Drei Stühle stehen in der Mitte des Raumes. Eine Gruppenteilnehmer:in erzählt von ihrem Problem, wofür sie sich eine Lösung wünscht. Wir bitten drei Teilnehmer:innen, in eine der drei Rollen (Träumer:in, Kritiker:in, Realist:in) zu schlüpfen und auf dem jeweils ihnen zugeordnetem Stuhl Platz zu nehmen.

- Auf dem *Traumstuhl* entwickelt die Träumer:in Visionen, sie entwickelt ungezügelt Ideen, unabhängig von ihrer Realisierbarkeit, und schwelgt bereits im Sollzustand.
- Auf dem *Kritikerstuhl* bringt die Kritiker:in Gegenargumente gegen die Vorstellungen der Träumer:in vor. Sie wiegt Vor- und Nachteile genau ab, hebt Aspekte hervor, die noch nicht beachtet wurden, fällt Urteile und rechnet alle möglichen Kosten mit.
- Auf dem *Realistenstuhl* wägt die Realist:in die vorgebrachten Ideen und Bedenken ab. Sie arbeitet brauchbare, umsetzbare Lösungen heraus.

Die Problemträger:in wechselt immer wieder mit der Realist:in den Platz und äußert sich zu dem, was die Realist:in vorbringt.

**Varianten**

Es können auch mehrere Gruppenteilnehmer:innen die Rolle der Träumer:in, der Kritiker:in oder der Realist:in einnehmen.

**Ziel der Methode**

- eine Perspektivenerweiterung erreichen
- eingefahrene Denkmuster aufbrechen
- Möglichkeitsräume eröffnen
- spielerisch zu neuen Lösungen finden
- Lösungen konkretisieren

**Generische Prinzipien**

Energetisierungen ermöglichen und Veränderungsmotivation erhöhen; Destabilisierung und Fluktuationsverstärkungen anregen; Symmetriebrechung ermöglichen

**Erforderliches Material**

drei Stühle

**Dauer**

ca. 20 Minuten

**Kritische Situationen**

Jemand hält sich nicht an die vorgegebene Rolle. → Die Gruppentherapeut:in erinnert das Gruppenmitglied an seine Aufgabe und lädt es ein, sich in die Rolle hineinzuversetzen. Sollte dies nicht gelingen, kann sie ein anderes Gruppenmitglied bitten, die Rolle zu übernehmen. Im Anschluss an die Übung könnten wir nachfragen, was es dem Gruppenmitglied verunmöglicht hat, sich in die Rolle hineinzufinden.

**Beispiele**

*Für die Träumer:in*

- Was wäre alles möglich?
- Wie wäre es vorstellbar?
- Welcher Traum ginge in Erfüllung?
- Was wäre das Großartige daran?
- …

*Für die Kritiker:in*

- Was spricht dagegen?
- Welche Risiken beinhalten die Vorschläge?
- Was darf nicht übersehen werden?
- Was würde es kosten?
- Welche Überlegungen habe ich dazu?
- ...

*Für die Realist:in*

- Was lässt sich verwirklichen?
- Was kann ich dazu beitragen?
- Wie sehen mögliche nächste Schritte aus?
- Was brauche ich dazu?
- Auf was kann ich schon zurückgreifen?
- Wie kann ich die Idee – oder Teile davon – bereits ausprobieren?
- ...

**Beschreibung der Methode in Anlehnung an**

Brem, A. u. S. Brem (2019): Die Kreativ-Toolbox für Unternehmen. Ideen generieren und innovatives Denken fördern. Stuttgart (Schäffer-Poeschel), S. 167.

## Idee Nr. 63: Skalieren in der Gruppe

**Beschreibung der Methode**

In den 1980er-Jahren von Insoo Kim Berg und Steve de Shazer (de Shazer u. Dolan 2008, S. 102 ff.) entwickelt, zählt das Skalieren zu den Standardinterventionen systemischer Therapeut:innen. Zunächst geht es um eine momentane Einschätzung der derzeitigen Lage:

»Auf einer Skala von 1 bis 10, wobei 1 für schlecht, 10 für gut steht, wo befinden Sie sich zurzeit?«

So können wir nach der momentanen Befindlichkeit, der Therapiemotivation, der Nähe zu einem gewünschten Ziel fragen. Nehmen wir an, die Klient:in antwortet mit »4«. Anschließend fragen wir nach einem kleinen Schritt in Richtung »Besserung«:

- »Was könnten Sie tun, um von 4 auf 4,5 zu gelangen?«
- »Wie würde sich das anfühlen?«
- »Wie wäre der Unterschied zu 4?«

Auch Fragen nach Ausnahmen gehören zum Skalieren:

- »Waren Sie schon einmal bei 5?«
- »Wie war das?«
- »Was haben Sie dabei gespürt, gedacht, getan?«

Außerdem können wir Verschlimmerungsfragen stellen:

»Was müssten Sie tun, um von der momentanen 4 auf eine 2 zurückzurutschen?«

Während sich die beiden Pionier:innen auf das Fragen konzentrierten, hat sich in der Praxis das Visualisieren bewährt. Wir zeichnen auf einem Flipchart-Papier eine Skala, halten den Wert der momentanen Einstufung, den nächsten möglichen Schritt, Ausnahmen und zu erwartende »Rückfälle« fest. Wir notieren Stichwörter zu den Antworten der Gruppenteilnehmer:in, deren Anliegen wir gerade bearbeiten, und überreichen ihr am Ende der Therapiesequenz den Bogen mit dem Vorschlag, bis zum nächsten Gruppentermin zu beobachten, was sich verändert. Diese Veränderung soll auf dem Flipchart-Papier festgehalten werden. Nach der Einzelarbeit vor der Gruppe schlagen wir vor, in Dyaden zu skalieren und zu visualisieren.

**Varianten**

Neben Visualisierungen auf Papier bieten sich auch dreidimensionale und erlebnisorientierte Varianten mit Seilen im Raum an. Die Gruppenmitglieder arbeiten paarweise und bringen dann ihre Erfahrungen mit dem Skalieren ins Plenum ein.

**Ziel der Methode**

- abstrakte Vorstellungen konkretisieren
- Unterschiede verdeutlichen
- Teilnehmer:innen in ihrer Selbstwirksamkeit stärken

**Generische Prinzipien**

Symmetriebrechung ermöglichen

**Erforderliches Material**

Flipchart-Bögen, Stifte, Seile in der Anzahl der Teilnehmer:innen; wenn alle Gruppenteilnehmer:innen mit Seilen arbeiten, ein großer Raum oder mehrere Räume

**Dauer**

20 Minuten für die Einzelarbeit, 30 Minuten für die Arbeit in den Dyaden, 15 Minuten Austausch im Plenum

**Kritische Situationen**

Wenn Therapieziele noch nicht klar sind, kann es schwierig sein, anhand von Zahlen und Skalen zu konkretisieren. Sind Gruppenteilnehmer:innen noch sehr in der Problemorientierung, ist es möglicherweise für diese lösungsorientierte Intervention zu früh.

**Beispiele**

Klient:innen beschreiben ihre Befindlichkeiten oder ihre Ziele manchmal mit Metaphern, die sich für das Skalieren gut nutzen lassen.

So sprach Nadja – nach ihrem Ziel befragt – davon, dass sie ihre emotionale Instabilität verabschieden können möchte und die Therapie gerne als tief verwurzelter Baum mit einer prächtigen Krone verlassen würde. In Anwesenheit der Gruppe haben wir dann auf einem Flipchart-Bogen aufgezeichnet, wie tief Nadjas Wurzeln derzeit in die Erde reichen und wie entwickelt die Krone bereits ist. Die anderen Gruppenmitglieder brachten Ideen ein, was zu tieferen Wurzeln beitragen könnte und was Nadja dabei unterstützen könnte, ihre Baumkronen zu entfalten.

Valentin wollte seine Spielsucht hinter sich lassen. Er wusste, dass dies wie ein Marathonlauf sei. Wir legten im Raum, in der Mitte der

Gruppe, ein Seil auf den Boden, mit Markierungen bei Kilometer 0, 11, 22, 33 und 42. Valentin stellte fest, er sei bereits bei Kilometer 11 angelangt, da er seit zwei Wochen »spielfrei« sei. Wir arbeiteten daran, was es brauche, um zu Kilometer 15 zu kommen. Die Gruppenteilnehmer:innen entwickelten Sätze, die Valentin beim Dranbleiben helfen könnten und richteten »Versorgungsstationen« für den Marathonläufer ein: aufmunternde Sätze, beobachtete Ressourcen, Glückwünsche für das erreichte Ziel und eine Medaille für den »Sieger«.

**Beschreibung der Methode in Anlehnung an**

Hochstrat, I. (2022b): Intervention 73 – Skalierungsarbeit mit einem Seil. In: R. B. Hanswille (Hrsg.): Systemische Therapie mit Kindern, Jugendlichen und ihren Familien. 88 Interventionen für die Praxis. Heidelberg (Carl-Auer), S. 348–351.

Stempel, J. (2022): Intervention 41 – Skalierung. In: R. B. Hanswille (Hrsg.): Systemische Therapie mit Kindern, Jugendlichen und ihren Familien. 88 Interventionen für die Praxis. Heidelberg (Carl-Auer), S. 242–244.

**Weiterführende Literatur**

de Shazer, S. u. Y. Dolan (2008): Mehr als ein Wunder. Heidelberg (Carl-Auer).

## Idee Nr. 64: Rituale

**Beschreibung der Methode**

Rituale sind eine Art von Verschreibung mit »strengen« Vorgaben. Meist sind es Handlungen, die

- in bestimmter Art und Weise,
- in bestimmter Reihenfolge und
- wiederholt

ausgeführt werden sollen.

Häufig sind sie »verpackt« als Hausübungen und unterstützen dabei,

- alte Muster zu durchbrechen und
- Erfahrungen mit neuem Verhalten zu sammeln.

Ein Beispiel für Rituale, das wir gerne häufig streitenden Familien »verschreiben«: Die Familie erhält den Auftrag, sich nach dem Essen um den Tisch, in dessen Mitte ein Wecker steht, zu versammeln. Nun darf jedes Familienmitglied 5 Minuten über seine Gefühle, Eindrücke und Beobachtungen sprechen. Die übrigen Familienmitglieder dürfen nicht unterbrechen, sie sollen aufmerksam zuhören. Nur in dieser Zeit dürfen sie über Gefühle und Eindrücke sprechen – nicht außerhalb dieser Zeit. Ein anderes Beispiel aus der Praxis von Mara Selvini Palazzoli: Eltern sind sich in Erziehungsfragen uneinig, und es kommt aufgrund dessen zu ständigen Auseinandersetzungen. Die Kinder sind durch die sich widersprechenden Botschaften irritiert. Selvini Palazzoli empfiehlt der Familie folgendes Ritual: Die Mutter soll an geraden Tagen, der Vater an ungeraden die Erziehungshoheit haben. Der/die andere darf sich nicht einmischen, seine/ihre Aufgabe ist es, zu beobachten und sich zurückzuhalten (Selvini Palazzoli et al. 1979).

In der Gruppentherapie arbeiten wir auf unterschiedliche Art und Weise mit Ritualen, um Sicherheit zu vermitteln. Die Arbeit findet auf zwei Ebenen statt: auf der Prozessebene und auf der inhaltlichen Ebene.

- Zu Beginn eines jeden Gruppentermins ziehen wir unser Flipchart mit den Gruppenregeln hervor, weisen gebetsmühlenartig darauf hin und fragen nach, wie es der Gruppe damit geht, ob Regeln verändert oder ergänzt werden müssen. Als eine Art Ritual könnten wir auch den Ablauf der Gruppentermine bezeichnen. Der Eröffnung, mit welchem Anliegen die Einzelnen in die Gruppe kommen, folgt eine Einzelarbeit vor der Gruppe, dem schließt sich eine gemeinsame Reflexion an. Dann geht es um die Frage nach dem Trittbrettfahren der Einzelnen, und schließlich wird mit einer Übung zu zweit oder in einer größeren Subgruppe fortgesetzt, die wiederum mit einem Austausch im Plenum endet.
- Rituale spielen aber auch noch in anderer Form eine wesentliche Rolle in der systemischen Gruppentherapie: Wenn Gruppenmitglieder von dysfunktionalen Mustern erzählen, von unvorteilhaftem Verhalten, laden wir die anderen Teilnehmer:innen dazu ein, sich Rituale zu überlegen, um das Muster zu durchbrechen und um ein neues Verhalten einzuüben.

**Ziel der Methode**

- unproduktive Dynamiken unterbrechen
- neues Verhalten einüben

### Genererische Prinzipien

Symmetriebrechung ermöglichen

### Dauer

je nach Art des Rituals zwischen 20 und 60 Minuten

### Kritische Situationen

Das Gruppenmitglied, für das ein Ritual entwickelt wird, empfindet es als zu strenge Anweisung. → Wichtig ist es, das Ritual genau auf die Person und auf die Problemlage abzustimmen. Dies geschieht in Kooperation zwischen der betroffenen Person und den anderen Gruppenmitgliedern. So lässt sich verhindern, dass wir etwas entwickeln, was als »Anweisung« bei der betroffenen Person ankommt.

### Beispiele

Sie erinnern sich an GRETA und ihr Outing in Sachen Bulimie (»Im Kinofoyer« in Kapitel 3.2.3.1)? Für Greta haben wir gemeinsam in der Gruppe ein Ritual entwickelt. Danach befragt, wann sie sich für das Essen und Brechen entscheide, meinte Greta, das passiere, bevor sie abends nach Büroschluss einkaufen gehe. »Etwas« würde in ihrem Gehirn einen Schalter umlegen, und sie wisse, dass sie mit zwei Taschen voll mit Lebensmitteln aus dem Supermarkt rauskommen würde, deren Inhalt sie sich im Laufe des Abends einverleiben würde. Wir haben die Gruppe in Subgruppen geteilt und ihnen den Auftrag erteilt, ein für Greta passendes Ritual zu entwickeln. Es entstanden vier Vorschläge. Dem vierten Vorschlag, der sechs Schritte vorsieht, konnte sie einiges abgewinnen:

- *Schritt 1:* Nach Büroschluss legt Greta einen Zwischenstopp in einem Café ein. Dort schreibt sie eine Einkaufsliste für ein Abendessen mit maximal vier Lebensmitteln.
- *Schritt 2:* Für den Einkauf im Supermarkt stehen maximal 10 Minuten zur Verfügung.
- *Schritt 3:* Zu Hause angelangt wechselt sie das Bürooutfit gegen gemütliche Hauskleidung.
- *Schritt 4:* Greta kocht und dann lässt sie sich mindestens 20 Minuten Zeit zum Essen. Sie konzentriert sich auf das, was sie zu sich nimmt, kaut langsam, sie genießt das Essen.
- *Schritt 5:* Sie nimmt sich anschließend Zeit für sich, sie lässt den Abend ausklingen, macht, wozu sie Lust hat. Weitere Essenszufuhr ist nicht mehr vorgesehen.

- *Schritt 6:* Sie schickt eine kurze SMS an eine der Gruppenteilnehmer:innen, berichtet kurz, wie sie das Ritual einhalten konnte.

Gretas bulimisches Verhalten war durch dieses Ritual nicht passé, aber die Anfälle haben sich deutlich verringert – immerhin.

**Beschreibung der Methode in Anlehnung an**

Selvini Palazzoli, M. et al. (1979): Gerade und ungerade Tage. Eine ritualisierte Verschreibung in der Familientherapie. *Familiendynamik* 4 (2): 138–147.

**Weiterführende Literatur**

Hammel, S. (2022): Hypnosystemische Therapie. Ein Handbuch für die Praxis. Stuttgart (Klett-Cotta), S. 277–288.

Imber-Black, E., J. Roberts u. R. A. Whiting (2015) (Hrsg.): Rituale in Familien und Familientherapie, Heidelberg (Carl-Auer).

## Idee Nr. 65: Enactment

**Beschreibung der Methode**

Diese Intervention geht auf die Pionierzeit der Familientherapie, namentlich auf Salvador Minuchin, zurück (siehe auch Kap. 2.1.1). Die Therapeut:in schlägt beispielsweise einer Familie vor, eine typische Kommunikationssituation, die zur Eskalation führt, in der Therapiestunde zu inszenieren, um den Ablauf und die Dynamik beobachten zu können. So kann sie unmittelbar beobachten, wie Konflikte ablaufen. Muster werden deutlich, die Therapeut:in kann unmittelbar intervenieren und die Familie zu neuen Vorgehensweisen einladen. Enactment lässt sich gut in der systemischen Gruppentherapie einsetzen, um Dynamiken in der Gruppe zu bearbeiten, sie transparent und nutzbar zu machen, statt sie unterschwellig wirken zu lassen.

**Varianten**

Eia Asen und Michael Scholz beschreiben eine sehr ähnliche Methode und bezeichnen sie als Sketches. Bei ihnen hat diese Intervention stärker den Charakter eines Bühnenspiels mit anschließendem Applaus.

**Ziel der Methode**

- Muster erkennen
- Hypothesen bilden

- Alternativen zu destruktiven Dynamiken entwickeln
- spielerisch zu neuen Lösungen finden

**Generische Prinzipien**

Muster des relevanten Systems identifizieren; Symmetriebrechung ermöglichen

**Dauer**

20 bis 30 Minuten

**Kritische Situationen**

Jemand lässt sich nicht auf das Enactment ein, will nicht »spielen«. → Akzeptieren und das Muster besprechen, statt zu spielen.

**Beispiele**

Zwischen Emilie, 47, und Areta, 25, treten im Laufe der Gruppentherapie immer wieder schärfere Wortwechsel auf. Emilie, berufstätig und Alleinerzieherin dreier Kinder, findet Aretas Probleme mit dem zögerlichen Fortgang ihres Studiums spür- und sichtbar »unerheblich«. Emilie gibt Areta sehr schnell Tipps, wie sie sich für die nächste Prüfung vorzubereiten habe oder wie sie sich für das Lernen motivieren soll. Areta schüchtern Emilies Ratschläge schnell ein, und sie verstummt. Nachdem dieses Muster bereits öfter zu bemerken war, bat ich – bei nächster Gelegenheit, als das Muster wieder auftrat – die beiden, genau diese letzte Sequenz (Aretas Klage, sie würde zur nächsten Prüfung wieder nicht antreten, Emilies ungeduldige »Anweisung«, sie solle »einfach täglich mehr lernen«, der sich zu Boden senkende Blick Aretas, Emilies Nachhaken, sie müsse sich einfach mehr motivieren, Aretas Verstummen) in Zeitlupe zu wiederholen. Gemeinsam mit der Gruppe bildeten wir Hypothesen, wie Emilies Ungeduld und Aretas Rückzug zu deuten seien, was Aretas Thema bei Emilie auslöse und wie Areta anders als mit Rückzug auf Emilies Ideen reagieren könnte. Dann lud ich die beiden ein, die Gesprächssequenz noch mal zu wiederholen und das, was von der Gruppe kam und sinnvoll erschien, einzubauen. Emilie teilte Areta – »der Frau, die ihre Chance nicht nutzt« – im Gespräch ihren Neid mit, der sie ungeduldig werden lasse. Sie hätte immer gerne studiert. Areta schaffte es, Emilie Kontra zu geben, sie meinte:

> »Nur weil du es schwer hast, müssen es nicht alle anderen leicht haben.«

Dieses Enactment war fruchtbar, die künftigen Gruppensitzungen liefen ohne das erwähnte Muster ab, Emilie reagierte verständnisvoller auf Areta, und Areta schaffte es besser, sich zur Wehr zu setzen.

**Beschreibung der Methode in Anlehnung an**

Asen, E. u. M. Scholz (2015): Praxis der Multifamilientherapie. Heidelberg (Carl-Auer), S. 160.
Nichols, M. a. J. Colapinto (2017): Enactment in structural family therapy. In: J. Lebow, A. L. Chambers a. D. C. Breunlin (eds.): Encyclopedia of couple and family therapy. Cham (Springer Edition), pp. 1–4.

**Weiterführende Literatur**

Minuchin, S. a. H. C. Fishman (1981): Family therapy techniques. Cambridge, MA (Harvard University Press).
Minuchin, S. a. M. P. Nichols (1993): Family healing tales of hope and renewal from family therapy. New York (Free Press).

## Idee Nr. 66: Problem- und Lösungsgymnastik

**Beschreibung der Methode**

Diese Methode von Gunther Schmidt ist optimal, wenn es darum geht, Problem- und Lösungsübergänge zu erproben und zu festigen. Klient:innen werden gebeten, in ihre »typische« Problemhaltung zu gehen. Die Therapeut:in fragt genau nach, wie sich diese Haltung körperlich anfühlt, wie sie sich auswirkt. Meist ist der Atem flach, der Körper angespannt, die Körperhaltung gekrümmt. Die Klient:in wird gebeten, diese Haltung noch mal ein Stück zu verstärken und zu verinnerlichen, wie sie sich anfühlt. Die Therapeut:in spiegelt die Haltung und wiederholt die Worte der Klient:in. Dann wird die Klient:in gebeten, in einen Lösungszustand zu gehen, meist hellt sich der Blick auf, der Kopf hebt sich, die Körperspannung lässt nach, die gesamte Anspannung reduziert sich. Auch hierbei spiegelt die Therapeut:in die Haltung und wiederholt die Antworten auf die Fragen nach den genauen Körperempfindungen. Dann wird die Klient:in eingeladen, mehrmals von der Problem- in die Lösungshaltung zu wechseln, so entstehen fließende Bewegungen, »der Problemanker wird zum Lösungswecker« (Schmidt 2022b, S. 128). In der Gruppentherapie führen wir diese Methode in Dyaden aus und reflektieren anschließend die Erfahrungen im Plenum. Abschließend gehen wir alle noch einmal von der Problem- in die Lösungshaltung – mit der Idee, diesen »Tanz« in den Alltag zu integrieren, um die Problemhaltung für die Lösung zu nutzen.

### Varianten

Elisabeth Wagner und Ulrike Russinger (2016, S. 222) beginnen die Problem- und Lösungsgymnastik in der umgekehrten Reihenfolge. Sie beginnen mit einem positiven Zustand, führen dann über in einen belastenden und regen die Klient:in dann zur Pendelbewegung von der Problem- in die Lösungshaltung an.

### Ziel der Methode

- die Aufmerksamkeit auf die Körperwahrnehmung lenken
- die Selbstwirksamkeit erhöhen

### Generische Prinzipien

Energetisierungen ermöglichen und Veränderungsmotivation erhöhen; Symmetriebrechung ermöglichen

### Dauer

ca. 15 Minuten, 20 Minuten Austausch im Plenum

### Kritische Situationen

Eine Klient:in schafft es nicht, in die Problemhaltung zu gehen, ohne zu dissoziieren. → Lassen Sie sich die Körperhaltung im Problem nur beschreiben, Sie spiegeln die Problemhaltung und wiederholen die Worte der Klient:in, die Lösungshaltung führt die Klient:in selbst aus. Manchmal reicht für die Klient:in der Hinweis, dass wir die Problemhaltung nur kurz einnehmen, um dann länger in der Lösungshaltung zu verweilen.

### Beschreibung der Methode in Anlehnung an

Schmidt, G. (2022b): Produktinformationen und Fokus auf Muster des Gelingens – Typische Interventionsschritte hypnosystemischer Gruppentherapie. In: C. C. Unterholzer u. H. Gröger (Hrsg.): Handbuch der systemischen Gruppentherapie. Ansätze, Methoden, Zielgruppen, Störungsbilder. Heidelberg (Carl-Auer), S. 116–142.

**Weiterführende Literatur**

Wagner, E. u. U. Russinger (2016): Emotionsbasierte systemische Therapie. Intrapsychische Prozesse verstehen und behandeln. Stuttgart (Klett-Cotta), S. 222 ff.

## Idee Nr. 67: Handwerker:innen gesucht

**Beschreibung der Methode**

Eine Gruppenteilnehmer:in baut mit Unterstützung der Gruppe – die »Handwerker:innen« – mit Bauklötzen einen Turm. Zunächst erörtert die Therapeut:in mit der Gruppenteilnehmer:in, deren Anliegen gerade im Fokus ist, das Fundament ihres Turms. Alles, was die Klient:in in ihrem Leben bereits geschafft hat, was gut läuft, bildet den Grundstock ihres Turms. Darauf kann sie aufbauen. Jedes Bauklötzchen steht für gute Momente in ihrem Leben, für erreichte Ziele, für Fortschritte. Irgendwann stagniert der Prozess, hier springen die »Handwerker:innen« ein: Was ist ihnen aufgefallen? Welche Stärken und Fähigkeiten haben sie beobachtet? So wird der Turm nun gemeinsam weitergebaut. Für jedes Kompliment, für jede Rückmeldung gibt es einen neuen Baustein für den Turm. Sinnvollerweise werden die Bausteine mit einem Krepp-Klebeband beschriftet, damit sichtbar wird, mit welchen Fähigkeiten die Klient:in ausgestattet ist.

**Varianten**

Wenn keine Bauklötze zur Verfügung stehen, kann der Turm auch auf ein Flipchart gezeichnet werden.

**Ziel der Methode**

- Fortschritte sichtbar machen
- Erreichtes verankern und verfestigen
- Hoffnung wecken

**Generische Prinzipien**

Symmetriebrechung ermöglichen

**Erforderliches Material**

Bauklötze, Krepp-Klebeband, Stifte, Flipchart-Papier

**Dauer**
ca. 20 Minuten für den Turmbau

**Kritische Situationen**
Eine Klient:in findet, sie hätte bisher noch nichts in ihrem Leben geschafft, sie könne auf nichts Gelungenes zurückgreifen. → Vorstellung von »Geschafft-Haben« und »Gelungenem« klären, es können kleine Dinge sein, es muss nicht der Nobelpreis sein. Die Gruppenmitglieder können gut als Beobachter:innen genutzt werden, und deren Ideen bilden jeweils einen weiteren Baustein für den Turm.

**Beschreibung der Methode in Anlehnung an**
Sowa, M. (2022c): Intervention 81: Handwerker gesucht! In: R. B. Hanswille (Hrsg.): Systemische Therapie mit Kindern, Jugendlichen und ihren Familien. 88 Interventionen für die Praxis. Heidelberg (Carl-Auer), S. 379–381.

## Idee Nr. 68: Lösungsorientiertes Speeddating

**Beschreibung der Methode**
Während das Speeddating zum Kennenlernen über allgemeine Fragen funktioniert, stehen beim lösungsorientierten Speeddating die Lösungen, die sich die Gruppenteilnehmer:innen wünschen, im Vordergrund. In den Frage- und Antwortsequenzen können neue Lösungsideen entstehen.

Bevor wir mit dem lösungsorientierten Speeddating beginnen, empfiehlt es sich, in der Gruppe abzuklären, wofür konkret die Gruppenteilnehmer:innen eine Lösung bräuchten. Die Gruppentherapeut:in stellt folgende Fragen:

- »Auf welches Thema, das Sie in die Gruppentherapie gebracht hat, wollen Sie sich bei dieser Übung fokussieren?«
- »Wie würden Sie dieses Thema in einem Satz formulieren?«
- »Was sollten wir noch wissen, um adäquat darauf reagieren zu können?«

Die Gruppenmitglieder halten den Satz auf einer Moderationskarte fest, kleben diese in Schulterhöhe auf ihre Kleidung, gut sichtbar für das Gegenüber.

Wie beim Speeddating zum Kennenlernen treten auch hier alle Gruppenmitglieder mit allen in Kontakt. Sie stehen sich in zwei Reihen gegenüber. Durch Fragen der Gruppentherapeut:in werden sie zu kurzen Antworten eingeladen. Bei der nächsten Frage der Gruppentherapeut:in rücken die Gruppenmitglieder eine Position weiter nach rechts, sodass sie einer anderen Person gegenüberstehen.

Da die Antworten beim lösungsorientierten Speeddating etwas komplexer ausfallen, ist es ratsam, die Erzähl- bzw. Antwortzeit etwas länger zu gestalten. Es wird eine dreiminütige Sequenz je Frage empfohlen, in der beide Personen antworten.

Die nähere Beschreibung des Speeddatings findet sich unter »Speeddating« in Kapitel 3.1.1.

**Varianten**

Statt stehend zwei Reihen zu bilden und die Teilnehmer:innen aufzufordern, sich einander gegenüberzustellen, können sie auch sitzend einen Außen- und einen Innenkreis bilden. Die Teilnehmer:innen des Außenkreises wechseln bei jedem Gong den Stuhl, die Teilnehmer:innen des Innenkreises bleiben sitzen.

**Ziel der Methode**

- Perspektiven erweitern
- Ideen der Gruppe nutzen

**Generische Prinzipien**

Destabilisierung und Fluktuationsverstärkungen anregen; Symmetriebrechung ermöglichen

**Erforderliches Material**

Moderationskarten, Malerkrepp

**Dauer**

ca. 30 Minuten

**Kritische Situationen**

Jemandem fällt auf eine Frage keine Antwort ein. → Dies zum Thema machen und normalisieren:

> »So geht es uns allen, wenn wir mit Problemen konfrontiert sind. Manchmal sind wir einfach sprachlos.«

**Beispiele**

- »Was hast du schon alles ausprobiert, um dein Problem zu lösen?«
- »Was davon hat am besten funktioniert?«
- »Was brauchst du nicht mehr auszuprobieren?«
- »Warst du einer Lösung schon mal sehr nahe – wie war das?«
- »Angenommen, du findest eine Lösung, was ist dann anders?«
- »Wer in deinem Umfeld würde es als Erstes woran erkennen, dass du eine Lösung gefunden hast?«
- »Wie würdest du anders fühlen, denken, wie würdest du dich anders verhalten?«
- »Angenommen, du findest eine Lösung, was würde das über dich aussagen?«

**Beschreibung der Methode in Anlehnung an**

Asen, E. u. M. Scholz (2015): Praxis der Multifamilientherapie. Heidelberg (Carl-Auer), S. 69.

## Idee Nr. 69: Lösungsorientierte Timeline

**Beschreibung der Methode**

Die Timeline ist in unterschiedlichen Phasen eines Therapieprozesses nutzbar. Die genaue Beschreibung dieser Methode findet sich unter »Timeline« (siehe Idee Nr. 27). Während es bei der problemorientierten Variante um die Darstellung einer Problem- oder Symptomentwicklung geht, nutzen wir die Timeline nun für eine Als-ob-Intervention. Wir tun so, als wäre die Lösung bereits eingetreten, und die Klient:in geht den Weg von der Lösung zurück in die Gegenwart des Problems, um dann wieder zur Lösung zurückzukehren. Der Lösungszustand wird zunächst mit der Klient:in ausführlich imaginiert:

- »Wie fühlt er sich körperlich an?«
- »Welche Gedanken begleiten ihn?«
- »Welche Emotionen sind wahrnehmbar?«

Dann werden Ressourcen, aber auch Hindernisse, die auf dem Weg von der Lösung zurück zum Problem aufgetaucht sind, mit

Moderationskarten als Bodenanker neben das Seil gelegt. Den Weg von der Lösung zum Problem und zurück schreitet die Klient:in in Begleitung der Therapeut:in mehrmals ab. Die Übung endet beim Lösungsbild. Die Gruppe fungiert auch hier wieder entweder als aufmerksame Zuhörer:in und gibt nach Beendigung des Prozesses Rückmeldungen an das Gruppenmitglied, oder die Gruppenmitglieder finden sich in Dyaden zusammen, legen abwechselnd ihre lösungsorientierte Timeline und tauschen dann in der Gruppe ihre Erfahrungen aus.

**Ziel der Methode**

- den Lösungszustand visualisieren
- ihn sinnlich erleben und körperlich spüren
- sich seiner Ressourcen und der Überwindung von Hindernissen bewusst werden

**Generische Prinzipien**

Destabilisierung und Fluktuationsverstärkungen anregen; Symmetriebrechung ermöglichen

**Erforderliches Material**

Seile, Moderationskarten und Stifte

**Dauer**

ca. 30 Minuten für die Einzelarbeit vor der Gruppe, für die Dyadenarbeit noch mal ca. 40 Minuten, 15 Minuten für den Erfahrungsaustausch im Plenum

**Kritische Situationen**

- Die Klient:in kann sich den Lösungszustand überhaupt nicht vorstellen. → Dann ist es sinnvoll, die Methode zu einem späteren Zeitpunkt anzubieten.
- Klient:innen formulieren bei der lösungsorientierten Timeline häufig im Futur: »Wenn ich das Ziel erreicht haben werde, dann wird mir eine Last von den Schultern fallen.« → Hier empfiehlt es sich, sprachlich sensibel einzugreifen und umzuformulieren:

»Da Sie das Ziel bereits erreicht haben, spüren Sie, wie eine Last von Ihren Schultern gefallen ist.«

- Dieser Tempuswechsel erhöht die Wirkung der lösungsorientierten Timeline.

**Beispiele**

GEORG, 52, wurde von seinem Psychotherapeuten nahegelegt, eine Gruppentherapie zu besuchen, um seine sozialen Ängste abzubauen. Seinen Lösungszustand beschreibt er folgendermaßen:

»Ich sitze in einer Runde von Freund:innen, wir essen gemeinsam, wir lachen gemeinsam, ich bin mittendrin, fühle mich wohl und zugehörig. Ich muss nicht viel reden, ab und zu gebe ich meinen Senf dazu, aber ich spüre keinen Druck, mich beweisen zu müssen. Ich darf so sein, wie ich bin. Etwas stiller als andere, ich muss nichts besonders Kluges von mir geben, ich muss nicht mit besonderen Leistungen auftrumpfen, ich darf einfach sein. Es fühlt sich sehr leicht an, ich spüre, wie mein Atem fließt, wie mein Körper locker ist, wie meine Gesichtsmuskeln entspannt sind. Ich bin glücklich, mich unter diesen Menschen so wohlzufühlen, und ich bin unglaublich stolz, diesen Zustand geschafft zu haben.«

Als Hindernis auf diesem Weg benennt er seine früheren Erfahrungen mit Einzelnen, mit Gruppen, aber auch die Tatsache, dass er diesen Vorfällen große Bedeutung beigemessen hat. Auch die Zuschreibung seiner Eltern, er sei halt ein Einzelgänger, und die Tatsache, dass er sie übernommen hat, sei ein Hindernis gewesen. Überhaupt sei sein negatives Selbstbild das größte Hindernis gewesen. Als Ressourcen benennt er die Erfahrungen, die er in der Gruppentherapie machen durfte, das gute Feedback, das er von den Gruppenmitgliedern bekommen würde, und seine Einzeltherapie. Mehrmals die Timeline auf- und abschreitend sagt er am Ende beim Lösungszustand, er spüre noch deutlicher das Gefühl, es schaffen zu können. Die Therapeut:in wiederholt die Worte, wechselt aber das Tempus:

»Es ist großartig, es geschafft zu haben.«

**Beschreibung der Methode in Anlehnung an**

James, T. u. W. Woodsmall (1991): Time Line. NLP-Konzepte. Paderborn (Junfermann).

**Weiterführende Literatur**

Nicolai, L. (2018): Zeitlinienarbeit. In: K. von Sydow u. U. Borst (Hrsg.): Systemische Therapie in der Praxis. Weinheim/Basel (Beltz), S. 245–253.

## Idee Nr. 70: Zukunftscollage

**Beschreibung der Methode**

Diese Übung läuft in drei Phasen ab, wobei jede Phase einzeln erklärt wird, wenn die vorangehende vorbei ist.

*Phase 1*

In der ersten Phase überlegen die Gruppenteilnehmer:innen in einer Einzelarbeit, was derzeit ihre größten Belastungen sind. Dann werden sie aufgefordert, eine Collage davon anzufertigen. Sie als Person stehen im Mittelpunkt, ihre Themen gruppieren sie rund um sich herum. Sowohl sie als Person als auch ihre Themen können symbolisch dargestellt werden. Dafür steht ihnen nicht viel Zeit zur Verfügung, in ca. 15 Minuten sollte die Collage fertig sein. Im Plenum stellen die Gruppenteilnehmer:innen ihre Collagen kurz vor, die Zuhörer:innen werden – jeweils nur kurz – nach ihren Emotionen befragt.

Dann folgt eine Pause, die Materialien werden geordnet, es empfiehlt sich eine Bewegungsübung.

*Phase 2*

Die Teilnehmer:innen werden aufgefordert sich vorzustellen, die Gruppentherapie sei zu Ende. Alles sei gut, ihre Probleme wären gelöst:

- »Wie sieht nun Ihr Alltag aus?«
- »Was haben Sie erreicht?«
- »Wie ist Ihr Leben jetzt?«

Nun gestalten sie eine zweite Collage. Diesmal liegt der Fokus auf ihrem Umfeld, sie selbst kommen im Bild nicht vor. Auch für diesen Produktionsprozess gibt es nicht viel Zeit, 15 Minuten müssen reichen.

Wieder folgt eine Reflexionsphase in der Gruppe. Nun wird genauer nachgefragt:

- »Wie fühlt sich das Leben in diesem Umfeld an?«
- »Was ist körperlich spürbar?«
- »Was melden die Sinne zurück?«
- »Welche Emotionen sind wahrnehmbar?«

*Phase 3*

Aus der ersten Collage wird die Person ausgeschnitten und in die zweite Collage geklebt. Eine kurze Befragung der Gruppenteilnehmer:innen durch die Therapeut:in nach ihren Emotionen, die dieser Wechsel hervorruft, schließt die Methode ab.

**Varianten**

Die Collage ist für Teilnehmer:innen, die nicht gerne zeichnen, für die Zeichnen eine große Hürde darstellt, ein ideales Mittel. Aber statt eine Collage anzufertigen, können die Teilnehmer:innen auch zeichnen. Wer gerne malt oder zeichnet, sollte zu Farbstiften statt zu Zeitschriften greifen.

**Ziel der Methode**

- Hoffnung wecken
- die Selbstwirksamkeit stärken

**Generische Prinzipien**

Destabilisierung und Fluktuationsverstärkungen anregen; Symmetriebrechung ermöglichen

**Erforderliches Material**

Zeitschriften, große Papierbögen, Farbstifte oder Wachskreiden, Schere, Klebstoff

**Dauer**

für die erste und zweite Collage je 20 Minuten und ca. 20 Minuten Austausch im Plenum

**Kritische Situationen**

Eine Teilnehmer:in kann sich eine positive Zukunft gar nicht vorstellen. → Ich würde die Gruppe um Unterstützung bitten: Was fällt ihr zu einer positiven Zukunft für die Teilnehmer:in ein?

**Beschreibung der Methode in Anlehnung an**

Schwab, J. (2022): Intervention 24: Zukunftscollage. In: R. B. Hanswille (Hrsg.): Systemische Therapie mit Kindern, Jugendlichen und ihren Familien. 88 Interventionen für die Praxis. Heidelberg (Carl-Auer), S. 171–174.

### 3.2.5 Arbeit an der Gruppenkohäsion

Wenn die Konflikte in der Gruppe zunehmen, wenn destruktive Dynamiken vermehrt Raum greifen und Regeln missachtet werden, ist es ratsam, die Gruppenmitglieder zu Übungen einzuladen, welche die Gruppenkohäsion stärken. Methoden wie die folgenden sind auch dafür gedacht, das Vertrauen in die Gruppe zu stärken. Ist die Zurückhaltung in der Gruppe groß, trauen sich die einzelnen Mitglieder nicht, sich mit ihren Themen zu öffnen, können sie durch die eine oder andere dieser Methoden mehr Sicherheit und Zutrauen finden und sich einander zumuten.

## Idee Nr. 71: Gruppenstärketier

**Beschreibung der Methode**

Die Gruppe erhält die Aufgabe, gemeinsam auf einem großen Blatt Papier ein »Gruppenstärketier« zu entwerfen. Es soll die Eigenschaften und Stärken der Gruppe zeigen. Dabei können folgende Fragen, die auf einem Flipchart festgehalten werden, hilfreich sein:

- Welches Gruppenstärketier ist der Gruppe eingefallen?
- Trägt es einen Namen?
- Was zeichnet es aus?
- Wofür stehen die einzelnen Körperteile?
- Was würde das Gruppenstärketier schwächen?
- Wie kann die Gruppe es vor Schaden bewahren?

- Wie könnte das Tier noch gestärkt werden?
- Wie ist der Gestaltungsprozess abgelaufen?
- Wie und worauf konnte sich die Gruppe schnell einigen?
- Wo war es schwierig, eine gemeinsame Entscheidung zu treffen?
- ...

Jedes Gruppenmitglied kann an einem anderen Ende des Blattes beginnen, wichtig ist lediglich, dass es ein gemeinsames großes Bild mit einem mehr oder weniger erkennbaren Wesen wird. Das gemeinsame Bild wird anschließend präsentiert.

**Varianten**

Wenn die Gruppe zu groß ist, sollte sie in zwei Kleingruppen geteilt werden. Jede Subgruppe präsentiert dann der anderen Gruppe ihr Gruppenstärketier und erzählt vom gemeinsamen Prozess.

**Ziel der Methode**

- die Gruppenkohäsion fördern
- gemeinsam etwas gestalten und Kompromisse eingehen
- sich mit seinen Vorstellungen durchsetzen oder zurückstecken
- sich der verschiedenen Kompetenzen in der Gruppe bewusst werden

**Generische Prinzipien**

Stabilitätsbedingungen schaffen

**Erforderliches Material**

weißes Tapetenpapier oder Flipchart-Papier, Malstifte

**Dauer**

max. 30 Minuten Gestaltungszeit, 20 Minuten für die Präsentationen im Plenum

**Kritische Situationen**

Die Gruppe kann sich nicht einigen. → Die Gruppe wird geteilt, und jede der neu entstandenen Gruppen zeichnet ihr eigenes Tier.

**Beschreibung der Methode in Anlehnung an**

Asen, E. u. M. Scholz (2015): Praxis der Multifamilientherapie. Heidelberg (Carl-Auer), S. 87.

## Idee Nr. 72: Gruppenwappen oder Gruppenhomepage

**Beschreibung der Methode**

Die Gruppe erhält die Aufgabe, gemeinsam ein Wappen als Symbol für die Gruppe zu entwerfen.

- Wie können die Stärken der Gruppe und die Kompetenzen der einzelnen Mitglieder in ein Wappen gepackt werden?
- Was sind die Besonderheiten der Gruppe?
- Welche Symbole drücken diese speziellen Fähigkeiten aus?
- Gibt es ein Gruppenmotto? Wenn ja, wie lautet es?
- ...

Das Wappen wird anschließend im Plenum besprochen.

**Varianten**

Wer ein Wappen für überholt hält, könnte statt der Gestaltung eines Wappens eine gemeinsame Webpage vorschlagen.

- Wie sieht das Logo der Gruppe aus?
- Wie ist die erste Seite gestaltet?
- Welche einzelnen Menüpunkte gibt es?
- Wie könnte der Content aussehen?
- ...

**Ziel der Methode**

- die Gruppenkohäsion fördern
- sich der verschiedenen Kompetenzen in der Gruppe bewusst werden
- gemeinsam etwas gestalten und Kompromisse eingehen
- seine Vorstellungen einbringen
- die Zusammengehörigkeit stärken

**Generische Prinzipien**

Stabilitätsbedingungen schaffen

**Erforderliches Material**

Tapetenpapier, Stifte und Farben

**Dauer**

max. 30 Minuten Gestaltungszeit, 15 Minuten Reflexion in der Gruppe

**Kritische Situationen**

- Gruppe kann sich auf keines der von einzelnen Gruppenmitgliedern vorgeschlagenen Wappen einigen. → Es wird eine Webpage gestaltet.
- Jemand findet keine Stärken in der Gruppe, sondern sieht nur Konflikte. → Sich bedanken für den wichtigen Input und gemeinsam in der Gruppe reflektieren.

**Beschreibung der Methode in Anlehnung an**

Asen, E. u. M. Scholz (2015): Praxis der Multifamilientherapie. Heidelberg (Carl-Auer), S. 107 f.

Caby, A. u. F. Caby (2011): Die kleine Psychotherapeutische Schatzkiste. Teil 2. Dortmund (Borgmann Media), S. 125 f.

## Idee Nr. 73: Gruppenmetapher

**Beschreibung der Methode**

Die Gruppenmitglieder werden eingeladen, eine passende Metapher für die Gruppe zu finden und sie grafisch auf Papier festzuhalten. Die Metapher ergänzen sie mit Stärken und Fähigkeiten der einzelnen Gruppenmitglieder. Bei mehr als 6 Personen ist es ratsam, die Gruppe zu teilen. Dann arbeiten beide Gruppen an jeweils einer für sie passenden Metapher und stellen sich gegenseitig die Metaphern vor.

**Varianten**

Die Gruppe kann, anstatt ein Bild zu gestalten, auch einen Text verfassen, indem sie die Metapher beschreibt (siehe »Beispiele«).

**Ziel der Methode**

- durch Bilder einen assoziativen Zugang zu den Dynamiken der Gruppe erhalten

- Perspektiven entwickeln
- die Kraft der Gruppe verdeutlichen
- Fähigkeiten Einzelner sichtbar machen und ihnen Bedeutung verleihen
- das Gefühl der Zugehörigkeit zur Gruppe stärken

**Generische Prinzipien**

Stabilitätsbedingungen schaffen

**Erforderliches Material**

großes Papier, Stifte

**Dauer**

ca. 30 Minuten Gestaltungszeit, 20 Minuten Präsentation im Plenum

**Kritische Situationen**

Einer Teilnehmer:in fallen nur negative Metaphern wie »Kampftruppe« oder »Gefängnisinsassen« ein. → Zur Kenntnis nehmen und der Gruppe zur gemeinsamen Reflexion zur Verfügung stellen.

**Beispiele**

»Wir sind wie ein kleines Kammerorchester, bestückt mit Streichern, Bläsern, einer Soloharfe und einer Solopauke. Obwohl wir uns erst vor Kurzem gegründet haben, zeichnet uns bereits ein guter Klangkörper aus. Da wir meist nur Uraufführungen ohne Wiederholungen spielen, gibt es ab und zu auch Misstöne. Unsere Streicher – zwei an der Zahl – zeichnen sich durch eine hohe Flexibilität und Variantenreichtum aus, die Bläser durch Humor und Leichtigkeit, die Soloharfenistin durch ihre Vielseitigkeit und unser Paukist durch seine Präzision. Unser Ensemblegeist ist meist sehr verbindend, nur ab und zu gibt es Ausreißer, die wir wieder dank unserer Dirigentin in den Griff kriegen.«

**Beschreibung der Methode in Anlehnung an**

Budziat, R. u. H. R. Kuhn (2021): Gruppen und Teams professionell beraten und leiten. Handbuch Gruppendynamik für die systemische Praxis. Göttingen (Vandenhoeck & Ruprecht), S. 326.

Schatzl, T. (2020): »Schau mal, was ich alles kann!« Ressourcenorientiertes Arbeiten in der Pädagogik. In: M. Schieche u. S. Schreiber (Hrsg.): Ins Tun kommen – Prozess- und ressourcenorientierte Tools der Systemischen Therapie. Das Lehrbuch für die Praxis. Stuttgart (Klett-Cotta), S. 326 f.

## Idee Nr. 74: Gruppencollage

**Beschreibung der Methode**

Die Gruppe erhält den Auftrag, gemeinsam eine Collage zu gestalten, welche die Gruppe repräsentieren soll. Stärken, Konflikte, Eigenschaften Einzelner sollen dabei genauso berücksichtigt werden wie gemeinsame Erfahrungen und Entwicklungen. Die Collage wird anschließend präsentiert, das Ergebnis und der Gruppenprozess werden reflektiert. Wenn die Gruppe zu groß ist, wird in zwei Gruppen gearbeitet.

**Varianten**

Es kann auch mit Fotos bzw. mit Kopien von Fotos der einzelnen Teilnehmer:innen gearbeitet werden. Dann entsteht statt einer Collage ein Gruppenfotoalbum.

**Ziel der Methode**

- die Gruppenkohäsion stärken
- Verhandlungen durchführen
- Kompromisse eingehen

**Generische Prinzipien**

Stabilitätsbedingungen schaffen

**Erforderliches Material**

Illustrierte, Schere, Klebstoff, Tapetenpapier, Kopien von Fotos

**Dauer**

ca. 30 Minuten Gestaltungszeit, 20 Minuten Präsentation und Reflexion in der Gruppe

**Kritische Situationen**

Die Gruppe kann sich nicht auf eine Collage einigen. → Dann wird in Kleingruppen gearbeitet und eine zweite und notfalls eine dritte gestaltet.

**Beschreibung der Methode in Anlehnung an**

Reich, C.: Collage. Verfügbar unter: https://methodenpool.de/collage/ [3.3.2026].

## Idee Nr. 75: Kompetenzenbaum

### Beschreibung der Methode

Die Gruppentherapeut:in legt mit zwei langen Seilen (zu je mindestens 5 Metern) die Umrisse eines Baumes. Die Wurzeln des Baumes bilden, auf Moderationskarten festgehalten, die vereinbarten Gruppenregeln. Jede Teilnehmer:in erhält ein eigenes Seil, welches sie in die Baumkrone als symbolisierten Ast des Kompetenzenbaumes legt. Auf Moderationskarten schreibt sie ihren Namen und jeweils eine Fähigkeit bzw. Stärke. Diese Moderationskarten fügt sie ihrem Ast hinzu. Die Gruppentherapeut:in begleitet den Prozess mit ressourcenaktivierenden Fragen. Die Teilnehmer:innen werden aufgefordert, die Äste der anderen zu ergänzen. Am Ende des Gestaltungsprozesses betrachtet die Gruppe gemeinsam den Reichtum des Kompetenzenbaumes und fotografiert ihn, um ihn gut zu verankern. Wenn die Gruppe zu groß ist, bietet es sich an, in zwei oder drei Gruppen zu arbeiten und anschließend die Gruppen dazu einzuladen, die Bäume einander vorzustellen.

### Varianten

Statt den Kompetenzenbaum mit Seilen zu legen, kann er auch auf einem großen Papier gezeichnet werden.

### Ziel der Methode

- Ressourcenaktivierung
- Stärkung des Wir-Gefühls
- Perspektivenwechsel

### Generische Prinzipien

Stabilitätsbedingungen schaffen

### Erforderliches Material

2 Seile zu je mindestens 5 Metern, kürzere Seile in der Anzahl der Gruppenmitglieder, verschiedenfarbige Moderationskarten, Stifte

### Dauer

ca. 30 Minuten Gestaltungszeit, 15 Minuten Präsentations- und Reflexionsphase

### Kritische Situationen

Einer Teilnehmer:in fallen keine Ressourcen und Stärken ein. → Die Gruppe wird befragt, die Gruppentherapeut:in ergänzt.

### Beschreibung der Methode in Anlehnung an

Hochstrat, I. (2022a): Intervention 47: Kompetenzbaum aus Tauen/Seilen. In: R. B. Hanswille (Hrsg.): Systemische Therapie mit Kindern, Jugendlichen und ihren Familien. 88 Interventionen für die Praxis. Heidelberg (Carl-Auer), S. 264–267.

## Idee Nr. 76: Gruppenbus

### Beschreibung der Methode

Der Gruppenbus lehnt sich an eine Übung von Hiltrud Bierbaum-Luttermann an, die diese für Familien vorschlägt. Sinnvoll ist die Übung, wenn destruktive Dynamiken spür- und sichtbar werden.

Im Raum stellen wir so viele Stühle, wie es Teilnehmer:innen gibt, hintereinander auf. Sie werden so wie Autobussitze aneinandergereiht. Die Gruppentherapeut:in stellt dann Fragen:

- »Wer hält aktuell das Steuer in der Hand?«
- »Wer bestimmt die Atmosphäre?«
- »Wer bestimmt die Kommunikation?«
- »Wer ist von der ungünstigen Dynamik unmittelbar betroffen?«

Wer aktuell dominiert, setzt sich an das Steuer. Wer am meisten unter der Situation leidet, darf die anderen im Gruppenbus so platzieren, wie er es erlebt:

- »Wer sitzt auf dem prominenten Platz neben der Fahrer:in?«
- »Wer sitzt unmittelbar hinter der Bus-Chauffeur:in?«
- »Wessen Platz ist in der letzten Reihe?«

Dann befragen wir die einzelnen Fahrgäste nach ihrer Befindlichkeit. Gegebenenfalls darf der oder die Leidtragende das Setting neu ordnen, und wir fragen wieder nach der Befindlichkeit der einzelnen Gruppenmitglieder. In einer nächsten Runde dürfen die Gruppenmitglieder sich so umsetzen, wie es ihnen am ehesten entspricht. Die Gruppentherapeut:in begleitet den Prozess, bis ein für alle tragfähiger Kompromiss gefunden wurde. Sie lädt die Gruppenteilnehmer:innen ein, sich in diese neue Position hineinzufühlen und hineinzufinden. Abschließend würdigt sie die Kompromissbereitschaft der einzelnen Fahrgäste, das Gefühl wird gut verankert und die Erfahrung für den Alltag reflektiert:

»Wie kann Ihnen diese Erfahrung in der nächsten kritischen Situation helfen?«

**Ziel der Methode**

- Perspektiven erweitern
- Befindlichkeiten im Raum verorten
- Beziehungsmuster verdeutlichen

**Generische Prinzipien**

Destabilisierung und Fluktuationsverstärkungen anregen; Muster des relevanten Systems identifizieren; Symmetriebrechung ermöglichen

**Erforderliches Material**

Stühle und ein großer Raum

**Dauer**

ca. 25 Minuten und 20 Minuten Reflexionszeit im Plenum

**Kritische Situationen**

Eine Teilnehmer:in ist nicht bereit mitzumachen. → Sie einladen, die Beobachter:innenrolle zu übernehmen.

**Beschreibung der Methode in Anlehnung an**

Bierbaum-Luttermann, H. (2023): Hypnotherapeutische Teilearbeit mit Handpuppen und Alltagsrequisiten wie Bohnen, Becher und Papier. (Unveröffentl. Manuskript f. Seminarteilnehmer:innen am Institut für Systemische Therapie, Wien).

## Idee Nr. 77: Gruppenskulptur

**Beschreibung der Methode**

Diese erlebnisintensivierende Methode stammt aus der Pionierzeit der Familientherapie und dient der Darstellung von Beziehungen ohne Worte – allein durch Haltung, Distanz und Blick. Die Skulptur ist eine äußere Repräsentation eines inneren Bildes (von Schlippe u. Schweitzer 2016, S. 281), sie ist subjektiv, hypothetisch und kein wahres Abbild der Wirklichkeit. Dies mit den Gruppenteilnehmer:innen vorweg zu klären, ist wichtig. Es geht nicht um Wahrheitssuche, sondern um die Darstellung einer subjektiven Wahrnehmung. Wie effizient diese Methode ist, betont Erhard Grünauer, indem er auf Folgendes hinweist:

> »Insbesondere, wenn die Skulptur-Arbeit im Sinne Virginia Satirs (1990) alle Sinne einbezieht (›… seen, heard, understood, touched …‹), wird der Klärungs-, Lösungs- und Veränderungsprozess auf sehr eindrucksvolle Weise vertieft« (Grünauer 2021, S. 115).

Die Skulptur erleichtert die gemeinsame Hypothesenbildung und intensiviert Gespräche.

Ursprünglich für Familien konzipiert, lässt sich diese Methode gut nutzen, um Beziehungen von Gruppenteilnehmer:innen darzustellen. Eine Teilnehmer:in wird aufgefordert, die Gruppe in Haltung und Position so aufzustellen, wie sie sie gerade erlebt:

> »Stellen Sie sich vor, Sie wären eine Künstler:in und hätten die Aufgabe, eine Skulptur dieser Gruppe zu entwerfen. Wie sähe sie aus?«

Dabei beachten die »Künstler:innen« den räumlichen Abstand, die hierarchische Strukturierung, die Mimik und Gestik, die Blickrichtung.

- Wer ist wem nahe?
- Wer kann sich gut durchsetzen?
- Wer steht eher weit entfernt von den anderen?
- Wer steht auf einem Stuhl, wer geht in die Knie?

Die Künstler:in wird ermutigt, diese Grundelemente zu beachten, auszuprobieren und zu verändern, bis sie zufrieden ist. Alle bleiben in diesen Positionen und werden dann von der Gruppentherapeut:in zu ihren Wahrnehmungen, Empfindungen und Gedanken befragt:

- »Was für ein Gefühl ist es, in dieser Position zu sein?«
- »Was möchten Sie gerne ändern?«

Nach der Ist-Skulptur wird ein zweites Bild entworfen, die Wunschskulptur.

»Was bräuchte die Gruppe, um vom Ist- zum Wunschbild zu kommen?«

Niemand muss bei der Skulptur mitmachen. Wer sich nicht daran beteiligen will, erhält die Rolle der Beobachter:in. Ihre Wahrnehmungen fließen beim anschließenden Reflexionsprozess ein.

**Varianten**

- Auch die Therapeut:in kann die Gruppe nach ihrer eigenen Wahrnehmung aufstellen. Dann sprechen wir von einer Outside-Skulptur. Stellt ein Gruppenmitglied auf, wird es Inside-Skulptur genannt.
- Slow Motion: Jede gibt einem Impuls nach, wiederholt ihn mehrmals im Zeitlupentempo, beobachtet, welche Veränderung das in den Positionen und Beziehungen der einzelnen Gruppenmitglieder im System auslöst.
- Die Skulptur kann eine Überschrift bekommen oder jedes Gruppenmitglied gibt ein Wort oder einen Satz von sich.

**Ziel der Methode**

- neue Perspektiven finden
- Intensivierung des Gruppenprozesses
- Hilfe bei der Hypothesenbildung

**Generische Prinzipien**

Destabilisierung und Fluktuationsverstärkungen anregen; Muster des relevanten Systems identifizieren; Symmetriebrechung ermöglichen

### Dauer

30 bis 40 Minuten, anschließend 20 Minuten gemeinsame Reflexionszeit

### Kritische Situationen

Durch die Skulptur wird deutlich, dass es Außenseiter:innen gibt oder dass es ein Gruppenmitglied gibt, das sich sehr viel Raum nimmt. → Die Wahrnehmung nutzen und gemeinsam reflektieren: Wie könnten wir diese Rollen ändern? Was kann die Gruppe dafür tun, was die Betroffenen? Was könnte das Gute an den jeweiligen Positionen sein? Etc.

### Beschreibung der Methode in Anlehnung an

Baumeister, C. (2001): Die »Familienskulptur« als Baustein gruppentherapeutischen Arbeitens. *Psychotherapie im Dialog* 2 (1): 78–81.

### Weiterführende Literatur

Grünauer, E. (2021): Skulptur-Arbeit: Beziehungen gestalten, systemisch, mehrperspektivisch. In: M. Schieche u. S. Schreiber (Hrsg.): Ins Tun kommen – Prozess- und ressourcenorientierte Tools der Systemischen Therapie. Das Lehrbuch für die Praxis. Stuttgart (Klett-Cotta), S. 113–144.

## Idee Nr. 78: Beziehungslandkarte

### Beschreibung der Methode

Für die Visualisierung familiärer Beziehungen steht uns das Genogramm zur Verfügung. Das können wir in der ersten Phase des Kennenlernens gut nutzen, um uns und unser familiäres Umfeld der Gruppe bekanntzumachen. Für die grafische Darstellung der Beziehungen in der Gruppe hingegen sind die Gruppenteilnehmer:innen auf ihre Fantasie angewiesen. Wir laden sie ein, die Landkarte ihrer Beziehungen zu den einzelnen Gruppenmitgliedern zu entwerfen. Es können einzelne Inseln sein, Kontinente, Gebirgszüge und Flüsse, ein Universum mit verschiedenen Planeten oder ein Stadtplan mit verschiedenen Bezirken oder Vierteln. Manche Inseln liegen näher, oder manche Wohngruppen stehen enger beieinander, zwischen manchen Kontinenten gibt es regen Schiffsverkehr, manche Viertel sind sehr zentral, andere wiederum sehr entlegen, und man besucht sie selten.

**Varianten**

abstrakte Visualisierung wie Cluster oder Mindmapping

**Ziel der Methode**

- sich über Beziehungen klarer werden
- Nähe-Distanz-Verhältnisse transparent und thematisierbar machen
- sich mögliche Konfliktlinien bewusst machen

**Generische Prinzipien**

Destabilisierung und Fluktuationsverstärkungen anregen; Muster des relevanten Systems identifizieren; Symmetriebrechung ermöglichen

**Erforderliches Material**

große Papierbögen und Farbstifte, Wachskreiden

**Dauer**

ca. 30 Minuten für das Gestalten, 30 Minuten gemeinsame Präsentations- und Reflexionsphase

**Kritische Situationen**

- Jemand will nicht zeichnen. → Es kann auch ein Text sein.
- Jemand stellt fest, dass er oder sie als einsame Insel sehr im Abseits steht. → Gemeinsam überlegen, wie sich die Verkehrsverbindungen zu der einsamen Insel verbessern ließen.

**Beschreibung der Methode in Anlehnung an**

Minuchin, S. (1980): Familie und Familientherapie. Theorie und Praxis struktureller Familientherapie. Freiburg i. Br. (Lambertus), S. 67–85.

Schwing R. u. A. Fryszer (2018): Systemisches Handwerk. Werkzeug für die Praxis. Göttingen (Vandenhoeck & Ruprecht), S. 68 f.

## Idee Nr. 79: Fishbowl

**Beschreibung der Methode**

Diese Diskussionsmethode empfiehlt sich, wenn wir alle Teilnehmer:innen dazu anregen wollen, ihre Ideen und Erfahrungen mit der

Gruppe zu teilen. Wir gestalten mit Stühlen einen Innen- und einen Außenkreis: insgesamt ein Stuhl mehr, als es Gruppenmitglieder gibt. Im Innenkreis stehen drei bis vier Stühle, ein Stuhl bleibt unbesetzt. Im Außenkreis stehen die restlichen Stühle. Zwei oder drei Teilnehmer:innen setzen sich in den Innenkreis und beginnen, über die Gruppe, ihr Erleben, ihre Erfahrungen, ihre Einschätzungen über den bisherigen Verlauf zu diskutieren. Es kann sinnvoll sein, die Fragen, über die diskutiert werden soll, auf einem Flipchart festzuhalten. Zum Beispiel:

- Was war für mich bisher in dieser Gruppe wichtig?
- Was verbindet mich mit dieser Gruppe?
- Was trennt mich?
- Was möchte ich sonst noch sagen?

Im Innenkreis soll ein lebendiger Austausch über das Erleben der Gruppe erfolgen. Es sollen keine Monologe gehalten werden. Vielmehr sollen die Teilnehmer:innen dialogisch auf die Erfahrungen der anderen Mitglieder im Innenkreis reagieren, sie sollen sie aufnehmen, weiterdenken und ihnen etwas hinzufügen. Der Außenkreis hört zu, und wenn sich jemand vom Außenkreis einmischen, etwas ergänzen oder fragen will, setzt er sich auf den leeren Stuhl und beteiligt sich am Gespräch. Jemand aus dem Innenkreis macht nach seinem Redebeitrag den Stuhl frei für jemand anderen aus dem Außenkreis.

Die Fishbowl lebt von der Bewegung, das heißt, die Teilnehmer:innen sollten wechseln, es sollte ein reger Verkehr zwischen Innen- und Außenkreis stattfinden. Den Innenkreis sollte niemand dominieren. Wenn ein Gruppenmitglied im Innenkreis nichts mehr hinzuzufügen hat, wenn es seine Wahrnehmungen und Erfahrungen vorgebracht hat, verlässt es den Innenkreis und macht Platz für jemanden aus dem Außenkreis. Es darf zu einem späteren Zeitpunkt wieder in den Innenkreis zurückkehren. Der große Vorteil der Fishbowl ist ihre Überschaubarkeit. Durch die geringe Anzahl an Gesprächsteilnehmer:innen im Innenkreis ist der Diskussionsablauf geordneter, es kommen auch jene zu Wort, die Schwierigkeiten haben, in einer großen Gruppe zu sprechen. Die Fishbowl endet mit einer kurzen Blitzlichtrunde. Jede Teilnehmer:in formuliert ihre Befindlichkeit in einem Wort oder in einem kurzen Satz.

Die Fishbowl ist vielfältig einsetzbar und empfiehlt sich immer dann, wenn etwas kontrovers diskutiert werden soll und nichts entschieden werden muss.

**Varianten**

- Die Fishbowl wird von der Gruppentherapeut:in moderiert.
- Oder der Außenkreis schreibt für sich Relevantes auf Moderationskarten, die anschließend als Ergänzung zur Diskussion auf Pinnwänden für alle sichtbar angebracht werden.

**Ziel der Methode**

- eine kontroverse und perspektivenreiche Auseinandersetzung initiieren
- eine klare Rollenteilung zwischen Sprechenden und Zuhörenden einführen
- fokussiert und geordnet über ein Thema diskutieren
- alle Teilnehmer:innen beteiligen, auch zurückgezogene und schüchterne
- durch die Beteiligung aller eine dynamische und abwechslungsreiche Diskussionsform erhalten, in der jedes Gruppenmitglied ohne Unterbrechung seine Wahrnehmung einbringen kann

**Generische Prinzipien**

Energetisierungen ermöglichen und Veränderungsmotivation erhöhen

**Erforderliches Material**

Stühle, Moderationskarten, Pinnwände

**Dauer**

ca. 20 Minuten, 10 Minuten gemeinsame Reflexionszeit

**Kritische Situationen**

Jemand vom Außenkreis mischt sich in die Diskussion ein, im Außenkreis beginnt eine eigene Diskussion, jemand im Innenkreis hält einen langen Monolog. → Unterbrechen und noch mal auf die Regeln der Fishbowl verweisen.

**Beschreibung der Methode in Anlehnung an**

Rohr, D. (2023): Systemisch lehren – Lernen begleiten. Ein Lehr- und Praxishandbuch für die Erwachsenenbildung. Heidelberg (Carl-Auer), S. 222–225.

## Idee Nr. 80: Stimmungsbarometer

### Beschreibung der Methode

Die Gruppentherapeutin entwirft auf einem großen Bogen Papier eine Skala, vertikal trägt sie Werte von -10 bis +10 ein, horizontal unterteilt sie die Skala in drei Bereiche:

- vor Beginn der Gruppentherapie
- jetzt
- am Ende der Gruppentherapie

Die Gruppenteilnehmer:innen tragen sich einzeln in das gemeinsame Stimmungsbarometer ein, jedes Gruppenmitglied mit einer eigenen Farbe und einem eigenen Symbol (siehe Abb. 16). Anschließend wird im Plenum das Stimmungsbarometer besprochen:

- »Wo standen Sie zu Beginn?«
- »Wie ist das Befinden heute?«
- »Wie soll es am Ende der Gruppentherapie sein?«
- »Was hat zur Stimmungsverbesserung oder -verschlechterung beigetragen?«
- »Wie sehen die nächsten wichtigen Schritte aus?«
- »Welcher nächste kleine Schritt steht an?«
- »Wie kann die Gruppe Sie dabei unterstützen?«

### Varianten

Alle zeichnen ihr eigenes Stimmungsbarometer und teilen es mit der Gruppe.

### Ziel der Methode

- Befindlichkeiten transparent machen
- Ähnlichkeiten und Unterschiede erkennen
- nächste Schritte konkretisieren
- Selbstwirksamkeit erhöhen
- Kraft der Gruppe nutzen

### Generische Prinzipien

Stabilitätsbedingungen schaffen

### Erforderliches Material

großer Bogen Papier, verschiedenfarbige Stifte

### Dauer

5 Minuten für das Eintragen ins Stimmungsbarometer, 15 Minuten gemeinsame Reflexionszeit

### Kritische Situationen

- Eine Teilnehmer:in steckt sich zu hohe Ziele. → Die Gruppenmitglieder reflektieren gemeinsam, wie sie mit jeweils eigenen unrealistischen Erwartungen umgehen.
- Jemand kann sich nicht einstufen. → Wir holen Rückmeldungen der Gruppe ein, wie sie die Stimmung des Gruppenmitglieds einstufen würde.

### Beispiele

| Stimmung | Beginn der Gruppentherapie | heute | Ende der Gruppentherapie |
|---|---|---|---|
| +10 | | | Ø |
| +9 | | | # • + |
| +8 | | • | |
| +7 | | # | |
| +6 | | | & |
| +5 | | | × ☼ |
| +4 | | ☼ + | |
| +3 | & | & | |
| +2 | + | | Ω |
| +1 | Ø ☼ # • | × Ω Ø | |
| -1 | | | |
| -2 | | | |
| -3 | | | |
| -4 | | | |
| -5 | Ω | | |
| -6 | × | | |
| -7 | | | |
| -8 | | | |
| -9 | | | |
| -10 | | | |

*Abb. 16: Stimmungsbarometer*

### Beschreibung der Methode in Anlehnung an

Asen, E. u. M. Scholz (2015): Praxis der Multifamilientherapie. Heidelberg (Carl-Auer), S. 146 ff.

Hansen, H. (2019): A–Z der Interventionen in Gruppen. Flipchart-Tools für Beratung, Supervision und Teamentwicklung. Stuttgart (Klett-Cotta), S. 183 ff.

## Idee Nr. 81: Bewerbungsschreiben

### Beschreibung der Methode

In Subgruppen erstellen die Gruppenteilnehmer:innen für die anderen in der Gruppe Bewerbungsschreiben. Dabei werden, wie in Bewerbungsschreiben üblich, die positiven Eigenschaften, die Vorzüge dieser Personen beschrieben und hervorgehoben. Die Bewerbungsschreiben werden anschließend in der Gruppe vorgelesen, die anderen Gruppenteilnehmer:innen ergänzen und/oder konkretisieren sie anhand von Erfahrungen mit dem jeweiligen Gruppenmitglied.

### Varianten

Statt eines Bewerbungsschreibens kann auch ein Steckbrief formuliert werden. Aber auch hierbei gilt: Nur Stärken und Ressourcen der Person dienen der Kennzeichnung der »Gesuchten«.

### Ziel der Methode

- Wertschätzung
- Verbesserung des Gruppenklimas
- Stärkung des Selbstvertrauens
- Ressourcenfokussierung

### Generische Prinzipien

Stabilitätsbedingungen schaffen

### Erforderliches Material

A4-Blätter und Stifte

### Dauer

30 Minuten für die Arbeit in den Subgruppen, 20 Minuten Präsentations- und Reflexionszeit

**Kritische Situationen**

- Jemand kann bei den anderen keine positiven Eigenschaften benennen. → Die Gruppe um Unterstützung bitten.
- Für eine Gruppenteilnehmer:in ist es schwierig, die positiven Rückmeldungen anzunehmen. → In der Gruppe zum Thema machen:

- »Wie geht es Ihnen mit den guten Rückmeldungen?«
- »Finden Sie es auch schwierig, sie anzunehmen und ernst zu nehmen?« »Was könnte helfen, sie anzunehmen?«

**Beispiele**

Bewerbungsschreiben für Frau S. als Art-Director:

> »Frau S., 45 Jahre alt, ist nicht nur umfassend gebildet und in vielen Bereichen kompetent, sondern auch humorvoll, einfühlsam, wortgewandt, geistreich. Ihre Fähigkeiten setzt sie dosiert, klug und mit viel Leichtigkeit ein. Zudem ist sie verlässlich, verantwortungsbewusst und teamfähig. Frau S. verfügt über die optimalen Voraussetzungen für das Leiten eines Kreativteams, sie ist für jedes Unternehmen ein absoluter Gewinn.«

**Beschreibung der Methode in Anlehnung an**

Asen, E. u. M. Scholz (2015): Praxis der Multifamilientherapie. Heidelberg (Carl-Auer), S. 141.

## Idee Nr. 82: Anonyme Briefe

**Beschreibung der Methode**

Die Gruppenteilnehmer:innen schreiben die Namen aller in der Gruppe auf ein Blatt, auch den eigenen Namen. Jedes Gruppenmitglied schreibt zu jedem Namen, auch zum eigenen, eine liebevolle, konstruktive Kritik, einen Hinweis, eine Aufforderung oder eine persönliche Bemerkung, die es dieser Person mit auf dem Weg geben will. Es empfiehlt sich, die Schrift etwas zu verstellen, damit die Anonymität gewahrt bleibt. Die Gruppentherapeut:in sammelt die Blätter ein, verteilt sie so, dass niemand sein eigenes Blatt, seinen eigenen Brief bekommt, und bittet die Gruppe, die »anonymen Briefe« vorzulesen.

Anschließend wird besprochen, was für die Teilnehmer:innen neu war und was sie besonders überrascht und gefreut hat.

**Ziel der Methode**

- genau beobachten
- vorsichtig urteilen
- konstruktiv mit Kritik und Lob umgehen
- neue Blickwinkel finden

**Generische Prinzipien**

Stabilitätsbedingungen schaffen; Energetisierungen ermöglichen und Veränderungsmotivation erhöhen

**Erforderliches Material**

A4-Papier und Stifte

**Dauer**

ca. 20 Minuten Schreibzeit, 30 Minuten für den Austausch im Plenum

**Kritische Situationen**

Jemand fühlt sich durch eine kritische Bemerkung verletzt. → Zum Thema machen und in der Gruppe besprechen, wie wir mit Verletzungen produktiv umgehen können.

**Beschreibung der Methode in Anlehnung an**

Asen, E. u. M. Scholz (2015): Praxis der Multifamilientherapie. Heidelberg (Carl-Auer), S. 98.

Rechenberg-Winter, P. u. A. Randow-Ruddies (2017): Poesietherapie in der systemischen Praxis. Interventionen für die Einzel-, Paar-, Familien- und Gruppentherapie. Göttingen (Vandenhoeck & Ruprecht), S. 51 f.

## Idee Nr. 83: Rundtexte

**Beschreibung der Methode**

Die Gruppentherapeut:in zeichnet auf einem großen Bogen Papier ein Spinnennetz mit ebenso vielen Kreisen und Kreissegmenten auf, wie es Teilnehmer:innen gibt. Das Spinnennetz liegt in der Mitte, die

Gruppe steht um das Blatt herum, und jedes Gruppenmitglied trägt im äußersten Kreissegment, im Kreissegment direkt vor sich, ein für es spontan bedeutsames Wort zur Gruppe ein. Der Bogen Papier wird um ein Feld weiter nach rechts gedreht, jedes Gruppenmitglied schreibt wieder in das direkt vor ihm befindliche Kreissegment, das leer ist, die nächste Assoziation zur Gruppe, d. h. diesmal im zweiten Kreissegmentring. Das Blatt wird so lange gedreht, bis alle Felder in allen Kreissegmenten ausgefüllt sind. Schließlich formuliert jedes Gruppenmitglied aus dem Wortrepertoire, das sich aus den Feldern vor ihm ergibt, einen kurzen Text, der in der Gruppe präsentiert wird.

**Varianten**

Das Blatt wird nicht gedreht, jedes Gruppenmitglied füllt die Kreissegmente in seinem Ausschnitt aus und schreibt mit diesen Worten einen kurzen Text.

**Ziel der Methode**

- Eindrücke zur Gruppe sammeln
- das Gruppengeschehen gemeinsam reflektieren

**Generische Prinzipien**

Stabilitätsbedingungen schaffen

**Erforderliches Material**

ein großer Bogen Papier und Stifte

**Dauer**

ca. 15 Minuten zum Sammeln der Wörter, max. 10 Minuten Schreibzeit, 20 Minuten für den Austausch im Plenum

**Kritische Situationen**

- Jemand will nicht schreiben. → Es darf auch gezeichnet oder skizziert oder auch nur gesprochen werden.
- Jemand hat nur negative Assoziationen zur Gruppe. → Die Gruppentherapeut:in bittet die anderen Gruppenteilnehmer:innen um positive Assoziationen.

### Beispiele

Der Ausschnitt des Spinnennetzes, vor dem Paula stand, enthielt folgende Begriffe: Wärme, Konflikte, ohne Druck, Klugheit, Gruppe, lernen, Worte, Rat, wir (siehe Abb. 17). Aus diesem Wortmaterial schrieb sie folgenden Text:

> »Trotz mancher Konflikte und harter Worte erlebe ich die Gruppe, unser Wir, als guten Ort, durch den ich lernen kann, der mir mit Rat und Tat zur Seite steht. Ich darf die Klugheit und Wärme der Gruppe ohne Druck genießen.«

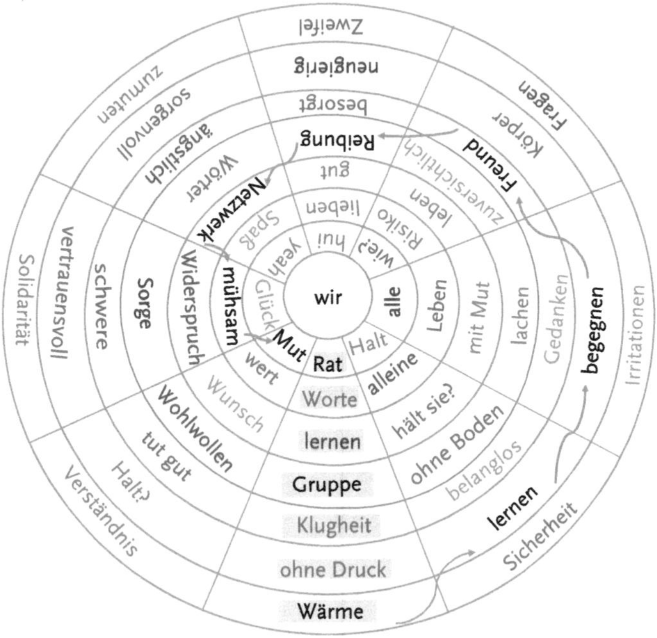


*Abb. 17: Rundtext*

**Beschreibung der Methode in Anlehnung an**

Diese Methode durfte ich im Rahmen einer poesie- und bibliotherapeutischen Fortbildung bei Heidi Sprenger und Anja Nevanlinna in Zürich/Meilen kennenlernen.

## Idee Nr. 84: Geschenkte Worte

**Beschreibung der Methode**

Die Gruppenmitglieder nehmen sich 10 Minuten Zeit und überlegen, welche Worte für sie im Zusammenhang mit der Gruppe von Bedeutung sind. Sie suchen für jedes Mitglied ein Wort und schreiben es auf eine Moderationskarte. Dann setzen sich die Gruppenmitglieder in Bewegung, sie gehen durch den Raum, nehmen Blickkontakt zu den einzelnen Teilnehmer:innen auf und verschenken nach und nach ihre kostbaren Worte. Aus diesen geschenkten Worten entsteht jeweils ein kurzer Text, der anschließend der Gruppe präsentiert wird.

**Ziel der Methode**

- neue Perspektiven finden
- Freude empfinden durch das Beschenken und das Beschenktwerden
- in Kontakt treten mit jedem einzelnen Gruppenmitglied

**Generische Prinzipien**

Stabilitätsbedingungen schaffen

**Erforderliches Material**

Moderationskarten und Stifte

**Dauer**

ca. 10 Minuten Sammeln der Worte, 5 Minuten Bewegung im Raum und Austausch der Worte, 10 Minuten Verfassen des Textes, ca. 25 Minuten Präsentations- und Reflexionszeit im Plenum

**Kritische Situationen**

- Jemand verschenkt nur kritische Worte. → Wir unterhalten uns darüber, welche Kraft Worte haben und welche Auswirkungen die Wahl unserer Worte auf das Gruppengefühl hat.
- Eine Teilnehmer:in will nicht vorlesen. → Ich frage, ob ich als Gruppentherapeut:in ihn vorlesen soll oder ob sie vom Schreibprozess erzählen möchte.

**Beispiele**

VERA erhält folgende Worte:

intensiv, gesehen werden, stärken, Rückmeldungen, regelmäßig, steinig, Verbindung, Gespräch.

Daraus entsteht:

> »Auch wenn der Weg manchmal steinig war, waren die regelmäßigen Gespräche doch sehr intensiv. Es war gut, gesehen zu werden, das waren beste Voraussetzungen, um gestärkt, gefüllt mit wertschätzenden Rückmeldungen, aus der Gruppe hervorzugehen. Es bleibt die Hoffnung, in Verbindung zu bleiben.«

**Beschreibung der Methode in Anlehnung an**

»Geschenkte Worte« gehört zum Standardrepertoire des therapeutischen Schreibens. Trotz aufwendiger Recherche konnte ich keine »Ursprungsquelle« ausfindig machen.

## 3.3 Abschlussphase

### 3.3.1 Resümee und Rückmeldungen

Wenn wir Gruppentherapien beenden, ist es wichtig, noch Offenes zu thematisieren, Lösungen gut zu verankern, Erarbeitetes und erreichte Ziele wertzuschätzen. Durch spezifisch gestaltete Abschlusstermine geben wir dem, was den Klient:innen gelungen ist, Bedeutung und sorgen so dafür, dass es festgeschrieben wird und nachhaltig wirkt. Beim Abschließen geht es aber auch darum, Abschied zu nehmen: von der intensiven Auseinandersetzung mit sich und mit den anderen, von der Gruppe und von der Gruppenleitung. Neben Verankerung von Lösungen und Abschiednehmen evaluieren wir:

- Was war das ursprüngliche Ziel?
- Was ist daraus geworden?
- Was ist noch offen?
- Was sind die nächsten Schritte, die anstehen?

Diese letzte Gruppentherapiephase nutzen wir, um zu resümieren und um Rückmeldungen zu geben. Die folgenden Übungen sollen dazu beitragen, dass dies gelingt.

## Idee Nr. 85: Internalisieren

### Beschreibung der Methode

Wie wichtig das Gestalten von Therapieabschlüssen ist, zeigt die bereits erwähnte Studie, die wir am Institut für Systemische Therapie (IST), Wien, 2004 durchgeführt haben (Geyerhofer, Ebmer u. Pucandl 2004; siehe auch Kap. 2.4.5). In einer umfangreichen Klient:innenbefragung stellten wir fest, dass jene Klient:innen, die ihre Therapie mit einer dezidierten Abschlussstunde beendeten, in einem signifikant höheren Ausmaß fähig waren, Lösungen, die im Laufe der Therapie erarbeitet wurden, auf andere Themen ihres Lebens zu übertragen.

> »Wenn wir wollen, dass KlientInnen mit Gefühlen wie Stolz, Stärke und Zuversicht unseren Therapieraum verlassen, müssen wir sicherstellen, dass sie das Erreichte nicht uns als TherapeutInnen, nicht den Medikamenten, dem Schicksal oder einem Glücksfall zuschreiben, sondern den Erfolg der Therapie auf ihr Tun und ihre Person zurückführen. Nur dann kann die Lösung von Problemen als Ressource, als Fertigkeit und als Kompetenz wahrgenommen werden« (Geyerhofer 2017, S. 272).

Das Internalisieren dient genau diesem Zweck.
Die einfachste und unspektakulärste Form des Internalisierens ist das Stellen internalisierender Fragen:

- »Wie ist es Ihnen gelungen, Ihre Obsession zu bekämpfen?«
- »Was sagt die Tatsache, dass Sie die Bulimie besiegt haben, über Sie aus?«
- »Wie verändert der Sieg über Ihr Kontrollbedürfnis Ihr Selbstbild?«
- »Wie haben Sie es geschafft, sich den Anweisungen des Zwangs zu widersetzen und regelmäßig in die Gruppe zu kommen?«
- »Was sagt das über Ihre Fähigkeiten und über Ihre Kompetenzen aus, die Sie gar nicht bemerken?«

In der Gruppentherapie stellen die Gruppenmitglieder Abschlusszertifikate aus – entweder für sich selbst oder für andere Teilnehmer:innen –, in denen ihre beobachteten Ressourcen und Fähigkeiten nochmals hervorgehoben und schriftlich festgehalten werden, gut sichtbar auch für schwierige Zeiten. Die Zertifikate werden beim letzten Gruppentreffen vorgelesen und feierlich überreicht.

**Varianten**

Es gibt viele Varianten des Internalisierens. Michael White und David Epston verfassten für Klient:innen Urkunden und stellten Zertifikate aus, Kindertherapeut:innen planen Abschlusszeremonien und befragen die Kinder nochmals detailliert nach ihren Lösungsstrategien. Gruppenteilnehmer:innen schreiben Lösungsgeschichten fort und schreiben sie fest, sie stellen Zeugnisse aus und widmen den Lösungen Gedichte. Um zu internalisieren, werden Abschlussrituale wie Preisverleihungen und feierliches Überreichen von Dokumenten veranstaltet.

**Ziel der Methode**

Kompetenzen und Fähigkeiten, die zu Lösungen geführt haben, sollen als Ressourcen der Person beschrieben und verstanden werden können. Und sie sollen dadurch als Ressource für andere Themen zur Verfügung stehen.

**Generische Prinzipien**

Symmetriebrechung ermöglichen; Re-Stabilisierung gewährleisten

**Erforderliches Material**

Briefpapier und Stifte, Partyutensilien

**Dauer**

ca. 30 Minuten für das Verfassen und noch mal 30 Minuten für das Vorlesen der Dokumente

**Kritische Situationen**

Die Klient:innen können die Sichtweise, es sei ihr Verdienst, nicht teilen. → Wir besprechen es nochmals und konkretisieren anhand von Beispielen.

**Beschreibung der Methode in Anlehnung an**

Geyerhofer, S. (2017): Internalisieren von Lösungen. Oder: Was tun am Ende einer erfolgreichen Psychotherapie. *systeme* 31 (2): 265–291.

**Weiterführende Literatur**

Tomm, K. (2018): Die Fragen des Beobachters. Schritte zu einer Kybernetik zweiter Ordnung in der systemischen Therapie. Heidelberg (Carl-Auer), S. 214–222.

## Idee Nr. 86: Brief an das zukünftige Ich eines Gruppenmitglieds

**Beschreibung der Methode**

Oft sehen Dritte mehr als unmittelbar Betroffene. Deswegen ist es bisweilen für Betroffene leichter, wenn andere ihnen Verdienste zuschreiben, als wenn sie das selbst tun müssten. Dieser Annahme folgt die Idee, dass die Gruppenmitglieder einander Briefe schreiben. Allerdings schreiben sie sie nicht an das jetzige Gruppenmitglied, sondern an die Person, die es in zwei Jahren sein wird. Sie gehen davon aus, dass die Empfänger:innen den Lösungsweg weiterverfolgen, und hypothetisieren, wie deren Leben und die dadurch vollzogenen Veränderungen in zwei Jahren aussehen werden. Die Briefe werden vorgelesen und feierlich überreicht.

**Varianten**

- Jede andere Form von Gestaltung wie Zeichnungen, Zertifikate oder Zeugnisse sind auch möglich.
- Brief an mein zukünftiges Ich: Die Teilnehmer:innen schreiben sich selbst einen Brief, in dem sie Erreichtes, aber auch noch zu Erreichendes formulieren.

**Ziel der Methode**

- Lösungen gut verankern
- den Selbstwert stärken
- Hoffnungen stärken
- Möglichkeitsräume öffnen

**Generische Prinzipien**

Energetisierungen ermöglichen und Veränderungsmotivation erhöhen; Symmetriebrechung ermöglichen; Re-Stabilisierung gewährleisten

**Erforderliches Material**

Briefpapier, Stifte

**Dauer**

ca. 20 Minuten Schreib- bzw. Gestaltungszeit, 30 Minuten für Präsentation und Reflexion im Plenum

**Kritische Situationen**

Eine Briefschreiber:in hebt nicht die Erfolge hervor, sondern kritisiert im Brief die Empfänger:in. → Unterbrechen und gemeinsam in der Gruppe die Veränderungen des Gruppenmitglieds thematisieren.

**Beispiele**

Beim letzten Gruppentermin verfasst FABIAN einen Brief an den zukünftigen Norbert:

»Lieber Norbert!

Heute, vor zwei Jahren, fand unser letztes Gruppentreffen statt. Damals warst du seit drei Monaten trocken, kein außerordentliches Ereignis für dich. Das war dir schon öfters gelungen. Trotzdem war damals schon einiges anders als zum Beginn unserer Gruppe. Deine Einstellungen hatten sich verändert und die Bedeutung, die du dem Trinken zugeschrieben hattest, war auch bereits eine andere. Vor drei Jahren war es noch so, dass jeder Versuch, das Trinken zu lassen, der nicht gelungen war, ein gescheiterter war. Damit war eine wüste Selbstbeschimpfung einhergegangen. ›Versager, willensschwacher Mensch, Feigling‹ – das waren noch die harmlosesten Worte, die du für dich gefunden hattest. Die Gruppe hatte dir was anderes zurückgemeldet. Sie war erstaunt darüber gewesen, wie hartnäckig du immer wieder Versuche unternommen hattest, mit wie viel Energie und Zuversicht du immer wieder probiertest, dem Alkohol zu entkommen. Wir bewunderten deine Kraft, es immer und immer wieder zu versuchen. Zunächst konntest du unsere Rückmeldungen gar nicht annehmen. Du wurdest aggressiv und meintest, wir sollten aufhören damit, dir Honig ums Maul zu schmieren. Du konntest unsere Wahrnehmung nicht akzeptieren. Wir fanden, du hättest es nicht leicht. Wichtige Bereiche in deinem Leben schienen ausweglos. Deine Arbeit, die dich frustrierte, die psychische Erkrankung deiner Frau, die dich deprimierte, und deine dich ständig kritisierenden Eltern. Auch diese Rückmeldung ließest du nicht gelten. Andere hätten es viel schwerer und würden trotzdem nicht trinken. Erst langsam, langsam konntest du unserem Feedback etwas abgewinnen. Langsam, langsam wurde deine Sicht auf dich weniger hart. Du hast dich dann bei uns dafür bedankt, dass wir dein Selbstbild ergänzten. Du meintest, du wärst netter zu dir geworden. Heute, zwei Jahre später, kann ich sagen, dass der Trend angehalten hat. Nach wie vor ist das Trinken ein Thema für dich, aber es bestimmt nicht mehr dein Leben. Nach wie vor ist der Alkohol Problemlöser Nr. 1, aber die Zeit und die Aufmerksamkeit, die er in deinem Leben beansprucht, ist geringer geworden. Du sprichst nicht mehr selbstanklagend vom Rückfall oder vom Scheitern. Ab und zu ›erlaubst‹ du dir, zur Flasche zu greifen, du kannst allerdings die Flasche schneller wieder beiseitestellen. Du lässt nicht mehr zu, dass er dein Leben, deine Beziehungen dominiert. Dass dir das gelungen ist, spricht sehr für dich, ich möchte dir gratulieren. Dass wir, die Gruppe, den Anstoß dafür geben durften, erfüllt mich mit Dankbarkeit.

Mit liebem Gruß, Fabian«

**Beschreibung der Methode in Anlehnung an**

Dießner, H. (2009): Gruppendynamische Übungen & Spiele. Ein Praxishandbuch. Paderborn (Junfermann), S. 207.

Unterholzer, C. C. (2017): Es lohnt sich, einen Stift zu haben. Schreiben in der systemischen Therapie und Beratung. Heidelberg (Carl-Auer), S. 75–80.

**Weiterführende Literatur**

Peischer, A. (2023): Versuchen Sie's mal mit Schreiben. Ein effektives Werkzeug für Coaching, Beratung und Erwachsenenbildung. Heidelberg (Carl-Auer).

## Idee Nr. 87: Erinnerungsbuch

### Beschreibung der Methode

Unsere Gruppenteilnehmer:innen erhalten von uns gleich beim ersten Termin leere Schreibhefte oder -bücher. Sie sollen sie im Laufe der gemeinsamen Zeit nutzen, um wichtige Sätze, Erfahrungen, Erkenntnisse, Rückmeldungen an andere oder von anderen zu notieren. Auch zwischen den Terminen dient dieses Erinnerungsbuch dem Festhalten von Fragen oder Themen, die auftauchen und die in der Gruppe besprochen werden sollen. Am Ende eines jeden Gruppentermins stehen den Teilnehmer:innen immer ca. 10 Minuten zur Verfügung, um das, womit sie bei diesem Treffen in Resonanz gegangen sind oder was noch nachwirkt, schriftlich festzuhalten. Beim letzten Gruppentreffen regen wir an, dass jedes Gruppenmitglied jedem anderen Gruppenmitglied folgende Fragen in dessen Erinnerungsbuch schriftlich beantwortet:

- »Was mag ich an dir?«
- »Was verbindet mich mit dir?«
- »Woran denke ich gerne, wenn ich an dich denke?«
- »Was möchte ich dir gerne noch sagen?«

Nach ca. 30 Minuten werden die Sätze, die das jeweilige Gruppenmitglied am meisten berühren, vorgelesen.

Wer seine Gedanken und Überlegungen nicht analog festhalten will, wem Tablet, Laptop oder Handy lieber ist, der kann selbstverständlich statt des Schreibheftes ein technisches Gerät nutzen.

### Varianten

In der Multifamilientherapie wird das »Erinnerungsbüchlein« von den Teilnehmer:innen für Familien gestaltet, die sich verabschieden. Jede Familie schreibt Erwähnenswertes über die anderen Familien auf. Diese schriftlichen Rückmeldungen werden der Familie dann gebündelt zum Abschluss überreicht.

### Ziel der Methode

- Sichtbarmachen von Veränderungen
- intensives schriftliches Reflektieren
- Selbstwertstärkung

**Generische Prinzipien**

Energetisierungen ermöglichen und Veränderungsmotivation erhöhen; Symmetriebrechung ermöglichen; Re-Stabilisierung gewährleisten

**Erforderliches Material**

Schreibhefte in der Anzahl der Gruppenmitglieder

**Dauer**

ca. 30 Minuten Schreibzeit, 20 Minuten für den Austausch im Plenum

**Kritische Situationen**

Einer Teilnehmer:in fällt nichts Positives ein. → Wir unterstützen und bitten die Gruppenmitglieder, ihre Erinnerungen und Wahrnehmungen über die anderen zur Verfügung zu stellen.

**Beschreibung der Methode in Anlehnung an**

Asen, E. u. M. Scholz (2015): Praxis der Multifamilientherapie. Heidelberg (Carl-Auer), S. 102.

## Idee Nr. 88: Abschiedsbrief an die Gruppe

**Beschreibung der Methode**

Wenn wir am Ende angelangt sind, geht es darum, die Zeit Revue passieren zu lassen, einzusammeln, was gut und wichtig war, sich zu bedanken und sich zu verabschieden. Ein Abschiedsbrief an die Gruppe kann eine gute, sehr wertschätzende Form dafür sein. Die Gruppenteilnehmer:innen werden eingeladen, sich in Form eines Briefes bei der Gruppe zu bedanken. Dabei sind sie aufgefordert, möglichst konkret und detailliert zu beschreiben, wofür sie sich bei Einzelnen in der Gruppe bedanken wollen. Die Briefe werden vorgelesen. Anschließend können sie kopiert und ins Erinnerungsbuch (siehe vorherige Methode) geheftet werden.

**Varianten**

Manche Gruppenteilnehmer:innen finden die Form des Briefes zu antiquiert. Ihnen steht es frei, stattdessen eine Mail zu formulieren. Gruppenteilnehmer:innen, für die ein Brief zu herausfordernd ist, können auch eine Ansichtskarte schreiben oder eine Textnachricht.

#### Ziel der Methode

- noch mal benennen und gut verankern, was die Teilnehmer:innen an der Gruppe wertgeschätzt haben
- Abschied nehmen

#### Generische Prinzipien

Energetisierungen ermöglichen und Veränderungsmotivation erhöhen; Symmetriebrechung ermöglichen; Re-Stabilisierung gewährleisten

#### Erforderliches Material

Briefpapier oder Karten im A5-Format, Stifte

#### Dauer

bis zu 20 Minuten Schreibzeit, 30 Minuten für das Vorlesen und Reflektieren im Plenum

#### Kritische Situationen

Einer Teilnehmer:in fällt nichts ein, wofür sie sich bedanken möchte. → Mit ihr gemeinsam überlegen, welche Form des Abschieds von der Gruppe für sie passen würde; ihr eventuell anbieten, eine SMS oder ein kurzes Telegramm zu formulieren statt eines Briefes.

#### Beispiele

»Liebe Lisa, liebe Irene, liebe Margarete, liebe Anna, lieber Fabian, lieber Norbert und lieber Paul,

Ladies first ... ich muss euch alle namentlich nennen, da ich euch sehr unterschiedlich erlebt habe und mich bei euch für Unterschiedliches bedanken möchte. Ich folge der heutigen Sitzordnung:

Bei dir, Lisa, bedanke ich mich für deine unverfrorene, freche Art. Kein Thema, das wir in die Gruppe einbrachten, war dir zu heftig, um nicht doch noch einen humorvollen Kommentar, eine witzige Antwort, eine ironische Ergänzung anzubringen. Wurde es in der Gruppe manchmal sehr schwer, konnten wir uns drauf verlassen, dass du mit deiner lockeren Art wieder Leichtigkeit in die Runde zaubertest. Um diese Gabe beneide ich dich sehr. Du bringst auch das nötige Feingefühl mit, sodass dein Humor nie dazu führte, dass sich jemand nicht ernst genommen fühlte.

Liebe Irene, du hast dafür gesorgt, dass uns nie die Themen ausgingen. Auf dich konnten wir uns verlassen. Vieles in deinem Leben ist sauschwer. Danke, dass du vieles davon mit uns geteilt hast. In einigem, was du gebracht hast, fand ich mich gut wieder. Du hast mir ermöglicht, viel zu lernen.

Margarete, dir danke ich für deine Genauigkeit. Wie oft hast du bei uns nachgefragt, weil dir etwas noch nicht ganz klar war. Wie oft hörten wir von dir: ›Sorry, das habe ich noch nicht ganz verstanden.‹ So hast du uns sehr dezent auf Widersprüche, auf Ungereimtheiten in unseren Erzählungen, in unseren Wahrnehmungen hingewiesen.

Liebe Anna, dir ist für deine dezente Zurückhaltung zu danken. Du zählst nicht zu den Gesprächigen. Anfangs wunderte ich mich, warum du in der Gruppe sitzt, wenn du kaum was von dir zeigen magst. Aber dann verstand ich: Deine Geschichte hat dich vorsichtig werden lassen. Und du bliebst dir treu. Allerdings: Wenn du was sagtest, hatte es immer Hand und Fuß. Du bist eine Frau weniger Worte, aber dafür umso bedeutsamerer Worte.

Lieber Fabian, so oft fand ich mich in deinen Schilderungen wieder. So oft dachte ich mir, ja, genauso empfinde ich auch, ja genauso geht es mir auch. Und dies, obwohl wir doch scheinbar so unterschiedlich sind: Ich homo und du hetero, ich Computerfuzzi und du Musiker. Wer wird mich in Zukunft so gut spiegeln, wenn es dich nicht mehr gibt, wenn sich die Gruppe auflöst?

Lieber Norbert, durch dich habe ich viel über Süchte gelernt. Anfangs dachte ich so wie deine Eltern: ein willensschwacher Mensch, der sich nicht im Griff hat. Ich durfte deine harten Kämpfe, deine Verzweiflung, deine Hoffnungslosigkeit hautnah miterleben. Oft dachte ich mir, wenn Norbert nicht aufgibt, dann darf ich – nur weil ich eine schwierige Trennung zu bewältigen habe – erst recht nicht aufgeben. Norbert, du hast mich immer wieder gelehrt, was Mut, Wille und Ausdauer bedeutet.

Lieber Paul, bis zum Schluss bist du mir fremd geblieben. Vieles, was dich beschäftigt, fällt nicht in mein ›Interessensgebiet‹. Wie dich andere wahrnehmen, wie du den Kontakt zu deinen erwachsenen Töchtern intensivieren kannst, wie du sozial verträglich

Gefühle ausdrücken kannst. Trotz dieser Fremdheit hast du dich für meine Themen, die dir vermutlich ähnlich fremd waren wie mir deine, interessiert, hast neugierig nachgefragt und immer wieder hast du mich überrascht mit deinen Rückmeldungen, die mich veranlassten, etwas anders oder noch mal neu zu betrachten.

Mein Kummer wegen der nicht gewollten Trennung ist nicht vorbei, aber euch habe ich es zu verdanken, dass die Wunde nicht mehr ohne Unterlass blutet. Ich blute seltener und wenn ich blute, bin ich besser bei der Wundversorgung. Dafür danke ich euch sehr.

Mit liebem Gruß

Oskar«

**Beschreibung der Methode in Anlehnung an**

Unterholzer, C. C. (2017): Es lohnt sich, einen Stift zu haben. Schreiben in der systemischen Therapie und Beratung. Heidelberg (Carl-Auer), S. 75–80.

## Idee Nr. 89: Abschlusswunschrunde für die anderen

**Beschreibung der Methode**

Jede Person spricht für jedes Gruppenmitglied einen Wunsch aus, mit dem sie sich verabschiedet.

**Varianten**

Statt eines Wunsches sprechen die Gruppenteilnehmer:innen eine Prognose für die anderen aus.

**Ziel der Methode**

- Hoffnung wecken
- Mut schöpfen
- Selbstwert stärken
- noch mal die gesamte Aufmerksamkeit der Gruppe erfahren

**Generische Prinzipien**

Energetisierungen ermöglichen und Veränderungsmotivation erhöhen; Symmetriebrechung ermöglichen; Re-Stabilisierung gewährleisten

**Dauer**
bis zu 30 Minuten

**Kritische Situationen**
Eine Teilnehmer:in spricht statt Wünschen oder Prognosen Befürchtungen aus. → Noch mal auf den Sinn der Übung hinweisen und andere aus der Gruppe um Mithilfe bitten.

**Beschreibung der Methode in Anlehnung an**
Die »Abschlusswunschrunde« durfte ich im Rahmen einer Fortbildung zur Multifamilientherapie bei Katja Scholz, langjährige Multifamilientherapeutin in der Familientagesklinik für Essgestörte des Universitätsklinikums Dresden, kennenlernen.

## Idee Nr. 90: Timeline zum Abschluss

**Beschreibung der Methode**
Die »Timeline zum Abschluss« ist eine gute Methode, um Lösungen zu verankern, sie ist körperlich spürbar und visuell wahrnehmbar. Ausführlich beschrieben wurde die Timeline in allgemeiner Verwendung bereits in Kapitel 3.2.

Beim Abschluss einer Gruppentherapie lässt sich die Timeline wie folgt nutzen: Die Gruppentherapeut:in legt zu Beginn in Anwesenheit der Gruppe eine Timeline mit den Themen der einzelnen Treffen und ergänzt sie mit Zeitangaben auf Moderationskarten, mit Symbolen und Bildkarten. Anschließend fügen die Teilnehmer:innen ihre Beobachtungen und Erfahrungen hinzu oder sie legen ihre eigene Timeline, die ebenfalls mit Symbolen und Bildkarten ergänzt wird, in unmittelbarer Nähe selbst. Die Gruppenmitglieder gehen über die Gegenwart – Abschluss der Gruppe – hinaus und legen noch ihre nächsten Schritte auf. Sie schreiten die Timeline dann gemeinsam mehrmals ab, um Geschafftes gut zu internalisieren.

**Varianten**
Herta Schindler schlägt statt linearer Strukturen wie der Timeline andere Formen wie Spiralen, Lebensuhr oder Baumscheiben vor, die

der zirkulären Idee der Systemischen Therapie eher entsprechen als die Linearität.

**Ziel der Methode**

- sich bewusst erinnern und zurückblicken
- Erreichtes wertschätzen

**Generische Prinzipien**

Energetisierungen ermöglichen und Veränderungsmotivation erhöhen; Symmetriebrechung ermöglichen; Re-Stabilisierung gewährleisten

**Erforderliches Material**

Seile in der Anzahl der Gruppenteilnehmer:innen, Symbole, Moderations- und Bildkarten

**Dauer**

ca. 40 Minuten

**Kritische Situationen**

Eine Teilnehmer:in erinnert sich nur an Schwieriges. → Wir bitten die Gruppe um Mithilfe, um Gelungenes zu erkennen.

**Beschreibung der Methode in Anlehnung an**

Asen, E. u. M. Scholz (2015): Praxis der Multifamilientherapie. Heidelberg (Carl-Auer), S. 103.

**Weiterführende Literatur**

Schindler, H. (2022): Sich selbst beheimaten. Grundlagen systemischer Biografiearbeit. Göttingen (Vandenhoeck & Ruprecht), S. 130–156.

## Idee Nr. 91: Komplimentendusche

**Beschreibung der Methode**

Alle machen allen Komplimente. Reihum machen die Gruppenteilnehmer:innen einander Komplimente. Nachdem eine Gruppenteilnehmer:in allen anderen Komplimente gemacht hat, ist die Person rechts von ihr an der Reihe, und so weiter. Je präziser die Beschreibungen sind, je konkreter die Komplimente, desto erfreulicher sind sie, desto eher sind sie annehmbar, desto nachhaltiger wirken sie.

- »Was finden Sie gut am anderen?«
- »Was fällt Ihnen positiv auf?«
- »Worum beneiden Sie den anderen?«
- »Was schätzen Sie an ihm?«
- »Welche gute Erfahrung haben Sie mit ihm gemacht?«

**Ziel der Methode**

- positive Rückmeldungen geben und erhalten
- genaues Beobachten üben
- wertschätzende Haltung fördern

**Generische Prinzipien**

Energetisierungen ermöglichen und Veränderungsmotivation erhöhen; Symmetriebrechung ermöglichen; Re-Stabilisierung gewährleisten

**Dauer**

je nach Gruppengröße zwischen 15 und 20 Minuten

**Kritische Situationen**

Einer Teilnehmer:in fällt keine positive Rückmeldung ein. → Die Gruppentherapeut:in springt ein und bittet die Gruppe um weitere positive Beobachtungen.

**Beschreibung der Methode in Anlehnung an**

Asen, E. u. M. Scholz (2015): Praxis der Multifamilientherapie. Heidelberg (Carl-Auer), S. 105.

**Weiterführende Literatur**

Schatzl, T. (2020): »Schau mal, was ich alles kann!« Ressourcenorientiertes Arbeiten in der Pädagogik. In: M. Schieche u. S. Schreiber (Hrsg.): Ins Tun kommen – Prozess- und ressourcenorientierte Tools der Systemischen Therapie. Das Lehrbuch für die Praxis. Stuttgart (Klett-Cotta), S. 312–331.

## Idee Nr. 92: Agora

**Beschreibung der Methode**

Die Agora war im antiken Griechenland der zentrale Platz einer Stadt, auf dem alle gesellschaftlich wichtigen Ereignisse stattfanden. Die Agora im therapeutischen Sinn ist ein für die Verabschiedungszeremonie von Gruppenmitgliedern gestalteter Ort. Meist wird eine Art Thron in der Mitte des Raumes platziert, der aufwendig geschmückt ist. Rund um den Thron stehen im Halbkreis die Sessel der Gruppenmitglieder. Abwechselnd setzen sich die Gruppenmitglieder auf den Thron. Wer dort Platz nimmt, dem gehört die Aufmerksamkeit der gesamten Gruppe. Zuerst spricht der, der gerade auf dem Thron sitzt:

- Was war wichtig für mich?
- Was nehme ich mit?
- Was lasse ich hier?
- Wofür bedanke ich mich bei der Gruppe?

Dann bezeugt die Gruppe die Veränderungen, die sie im Laufe der Gruppentherapie beim Gruppenmitglied miterleben durfte – hier bietet sich eine Outsider-Witness-Group an (siehe Kap. 3.2.2) an, ergänzt um eine Komplimentendusche. Das letzte Wort gehört aber der Throninhaber:in. Sie verabschiedet sich mit einem für sie wichtigen Satz, einem bleibenden Bild oder einem wichtigen Erlebnis in der Gruppe.

**Varianten**

Statt eines geschmückten Throns kann es auch lediglich ein Stuhl sein, der an einer prominenten Stelle des Raumes positioniert wird.

**Ziel der Methode**

- Veränderungen Bedeutung geben, sie würdigen und wertschätzen
- Selbstwirksamkeit stärken
- Lösungen verankern

**Generische Prinzipien**

Energetisierungen ermöglichen und Veränderungsmotivation erhöhen; Symmetriebrechung ermöglichen; Re-Stabilisierung gewährleisten

**Erforderliches Material**

ein Stuhl und Utensilien wie Tücher, Kerzen, Vasen, Blumen, um den Stuhl zu schmücken

**Dauer**

je nach Gruppengröße bis zu 60 Minuten

**Kritische Situationen**

- Einer Teilnehmer:in ist es unangenehm, im Mittelpunkt zu stehen. → Andere Teilnehmer:innen vorziehen, am Ende noch mal fragen, ob sie nicht doch auf dem Thron Platz nehmen will. Meist sind die Erfahrungen auf dem Thron so bewegend, dass auch »Schüchterne« den Thron dann nur mehr ungern verlassen.
- Einer Teilnehmer:in fällt nichts zu den vorgeschlagenen Fragen (»Was war wichtig für mich? Was nehme ich mit? Was lasse ich hier? Wofür bedanke ich mich bei der Gruppe?«) ein. → Sie soll entscheiden, wie sie sich von der Gruppe verabschieden will.

**Beschreibung der Methode in Anlehnung an**

Die Agora-Verabschiedung durfte ich im Rahmen meiner Poesie- und Bibliotherapie-Ausbildung in Zürich/Meilen bei Heidi Sprenger und Anja Nevanlinna kennenlernen.

## Idee Nr. 93: Goldene Sonne

**Beschreibung der Methode**

Dies ist eine schöne Übung für den Abschluss, aber auch eine gute Methode zur Aktivierung von Ressourcen (siehe auch Kap. 3.2.2). Jedes Gruppenmitglied erhält eine gelbe Scheibe, auf der sein Name steht. Alle erhalten Papierstreifen in der Anzahl der Gruppenmitglieder. Für jedes Gruppenmitglied schreiben die Teilnehmer:innen auf einen Streifen eine wertschätzende Rückmeldung. Die jeweiligen Sonnen werden auf Flipchart-Bögen geklebt, die Streifen im Kreis an die Scheibe des jeweiligen Gruppenmitglieds geheftet. Die Sonnen werden dann von den Teilnehmer:innen präsentiert und reflektiert:

- Wie kommen die Rückmeldungen bei mir an?
- Was freut mich ganz besonders?
- Wie werden die Komplimente weiterwirken?
- Etc.

**Varianten**

- Die Sonne ist eine häufige therapeutische Metapher. Herta Schindler verwendet sie als »Schreibsonne«: In die Mitte der Sonne wird ein zu bearbeitendes Thema geschrieben, die Strahlen werden mit Ideen oder Assoziationen zum Thema beschriftet.
- Eine Variante: Wir verwenden statt des farbigen Papiers Flipchart-Bögen. Wir zeichnen die Sonne auf, die Teilnehmer:innen schreiben rund um die Sonne im Kreis in Form von Strahlen Komplimente.
- Eine weitere Variante: Die Gruppenteilnehmer:innen erhalten gelbe Kartonstreifen in der Anzahl der Gruppenmitglieder, auf denen sie positive Erfahrungen mit den anderen notieren. Während sie sich im Raum bewegen, überreichen sie einander die Kartonstreifen. Am Ende legen sie ihre Strahlen vor sich auf den Boden, Rückfragen zu den Botschaften sind erlaubt.

**Ziel der Methode**

- Selbstwertstärkung
- Verankerung von Lösungen

**Generische Prinzipien**

Energetisierungen ermöglichen und Veränderungsmotivation erhöhen; Symmetriebrechung ermöglichen; Re-Stabilisierung gewährleisten

**Erforderliches Material**

farbiges Papier, Stifte, Klebstoff

**Dauer**

ca. 20 Minuten für die Gestaltung der goldenen Sonne, 20 Minuten für die gemeinsame Reflexionszeit

**Kritische Situationen**

Einer Teilnehmer:in fallen keine positiven Rückmeldungen ein. → Die Gruppentherapeut:in und die anderen Gruppenmitglieder springen ein.

**Beschreibung der Methode in Anlehnung an**

Kappeler, M. (Hrsg.): (2009): Mehr Power in die Gruppe. Praxis Teamarbeit. 141 Ideen zum Energietanken. Luzern (rex), S. 109.

Schatzl, T. (2020): »Schau mal, was ich alles kann!« Ressourcenorientiertes Arbeiten in der Pädagogik. In: M. Schieche u. S. Schreiber (Hrsg.): Ins Tun kommen – Prozess- und ressourcenorientierte Tools der Systemischen Therapie. Das Lehrbuch für die Praxis. Stuttgart (Klett-Cotta), S. 312–331.

Schindler, H. (2022): Sich selbst beheimaten. Grundlagen systemischer Biografiearbeit. Göttingen (Vandenhoeck & Ruprecht), S. 215.

## Idee Nr. 94: Rückenpost

**Beschreibung der Methode**

Die Gruppenmitglieder bekommen Moderationskarten in der Anzahl der Gruppenmitglieder. Sie werden eingeladen, durch den Raum zu gehen und sich ein letztes Mal in diesem Kontext zu begegnen. Die Gruppenleitung formuliert während des Herumschlenderns der Gruppenmitglieder ein paar Fragen:

- »Was wollen Sie der einen oder dem anderen aus der Gruppe noch mitgeben?«
- »Was schätzen Sie am anderen?«
- »Wofür möchten Sie sich bedanken?«
- »Was hat der eine oder die andere bei Ihnen Gutes ausgelöst?«
- »Welche Wünsche wollen Sie den anderen in der Gruppe noch mitgeben?«

Die Rückmeldungen für die Einzelnen werden jeweils auf eine Moderationskarte geschrieben. Die »Autor:innen« dürfen anonym bleiben oder die Moderationskarte mit Namen versehen. Die Moderationskarten werden anschließend mit einem Kreppklebeband auf dem Rücken der betreffenden Person angebracht. Sie werden nicht mehr besprochen, meist bewahren die Teilnehmer:innen die Rückmeldungen auf, da sie für schwierigere Zeiten hilfreich sein können.

**Varianten**

Statt der Moderationskarten kann auch ein Flipchart-Bogen an den Rücken geheftet werden, dort werden dann die Rückmeldungen draufgeschrieben.

**Ziel der Methode**

- den Selbstwert stärken
- Ressourcen und Lösungen verankern
- die Motivation für die Bewältigung weiterer schwieriger Themen im Leben erhöhen

**Generische Prinzipien**

Energetisierungen ermöglichen und Veränderungsmotivation erhöhen; Symmetriebrechung ermöglichen; Re-Stabilisierung gewährleisten

**Erforderliches Material**

Moderationskarten, Kreppklebeband, eventuell Flipchart-Papier, Stifte

**Dauer**

ca. 30 Minuten

**Kritische Situationen**

- Einer Teilnehmer:in fallen keine positiven Rückmeldungen ein. → Die Gruppentherapeut:in unterstützt.
- Eine Teilnehmer:in fühlt sich durch eine anonyme Rückmeldung verletzt. → Klärung versuchen.

**Beschreibung der Methode in Anlehnung an**

Schatzl, T. (2020): »Schau mal, was ich alles kann!« Ressourcenorientiertes Arbeiten in der Pädagogik. In: M. Schieche u. S. Schreiber (Hrsg.): Ins Tun kommen – Prozess- und ressourcenorientierte Tools der Systemischen Therapie. Das Lehrbuch für die Praxis. Stuttgart (Klett-Cotta), S. 312–331.

## Idee Nr. 95: Pokalübung

**Beschreibung der Methode**

Bei den bisherigen Feedbackübungen waren stets die Rückmeldungen an Gruppenteilnehmer:innen im Fokus. Bei der Pokalübung geht es jetzt um »Selbstlob«. Der Pokal wird reihum weitergereicht, jedes Gruppenmitglied, das den Pokal in der Hand hält, teilt den anderen mit, warum es ihn überreicht bekommen hat, warum es ihn verdient hat.

**Varianten**

Statt des Pokals kann auch eine Medaille verwendet werden.

**Ziel der Methode**

- Ressourcen erkennen, aktivieren, stärken und wertschätzen
- Selbstwert stärken

**Generische Prinzipien**

Energetisierungen ermöglichen und Veränderungsmotivation erhöhen; Symmetriebrechung ermöglichen; Re-Stabilisierung gewährleisten

**Erforderliches Material**

Pokal oder Medaille

**Dauer**

je nach Gruppengröße ca. 20 Minuten

**Kritische Situationen**

Jemand fällt nichts zu sich ein, was er erwähnenswert findet. → Die Gruppe um Vorschläge bitten.

**Beispiele**

»Mir wurde der Pokal überreicht, weil ich viele neue Ideen in die Gruppe einbringen konnte.«

»Ich habe den Pokal bekommen, weil ich einige wichtige Ideen, die in der Gruppe entstanden sind, umsetzen konnte.«

»Den Pokal habe ich erhalten, weil ich trotz vieler Rückschläge, den Mut zum Weitergehen nicht verloren habe.«

**Beschreibung der Methode in Anlehnung an**
Die Pokalübung durfte ich im Rahmen einer Fortbildung zur Multifamilientherapie bei Katja Scholz, langjährige Multifamilientherapeutin in der Familientagesklinik für Essgestörte des Universitätsklinikums Dresden, kennenlernen.

## Idee Nr. 96: Bewegtes Feedback

**Beschreibung der Methode**
Die Gruppenmitglieder stehen im Kreis. Eine Teilnehmer:in gibt Feedback zur Gruppe ab. Wer zustimmt, macht einen oder mehrere Schritte nach vorne – je nachdem, wie sehr die Person zustimmt. Wenn sie von dem Feedback überzeugt ist, geht sie bis zur Kreismitte. Wenn sie mit Vorbehalt zustimmt, macht sie einen eher kleinen Schritt nach vorne. Wenn sie nicht zustimmt, bleibt sie stehen, und wenn sie vom Gegenteil überzeugt ist, macht sie einen Schritt nach hinten, hinaus aus dem Kreis. Nachdem alle ihre Schritte gesetzt haben, gibt ein anderes Gruppenmitglied sein Feedback, seine Rückmeldung ab. Wieder reagieren die anderen mit Schritten nach vorne, nach hinten oder indem sie stehen bleiben.

**Varianten**
Statt des Kreises und der Schritte kann man die Zustimmung noch deutlicher in vier Ecken verorten. Jede Ecke im Raum steht für eine bestimmte Position: ich stimme hundertprozentig zu, ich stimme zu, ich bin unentschlossen, ich sehe das anders. Sinnvoll ist es, die vier Ecken mit den vier Positionen zu kennzeichnen. Je nach Feedback stellen sich die Teilnehmer:innen in eine der vier Ecken.

**Ziel der Methode**

- Rückmeldungen abgeben
- Erreichtes in Bewegung ausdrücken
- Erreichtes körperlich spürbar machen

**Generische Prinzipien**

Re-Stabilisierung gewährleisten

**Erforderliches Material**

vier A4-Blätter

**Dauer**

je nach Gruppengröße 15 bis 20 Minuten

**Kritische Situationen**

Einer Teilnehmer:in fällt kein Feedback ein. → Die Gruppe springt ein und hilft aus.

**Beispiele**

- »Die Gruppentherapie war eine gut investierte Zeit.«
- »Wichtiges kam zur Sprache.«
- »Ich konnte Wichtiges mitnehmen.«
- »Die anderen Gruppenteilnehmer:innen waren für mich eine wichtige Ressource.«
- »Das Gruppenklima war wertschätzend und haltgebend.«
- »Ich konnte mich in der Gruppe gut öffnen.«
- »Aufkeimende Konflikte konnten gut bearbeitet werden.«

**Beschreibung der Methode in Anlehnung an**

Das Bewegte Feedback durfte ich im Rahmen einer Fortbildung zum »Ich schaff's-Coach« mit Thomas Hegemann, Facharzt für Kinder- und Jugendpsychiatrie und langjähriger systemischer Therapeut, Coach und Organisationsberater in München, kennenlernen.

## Idee Nr. 97: Fünf-Finger-Feedback

### Beschreibung der Methode

Auf ein A4-Blatt zeichnen die Teilnehmer:innen den Umriss ihrer Hand.

- In den Daumen schreiben sie, was ihnen an der Gruppe gut gefallen hat, was sie hilfreich und sinnvoll fanden.
- Im Zeigefinger wird notiert, was sie gelernt haben, was sie bemerkenswert fanden.
- Der Mittelfinger steht für »Da sehe ich Verbesserungspotenzial«.
- Der Ringfinger enthält wichtige Eindrücke oder das, was die Teilnehmer:in von den Treffen mitnehmen konnte.
- Im kleinen Finger wird notiert, was zu kurz kam. In der Handfläche ist noch freier Raum für »Das möchte ich noch hinzufügen«.

Nach dem Ausfüllen der Hand werden die Rückmeldungen in der Gruppe ausgetauscht.

### Varianten

Anstatt die Teilnehmer:innen selbst die Hand zeichnen zu lassen, kann die Gruppentherapeut:in bereits gezeichnete Skizzen überreichen.

### Ziel der Methode

- Evaluation des Gruppengeschehens
- Sammeln von Verbesserungsideen
- Resümee ziehen
- Verankern von Lösungen

### Generische Prinzipien

Re-Stabilisierung gewährleisten

### Erforderliches Material

A4-Papier in der Anzahl der Gruppenteilnehmer:innen, Stifte

### Dauer

ca. 10 Minuten zum Ausfüllen, 20 Minuten für den Austausch im Plenum

**Kritische Situationen**

Es kommt von einem Gruppenmitglied ausschließlich negative Kritik. → Sich bedanken und nachfragen, was es stattdessen gebraucht hätte und was es verunmöglicht hat, es im Laufe der Gruppentherapie zu äußern.

**Beschreibung der Methode in Anlehnung an**

Peischer, A. (2023): Versuchen Sie's mal mit Schreiben. Ein effektives Werkzeug für Coaching, Beratung und Erwachsenenbildung. Heidelberg (Carl-Auer), S. 197.

## Idee Nr. 98: Vier-Ecken-Feedback

**Beschreibung der Methode**

In den vier Ecken des Raumes stehen vier Pinnwände. Auf jeder findet sich eine Frage:

1) Was nehme ich mit?
2) Was lasse ich hier?
3) Was ist mir zu meinem Thema klar geworden?
4) Wo will ich noch genauer hinschauen?

Die Fragen werden im Plenum vorgestellt, die Teilnehmer:innen erhalten je vier Moderationskarten und werden eingeladen, zu jeder Frage eine oder mehrere Antworten aufzuschreiben und an der jeweiligen Pinnwand zu befestigen. Anschließend schlendert die Gruppe durch den Raum, sieht sich die Rückmeldungen an und stellt – wo notwendig – Fragen.

**Varianten**

Statt der Pinnwände können auch Flipchart-Bögen aufgehängt werden, an denen die Teilnehmer:innen ihre Moderationskarten befestigen.

**Ziel der Methode**

- Resümee ziehen
- Lösungen verankern
- sich über nächste Schritte klar werden

**Generische Prinzipien**

Re-Stabilisierung gewährleisten

**Erforderliches Material**

Pinnwände oder Flipchart-Bögen, Moderationskarten, Stifte und Kreppklebeband

**Dauer**

max. 20 Minuten für die Beantwortung der Fragen und das Befestigen der Moderationskarten an den Pinnwänden und 20 Minuten Reflexion im Plenum

**Kritische Situationen**

Einer Teilnehmer:in fällt nichts ein. → Wir bitten die Gruppe um Unterstützung: Was haben Sie an Entwicklung und Veränderung beim Gruppenmitglied erlebt?

**Beschreibung der Methode in Anlehnung an**

Budziat, R. u. H. R. Kuhn (2021): Gruppen und Teams professionell beraten und leiten. Handbuch Gruppendynamik für die systemische Praxis. Göttingen (Vandenhoeck & Ruprecht), S. 307 f.

## Idee Nr. 99: Koffer packen

**Beschreibung der Methode**

Für den therapeutischen Prozess wird häufig die Metapher der Reise verwendet. Für jede Reise müssen Koffer gepackt werden, oder ein Rucksack, eine Reisetasche. Wir können diese Metapher auch folgendermaßen verwenden: Die Gruppentherapie bildet die Vorbereitungszeit für die Reise, diese Vorbereitungszeit ist zu Ende, jetzt beginnt die Rückreise ins Leben. Wir müssen packen und uns fragen:

- Was nehmen wir mit auf die Reise?
- Was lassen wir zurück?
- Was brauchen wir nicht (mehr), was brauchen wir unbedingt.

Wir sammeln neue Fähigkeiten, neue Einsichten und Erkenntnisse, neue Ideen ein, da wir sie auch in Zukunft brauchen werden, wenn neue Herausforderungen auf uns zukommen. Wir überreichen den Klient:innen ein großes Blatt Papier mit dem Umriss eines Koffers und bitten sie, all das, was sie mitnehmen wollen, in den Koffer zu legen – sprich, in den Umriss des Koffers zu schreiben. Die Koffer werden anschließend in der Gruppe noch mal ausgepackt, vielleicht finden andere Gruppenmitglieder noch Wichtiges, das mitgenommen werden sollte.

**Varianten**

Statt der Skizze eines Koffers können wir richtige Reisetaschen verwenden. Die Gruppenteilnehmer:innen werden beim vorletzten Termin gebeten, zum Abschluss eine Reisetasche oder einen Beutel mitzubringen, um die Schätze der Gruppentherapie zu heben und mitzunehmen. Wir bitten alle, auf Moderationskarten Fähigkeiten und Fertigkeiten zu notieren, die sie bei sich und den anderen im Laufe der Gruppentherapie entdeckt haben. Die Moderationskarten werden vorgelesen, überreicht und in den Reisetaschen sorgfältig aufbewahrt.

**Ziel der Methode**

- Gelungenes festhalten
- Lösungen und Fortschritte verankern
- Erreichtes visuell darstellen
- Wertschätzung erfahren
- den Therapieprozess beenden

**Generische Prinzipien**

Energetisierungen ermöglichen und Veränderungsmotivation erhöhen; Symmetriebrechung ermöglichen; Re-Stabilisierung gewährleisten

**Erforderliches Material**

großes Blatt mit dem Umriss eines Koffers, bunte Stifte, Moderationskarten

**Dauer**

ca. 30 Minuten für das Packen, 20 Minuten für die Reflexion im Plenum

**Kritische Situationen**

Eine Klient:in ist sehr unmotiviert und findet nichts, was sie mitnehmen möchte. → Die Gruppe um Rückmeldungen zum Veränderungsprozess der Klient:in bitten.

**Beschreibung der Methode in Anlehnung an**

Sowa, M. (2022a): Intervention 79: Abschiedskoffer. In: R. B. Hanswille (Hrsg.): Systemische Therapie mit Kindern, Jugendlichen und ihren Familien. 88 Interventionen für die Praxis. Heidelberg (Carl-Auer), S. 372–375.

## Idee Nr. 100: Nächster Schritt nach der Gruppentherapie

**Beschreibung der Methode**

Die Methode »Meine nächsten Schritte« kam im Kapitel »Lösungsaktivierung« bereits vor (Kap. 3.2.4). Damals ging es um die nächsten Schritte, welche die Gruppenmitglieder im Rahmen der Gruppentherapie setzen wollen. Nun – am Ende der Gruppentherapie – geht es um den nächsten Schritt, der nach dem Ende des therapeutischen Prozesses ansteht. In einer Einzelarbeit überlegen die Gruppenmitglieder, wie dieser nächste konkrete Schritt aussehen kann und was es braucht, um ihn setzen zu können. Der nächste Schritt wird auf Moderationskarten geschrieben, die die Gruppenmitglieder dann vorlesen. Die Zuhörer:innen fragen neugierig nach, entwickeln Ideen, wie der nächste Schritt gut gelingen könnte, was es dafür brauchen würde und wie das jeweilige Gruppenmitglied sich Unterstützung holen könnte. Wenn die Übung »Meine nächsten Schritte« Teil der Gruppentherapie war, ist es sinnvoll, noch mal zu überprüfen, was aus den damals gefassten Vorsätzen geworden ist, was davon jetzt – am Ende der Therapie angelangt – noch aktuell ist, welche Schritte hinter einem liegen und wie es möglich war, sie zu gehen. Eventuell unterstützt der Blick zurück für den nächsten Schritt nach vorne.

**Ziel der Methode**

- den nächsten Schritt konkretisieren
- Ressourcen für die Zeit nach der Therapie aktivieren
- Hoffnung wecken und stärken
- den nächsten Schritt visuell verankern

**Generische Prinzipien**

Energetisierungen ermöglichen und Veränderungsmotivation erhöhen; Symmetriebrechung ermöglichen; Re-Stabilisierung gewährleisten

**Erforderliches Material**

buntes A4-Papier, Scheren und Stifte

**Dauer**

ca. 15 Minuten für den Entwurf des nächsten Schrittes, 20 Minuten Austausch im Plenum

**Kritische Situationen**

Eine Teilnehmer:in hat noch keine genauen Vorstellungen vom nächsten möglichen Schritt. → Die anderen Gruppenteilnehmer:innen fragen, ob sie Ideen dazu haben.

**Beschreibung der Methode in Anlehnung an**

Sowa, M. (2022b): Intervention 80: Mein nächster Schritt (Fußabdruck). In: R. B. Hanswille (Hrsg.): Systemische Therapie mit Kindern, Jugendlichen und ihren Familien. 88 Interventionen für die Praxis. Heidelberg (Carl-Auer), S. 376–378.

## Idee Nr. 101: Glücksmomente

**Beschreibung der Methode**

Die Teilnehmerinnen suchen nach schönen Gruppenmomenten und wählen dafür eine Metapher. Michelle Sowa schlägt einen Regenbogen vor (Sowa 2022d, S. 382), aber es kann auch ein Blumenstrauß, eine Landkarte, ein Bündel Luftballone, Seifenblasen oder ein See mit Fischen sein. Die Teilnehmer:innen werden eingeladen, die für sie passende Metapher auf einen großen Bogen Papier zu zeichnen und die Glücksmomente kurz und knapp zu beschreiben. Die Bilder werden im Raum aufgehängt, wir gehen von Bild zu Bild und bitten die »Künstler:in«, uns ihre Metapher zu erklären und die dazugehörenden Glücksmomente zu schildern.

### Varianten

In der Mitte des Stuhlkreises steht der »Glückskorb«. Die Teilnehmer:innen erhalten Papierstreifen, auf denen sie ihre »Gruppen-Glücksmomente« festhalten und dann in den Korb legen. Die Gruppentherapeut:in holt den Korb aus der Mitte und liest die Glücksmomente vor. Wer will, darf ergänzen, weiter ausholen, den Glücksmoment detaillierter beschreiben.

### Ziel der Methode

- den Fokus auf Gelungenes verschieben
- den Blick auf Ausnahmen lenken
- Wertschätzung ermöglichen
- Ressourcen stärken

### Generische Prinzipien

Energetisierungen ermöglichen und Veränderungsmotivation erhöhen; Symmetriebrechung ermöglichen; Re-Stabilisierung gewährleisten

### Erforderliches Material

ein Bogen Papier und Buntstifte oder Wachskreiden, Papierstreifen, Korb

### Dauer

20 Minuten Gestaltungszeit, 30 Minuten für den Austausch im Plenum

### Kritische Situationen

Jemand findet keine Glücksmomente. → Einladen, sich die Glücksmomente kleiner vorzustellen, z. B. zu erfahren, dass mehrere Menschen genau zuhören und nachfragen oder dass einer Teilnehmer:in auffällt, wie entspannt das Gruppenmitglied wirkt.

### Beschreibung der Methode in Anlehnung an

Sowa, M. (2022d): Intervention 82: Glücksmomente. In: R. B. Hanswille (Hrsg.): Systemische Therapie mit Kindern, Jugendlichen und ihren Familien. 88 Interventionen für die Praxis. Heidelberg (Carl-Auer), S. 382–384.

# Dank

Meinem Mann Helmut Luger für seinen Zuspruch, meiner Schwester Ruth Unterholzer für ihre verlässliche Recherchearbeit und für ihre mentale Unterstützung, Claus Erhart für den wunderbaren Schreibort in Nizza, dem Verlag für seine jahrelange Begleitung und nicht zuletzt meinen Klient:innen für ihr Vertrauen, aber auch für die Bereitschaft, mir Texte und Bilder für dieses Buch zur Verfügung zu stellen, sowie den vielen hier namentlich nicht Genannten, die mich durch ihr Nachfragen motiviert haben, dieses Buch fertigzustellen.

# Literatur


Abel, A. (2013): Gesammeltes – Methoden – Arbeitsformen – Anregungen. Verfügbar unter: https://www.schulentwicklung.nrw.de/materialdatenbank/material/view/4849 [25.8.2025].

Akdeniz, R. (2021): Karl Tomm's internalized other interviewing: From theory to practice. Fort Lauderdale, Nova Southeastern University (Dissertation). Verfügbar unter: https://nsuworks.nova.edu/cgi/viewcontent.cgi?article=1083&context=shss_dft_etd [9.1.2026].

Andersen, T. (1996): Das Reflektierende Team: Dialoge und Dialoge über die Dialoge. Dortmund (modernes lernen Borgmann).

Arning, C. (2022): Intervention 11: Bedeutende Szenen. In: R. B. Hanswille (Hrsg.): Systemische Therapie mit Kindern, Jugendlichen und ihren Familien. 88 Interventionen für die Praxis. Heidelberg (Carl-Auer), S. 124–127.

Asen, E. u. M. Scholz (2015): Praxis der Multifamilientherapie. Heidelberg (Carl-Auer).

Balikçi-Schmidt, A. (2022): Intervention 72: Ressourcen in der Krise. In: R. B. Hanswille (Hrsg.): Systemische Therapie mit Kindern, Jugendlichen und ihren Familien. 88 Interventionen für die Praxis. Heidelberg (Carl-Auer), S. 346–347.

Baumeister, C. (2001): Die »Familienskulptur« als Baustein gruppentherapeutischen Arbeitens. *Psychotherapie im Dialog* 2(1): 78–81.

Beaudoin, M. N. (2024): Individualismus und sozialer Aktionismus in der Narrativen Therapie. Über das »bevorzugte Selbst« hinausgehen. *systeme. Interdisziplinäre Zeitschrift für systemtheoretisch orientierte Forschung und Praxis in den Humanwissenschaften* 38 (1): 19–29.

Bierbaum-Luttermann, H. (2023): Hypnotherapeutische Teilearbeit mit Handpuppen und Alltagsrequisiten wie Bohnen, Becher und Papier. (Unveröffentl. Manuskript f. Seminarteilnehmer:innen am Institut für Systemische Therapie, Wien).

Bleckwedel, J. (2011): Systemische Therapie in Aktion. Kreative Methoden in der Arbeit mit Familien und Paaren. Göttingen (Vandenhoeck & Ruprecht), 3. Aufl.

Bleß, M. u. D. Wagner (2019): Agile Spiele kurz & gut. Heidelberg (O'Reilly).

Borcsa, M. u. I. Daure (Hrsg.) (2025): Genogramme. Ein Handbuch für die systemische Praxis und Forschung. Göttingen (Vandenhoeck & Ruprecht).

Borst, U. et al. (2022): Methodentheorie und Wirkfaktoren. In: R. Hanswille (Hrsg.): Basiswissen Systemische Therapie. Gut vorbereitet in die Prüfung. Göttingen (Vandenhoeck & Ruprecht), S. 79–106.

Brauer, S. (2025): 37 systemische Methoden für Beratung, Coaching, Therapie. Paderborn (Junfermann).

Brem, A. u. S. Brem (2019): Die Kreativ-Toolbox für Unternehmen. Ideen generieren und innovatives Denken fördern. Stuttgart (Schäffer-Poeschel), S. 167.

Broda, M. (2017): Lösungsorientierte Techniken. Die Wunder- oder 5-Jahres-Frage. *Psychotherapie im Dialog* 4: 12–13.

Budziat, R. u. H. R. Kuhn (2021): Gruppen und Teams professionell beraten und leiten. Handbuch Gruppendynamik für die systemische Praxis. Göttingen (Vandenhoeck & Ruprecht).

Caby, A. u. F. Caby (2011): Die kleine Psychotherapeutische Schatzkiste. Teil 2. Dortmund (Borgmann).

Conen, M. L. (2007): Ressourcenorientierung als therapeutische Grundhaltung. Salvador Minuchin zum 85. Geburtstag. *Familiendynamik* 32 (1): 41–54.

Crone, I. (2018): Das vorige Jetzt. Familienrekonstruktion in der Praxis. Heidelberg (Carl-Auer).

Denborough, D. (2017): Geschichten des Lebens neu gestalten. Göttingen (Vandenhoeck & Ruprecht).

De Shazer, S. u. Y. Dolan (2008): Mehr als ein Wunder. Heidelberg (Carl-Auer).

Dießner, H. (2009): Gruppendynamische Übungen & Spiele. Ein Praxishandbuch. Paderborn (Junfermann).

Eickhorst, A. u. A. Röhrbein (2019): Systemische Methoden in Familienberatung und -therapie. Göttingen (Vandenhoeck & Ruprecht).

Feucht, J. (2022): Intervention 9: Zielaufstellung »Leuchtturm«. In: R. B. Hanswille (Hrsg.): Systemische Therapie mit Kindern, Jugendlichen und ihren Familien. 88 Interventionen für die Praxis. Heidelberg (Carl-Auer), S. 117–119.

Frohn, E. (2022): Intervention 18: Ein Haufen Probleme – wortwörtlich. In: R. B. Hanswille (Hrsg.): Systemische Therapie mit Kindern, Jugendlichen und ihren Familien. 88 Interventionen für die Praxis. Heidelberg (Carl-Auer), S. 147–148.

Furman, B. (2021): Probleme in Fähigkeiten verwandeln. Lösungsfokussierte Therapie mit Kindern als Gemeinschaftsaufgabe im Ich schaff's!-Programm. In: C. Klein u. B. Furman (Hrsg.): Die Kraft des Miteinander. Innovative Methoden der Netzwerk- und Gemeinschaftsarbeit in Familien, Therapie, Schule und Beratung. Heidelberg (Carl-Auer), S. 193–202.

Genazino, W. (2003): Ein Regenschirm für diesen Tag. München (Hanser).

Geyerhofer, S. (2017): Internalisieren von Lösungen. Oder: Was tun am Ende einer erfolgreichen Psychotherapie? *systeme* 31 (2): 265–291.

Geyerhofer, S., J. Ebmer u. K. Pucandl (2004): Systemische Therapie und die Zufriedenheit der KlientInnen. *systeme* 18(2): 114–132.

Geyerhofer, S. u. Y. Komori (1999): Die Integration poststrukturalistischer Modelle in der Kurzzeittherapie. *Systeme* 13(2): 130–143.

Geyerhofer, S. u. C. Unterholzer (2003): »Meine Symptome aus dem Mund eines anderen.« Ehemalige KlientInnen als Ressource in der Psychotherapie. *systeme* 17 (1): 47–65.

Groß, A. (2012): Die Bowen'sche Familiensystemtheorie. Eine Einführung in Theorie und Praxis. *Kontext* 43 (1): 4–21.

Grünauer, E. (2021): Skulptur-Arbeit: Beziehungen gestalten, systemisch, mehrperspektivisch. In: M. Schieche u. S. Schreiber (Hrsg.): Ins Tun kommen – Prozess- und ressourcenorientierte Tools der Systemischen Therapie. Das Lehrbuch für die Praxis. Stuttgart (Klett-Cotta), S. 113–144.

Haken, H. u. G. Schiepek (2006): Synergetik in der Psychologie. Göttingen (Hogrefe).

Haley, J. (1978): Problem-solving therapy: New strategies for effective family therapy. New York/Hagerstown/San Francisco/London (Harpers Colophon Books).

Hammel, S. (2022): Hypnosystemische Therapie. Ein Handbuch für die Praxis. Stuttgart (Klett-Cotta).

Hansen, H. (2019): A–Z der Interventionen in Gruppen. Flipchart-Tools für Beratung, Supervision und Teamentwicklung. Stuttgart (Klett-Cotta).

Hanswille, R. B. (2011): Ressourcenorientierte systemische Traumatherapie. In: A. Lenz (Hrsg.): Empowerment. Handbuch für die ressourcenorientierte Praxis. Tübingen (dgvt), S. 339–362.

Hanswille, R. B. (2022a): Techniken und Interventionen in der Systemischen Therapie – Ein Überblick. In: R. B. Hanswille (Hrsg.): Basiswissen Systemische Therapie. Gut vorbereitet in die Prüfung. Göttingen (Vandenhoeck & Ruprecht), S. 303–336.

Hanswille, R. B. (Hrsg.) (2022b): Systemische Therapie mit Kindern, Jugendlichen und ihren Familien. 88 Interventionen für die Praxis. Heidelberg (Carl-Auer).

Hanswille, R. B. u. A. Kissenbeck (2014): Systemische Traumatherapie. Konzepte und Methoden für die Praxis. Heidelberg (Carl-Auer).

Hargens, J. (1998): Wenn man hinschaut, reflektiert auch die Einwegscheibe? In: J. Hargens u. A. von Schlippe (Hrsg.): Das Spiel mit Ideen. Dortmund (Borgmann), S. 211–224.

Haun, M. et al. (2024): Das Helm Stierlin Institut (hsi) Heidelberg. Zu unserem Aus- und Weiterbildungsinstitut. *Familiendynamik* 49 (2): 164–167.

Hennecke, C. (2022): Ein inspirierendes Wir – Systemisch-lösungsorientierte Gruppenpsychotherapie als Ressource für persönliche Entwicklung. In: C. C. Unterholzer u. H. Gröger (Hrsg.): Handbuch der systemischen Gruppentherapie. Ansätze, Methoden, Zielgruppen, Störungsbilder. Heidelberg (Carl-Auer), S. 91–103.

Hickey, B. (2023): Wie die Familie unser Leben bestimmt – Genogramm und systemische Aufstellungen. Heidelberg (Carl-Auer).

Hildebrand, B. (2018): Genogrammarbeit für Fortgeschrittene. Vom Vorgegebenen zum Aufgegebenen. Heidelberg (Carl-Auer).

Hochstrat, I. (2022a): Intervention 47: Kompetenzbaum aus Tauen/Seilen. In: R. B. Hanswille (Hrsg.): Systemische Therapie mit Kindern, Jugendlichen und ihren Familien. 88 Interventionen für die Praxis. Heidelberg (Carl-Auer), S. 264–267.

Hochstrat, I. (2022b): Intervention 73: Skalierungsarbeit mit einem Seil. In: R. B. Hanswille (Hrsg.): Systemische Therapie mit Kindern, Jugendlichen und ihren Familien. 88 Interventionen für die Praxis. Heidelberg (Carl-Auer), S. 348–351.

Hochstrat, I. (2022c): Intervention 74: Timeline-Tau. In: R. B. Hanswille (Hrsg.): Systemische Therapie mit Kindern, Jugendlichen und ihren Familien. 88 Interventionen für die Praxis. Heidelberg (Carl-Auer), S. 352–355.

Imber-Black, E., J. Roberts u. R. A. Whiting (Hrsg.) (2015): Rituale in Familien und Familientherapie, Heidelberg (Carl-Auer).

Institut für Systemische Therapie (2008): Ana Ex. Wie die Magersucht siegt und wie sie scheitert [DVD]. Heidelberg (Carl-Auer).

Institut für Systemische Therapie (2011): Morton Mies. Wie die Depression siegt und wie sie scheitert [DVD]. Heidelberg (Carl-Auer).

Institut für Systemische Therapie (2013): Vreni Shizzo. Wie die Schizophrenie siegt und wie sie scheitert [DVD]. Heidelberg (Carl-Auer).

Institut für Systemische Therapie (2016): Ronni Rocket. Wie das ADHS siegt und wie es scheitert [DVD]. Heidelberg (Carl-Auer).

Institut für Systemische Therapie (2020): Paula Panic & Fred Force. Wie die Angst und der Zwang siegen und wie sie scheitern [DVD]. Heidelberg (Carl-Auer).

Jaffé, A. (2022): Unerhörtes hörbar machen – Musik als Resonanzraum in der hypno-systemischen Gruppenmusiktherapie. In: C. C. Unterholzer u. H. Gröger (Hrsg.): Handbuch der systemischen Gruppentherapie. Ansätze, Methoden, Zielgruppen, Störungsbilder. Heidelberg (Carl-Auer), S. 143–153.

James, T. u. W. Woodsmall (1991): Time Line. NLP-Konzepte. Paderborn (Junfermann).

Jänike, W. (2014): Das Beziehungsrad. In: S. Fliegel u. A. Kämmerer (Hrsg.): Psychotherapeutische Schätze I. 101 bewährte Übungen und Methoden für die Praxis. Tübingen (dgvt), S. 37.

Kappeler, M. (Hrsg.) (2009): Mehr Power in die Gruppe. Praxis Teamarbeit. 141 Ideen zum Energietanken. Luzern (rex).

Kleve, H. (2011): Aufgestellte Unterschiede. Systemische Aufstellung und Tetralemma in der Sozialen Arbeit. Heidelberg (Carl-Auer).

Krämer, M. u. A. Herr (2022): Ohne Körper und Berührung geht es nicht! Körperpsychotherapeutische Gruppen im hypnosystemischen Kontext. In: C. C. Unterholzer u. H. Gröger (Hrsg.): Handbuch der systemischen

Gruppentherapie. Ansätze, Methoden, Zielgruppen, Störungsbilder. Heidelberg (Carl-Auer), S. 154–163.
Kuhnert, T. (2022): Intervention 4: Arbeit mit Bodenankern. In: R. B. Hanswille (Hrsg.): Systemische Therapie mit Kindern, Jugendlichen und ihren Familien. 88 Interventionen für die Praxis. Heidelberg (Carl-Auer), S. 94–98.
Lambert, M. J. (1992): Implications of outcome research for psychotherapy integration. In: J. C. Norcross a. M. R. Goldfried (eds.): Handbook of psychotherapy integration. New York (Basic Books), p. 94–129.
Lambert, M. J. a. A. E. Bergin (1994): The effectiveness of psychotherapy. In: A. E. Bergin a. S. L. Garfield (eds.): Handbook of psychotherapy and behavior change. New York (Wiley), pp. 143–189.
Lauterbach, M. (2011): Wie Salz in der Suppe. Aktionsmethoden für den beraterischen Alltag. Heidelberg (Carl-Auer).
Levold, T. (2014): Der Stellenwert von Tools und Methoden. In: T. Levold u. M. Wirsching (Hrsg.): Systemische Therapie und Beratung – das große Lehrbuch. Heidelberg (Carl-Auer), S. 220–223.
Lingau-Carduck, A. (2022): Intervention 69: Vertrautheit finden und Vertrauen schenken: In: R. B. Hanswille (Hrsg.): Systemische Therapie mit Kindern, Jugendlichen und ihren Familien. 88 Interventionen für die Praxis. Heidelberg (Carl-Auer), S. 335–339.
Ludewig, K. (2002): Leitmotive systemischer Therapie. Stuttgart (Klett-Cotta).
Ludewig, K. (2009) Zum Störungsbegriff der systemischen Therapie und ein kurzes Update vorweg. Verfügbar unter: www.kurtludewig.de/allg-Texte.htm#Dr [2.3.2026].
Martel, Y. (2001): Schiffbruch mit Tiger. Frankfurt/M. (Fischer).
McGoldrick, M. (2007): Wieder heimkommen. Auf der Spurensuche in Familiengeschichten. Genogrammarbeit und Mehrgenerationen-Perspektive in der Familientherapie. Heidelberg (Carl-Auer).
Minuchin, M. (1980): Familie und Familientherapie. Theorie und Praxis struktureller Familientherapie. Freiburg im Breisgau (Lambertus).
Minuchin, S. a. H. C. Fishman (1981): Family therapy techniques. Cambridge, MA (Harvard University Press).
Minuchin, S. a. M. P. Nichols (1993): Family healing tales of hope and renewal from family therapy. New York (Free Press).
Molan-Grinner, S. et al. (2017): Die AST-Studie II. Gestaltung und Rezeption des Reflektierenden Teams im Kontext der Ambulanten Systemischen Therapie (AST). *Systemische Notizen* 4 (17): 4–21.
Moreno, J. L. (1972): Psychodrama. New York (Beacon House).
Müller, J. (2022): Narrative Praxis: Was geschieht im Gespräch? In: O. Jakob et al. (Hrsg.): Narrative Praxis. Ein Handbuch für Beratung, Therapie und Coaching. Göttingen (Vandenhoeck & Ruprecht), S. 150–164.

Myerhoff, B. (1982): Life history among the elderly: Performance, visibility and remembering. In: J. Ruby (ed.): A crack in the mirror: Reflexive perspective in anthropology. Philadelphia (University of Pennsylvania Press), pp. 99–117.

Myerhoff, B. (1986): Life not death in Venice: It's second life. In: V. Turner a. E. Bruner (eds.): The anthropology of experience. Chicago (University of Illinois Press), pp. 261–286.

Ncube, N. (2006): The tree of life project: Using narrative ideas in work with vulnerable children in Southern Africa. *International Journal of Narrative Therapy and Community Work* (1): 3–16. Verfügbar unter: https://narrativetherapycentre.com/wp-content/uploads/2020/12/Tree-of-Life-by-Ncazelo-Ncube-2006.pdf [16.3.2026].

Nguyen, H. a. E. Grafsky (2016): The use of ecomaps to explore sexual and gender diversity in couples. *Journal of Family Psychotherapy* 27(4): 308–314.

Nichols, M. a. J. Colapinto (2017): Enactment in structural family therapy. In: J. Lebow, A. Chambers a. D. Breunlin (eds.) (2017): Encyclopedia of couple and family therapy. Cham (Springer Edition), pp. 1–4.

Nicolai, L. (2018): Zeitlinienarbeit. In: K. von Sydow u. U. Borst (Hrsg.): Systemische Therapie in der Praxis. Weinheim/Basel (Beltz), S. 245–253.

Ochs, M. u. J. Schweitzer (Hrsg.) (2012): Handbuch Forschung für Systemiker. Göttingen (Vandenhoeck & Ruprecht).

Peischer, A. (2023): Versuchen Sie's mal mit Schreiben. Ein effektives Werkzeug für Coaching, Beratung und Erwachsenenbildung. Heidelberg (Carl-Auer).

Penn, P. u. M. Frankfurt (1996): Dialogische Räume. Schreiben, Vielstimmigkeit, narrative Vielfalt und Teilnehmertexte. *Familiendynamik* 21(2): 183–202.

Rechenberg-Winter, P. u. R. Haußmann (2015): Arbeitsbuch Kreatives und biografisches Schreiben. Gruppen leiten. Göttingen (Vandenhoeck & Ruprecht).

Rechenberg-Winter, P. u. A. Randow-Ruddies (2017): Poesietherapie in der systemischen Praxis. Interventionen für die Einzel-, Paar-, Familien- und Gruppentherapie. Göttingen (Vandenhoeck & Ruprecht).

Reich, K. (2003) (Hrsg.): Systemaufstellung. Verfügbar unter: www.methodenpool.uni-koeln.de [3.8.2025].

Reiners, B. (2022): Warum man besser keine Techniken anwendet – ein Schmähgedicht gegen originelle und sichtbare Interventionen. In: R. B. Hanswille (Hrsg.): Systemische Therapie mit Kindern, Jugendlichen und ihren Familien. 88 Interventionen für die Praxis. Heidelberg (Carl-Auer), S. 35–40.

Rohr, D. (2023): Systemisch lehren – Lernen begleiten. Ein Lehr- und Praxishandbuch für die Erwachsenenbildung. Heidelberg (Carl-Auer).

Röhrbein, A. (2021): Und das ist noch nicht alles. Systemische Biografiearbeit. Heidelberg (Carl-Auer).

Rufer, M. (2013): Erfasse komplex, handle einfach: Systemische Psychotherapie als Praxis der Selbstorganisation – ein Lernbuch. Göttingen (Vandenhoeck & Ruprecht).

Satir, V. (1996): Selbstwert und Kommunikation. Familientherapie für Berater und zur Selbsthilfe. München (Pfeiffer).

Satir, V. u. M. Baldwin (2004): Familientherapie in Aktion. Paderborn (Junfermann).

Satir, V. et al. (2011): Das Satir-Modell. Familientherapie und ihre Erweiterung. Paderborn (Junfermann).

Schatzl, T. (2020): »Schau mal, was ich alles kann!« Ressourcenorientiertes Arbeiten in der systemischen Pädagogik. In: M. Schieche u. S. Schreiber (Hrsg.): Ins Tun kommen. Prozess- und ressourcenorientierte Tools der Systemischen Therapie. Das Lehrbuch für die Praxis. Stuttgart (Klett-Cotta), S. 312–331.

Schieche, M. (2020): Vom Problem zur Lösung: Reframing und Fragetechniken. In: M. Schieche u. S. Schreiber (Hrsg.): Ins Tun kommen – Prozess- und ressourcenorientierte Tools der Systemischen Therapie. Das Lehrbuch für die Praxis. Stuttgart (Klett-Cotta), S. 33–48.

Schieche, M. u. S. Schreiber (Hrsg.) (2020): Ins Tun kommen. Prozess- und ressourcenorientierte Tools der Systemischen Therapie. Das Lehrbuch für die Praxis. Stuttgart (Klett-Cotta).

Schiepek, G., H. Eckert u. B. Kravanja (2013): Grundlagen systemischer Therapie und Beratung. Psychotherapie als Förderung von Selbstorganisationsprozessen. Göttingen (Hogrefe).

Schiepek, G., F. Krüger u. H. Eckert (2001): Nichts ist praktischer als eine gute Theorie. Das systemische Projekt als wissenschaftliche Herausforderung. *Kontext* 32 (4): 265–289.

Schindler, H. (2022): Sich selbst beheimaten. Grundlagen systemischer Biografiearbeit. Göttingen (Vandenhoeck & Ruprecht).

Schlippe, A. von u. J. Schweitzer (2016): Lehrbuch der systemischen Therapie und Beratung, Bd. I u. II. Göttingen (Vandenhoeck & Ruprecht).

Schmidt, G. (2003): Wer bin ich, und wenn ja, wie viele. Hypnosystemische Utilisationskonzepte für die Arbeit mit der inneren Familie [CD-ROM]. Mühlheim (Auditorium Netzwerk).

Schmidt, G. (2011): Einführung in die hypnosystemische Therapie und Beratung. Heidelberg (Carl-Auer).

Schmidt, G. (2022a): Die Gruppe als Kompetenztreibhaus – Zur hypnosystemischen Gruppenpsychotherapie. In: C. C. Unterholzer u. H. Gröger (Hrsg.): Handbuch der systemischen Gruppentherapie. Ansätze, Methoden, Zielgruppen, Störungsbilder. Heidelberg (Carl-Auer), S. 64–79.

Schmidt, G. (2022b): Produktinformationen und Fokus auf Muster des Gelingens – Typische Interventionsschritte hypnosystemischer Gruppentherapie. In: C. C. Unterholzer u. H. Gröger (Hrsg.): Handbuch der systemischen Gruppentherapie. Ansätze, Methoden, Zielgruppen, Störungsbilder. Heidelberg (Carl-Auer), S. 116–142.

Schützenberger, A. (2002): Oh, meine Ahnen! Wie das Leben unserer Vorfahren in uns wiederkehrt. Heidelberg (Carl-Auer).

Schwab, J. (2022): Intervention 24: Zukunftscollage. In: R. B. Hanswille (Hrsg.): Systemische Therapie mit Kindern, Jugendlichen und ihren Familien. 88 Interventionen für die Praxis. Heidelberg (Carl-Auer), S. 171–174.

Schweitzer, J. (2006): Elterliche Sorgen lindern. Zeitlinien und Sprechchöre im Elterncoaching. In: C. Tsirigotis, A. von Schlippe u. J. Schweitzer (Hrsg.): Coaching für Eltern. Heidelberg (Carl-Auer), S. 233–241.

Schweitzer, J. u. M. Ochs (2012): »Forschung für Systemiker« oder »systemisch forschen«? Unser Buchtitel als erkenntnistheoretisches Problem und forschungspraktische Herausforderung. In: M. Ochs u. J. Schweitzer (Hrsg.): Handbuch Forschung für Systemiker. Göttingen (Vandenhoeck & Ruprecht), S. 17–68.

Schwing, R. u. A. Fryszer (2018): Systemisches Handwerk. Werkzeug für die Praxis. Göttingen (Vandenhoeck & Ruprecht).

Selvini Palazzoli, M. (1998): Magersucht. Von der Behandlung einzelner zur Familientherapie. Stuttgart (Klett-Cotta).

Selvini Palazzoli, M., L. Boscolo u. G. Cecchin (1981): Hypothetisieren – Zirkularität – Neutralität: Drei Richtlinien für den Leiter der Sitzung. *Familiendynamik* 6 (2): 123–139.

Selvini Palazzoli, M. et al. (1979): Gerade und ungerade Tage. Eine ritualisierte Verschreibung in der Familientherapie. *Familiendynamik* 4 (2): 138–147.

Simon, F. B. u. H. Stierlin (1999): Die Sprache der Familientherapie. Stuttgart (Klett-Cotta).

Sowa, M. (2022a): Intervention 79: Abschiedskoffer. In: R. B. Hanswille (Hrsg.): Systemische Therapie mit Kindern, Jugendlichen und ihren Familien. 88 Interventionen für die Praxis. Heidelberg (Carl-Auer), S. 372–375.

Sowa, M. (2022b): Intervention 80: Mein nächster Schritt (Fußabdruck). In: R. B. Hanswille (Hrsg.): Systemische Therapie mit Kindern, Jugendlichen und ihren Familien. 88 Interventionen für die Praxis. Heidelberg (Carl-Auer), S. 376–378.

Sowa, M. (2022c): Intervention 81: Handwerker gesucht! In: R. B. Hanswille (Hrsg.): Systemische Therapie mit Kindern, Jugendlichen und ihren Familien. 88 Interventionen für die Praxis. Heidelberg (Carl-Auer), S. 379–381.

Sowa, M. (2022d): Intervention 82: Glücksmomente. In: R. B. Hanswille (Hrsg.): Systemische Therapie mit Kindern, Jugendlichen und ihren

Familien. 88 Interventionen für die Praxis. Heidelberg (Carl-Auer), S. 382–384.
Sparrer, I. (2004): Wunder, Lösungen und System. Lösungsfokussierte Systemische Strukturaufstellungen für Therapie und Organisationsberatung. Heidelberg (Carl-Auer).
Sparrer, I. (2016): Systemische Strukturaufstellungen. Theorie und Praxis. Heidelberg (Carl-Auer).
Sparrer, I. u. M. Varga von Kibéd (2003): Ganz im Gegenteil. Tetralemmaarbeit und andere Grundformen Systemischer Strukturaufstellungen – für Querdenker und solche, die es werden wollen. Heidelberg (Carl-Auer).
Sparrer, I. u. M. Varga von Kibéd (2014): SySt und die Parts Party nach Satir [4 DVDs]. Aachen (FerrariMedia).
Stempel, J. (2022): Intervention 41 – Skalierung. In: R. B. Hanswille (Hrsg.): Systemische Therapie mit Kindern, Jugendlichen und ihren Familien. 88 Interventionen für die Praxis. Heidelberg (Carl-Auer), S. 242–244.
Stiegler, G. (2013): Der Zauberladen. Psychodrama trifft auf Magic. *Zeitschrift für Psychodrama und Soziometrie* 12: 71–80.
Sydow, K. von u. U. Borst (Hrsg.) (2018): Systemische Therapie in der Praxis [Buch u. DVD]. Weinheim/Basel (Beltz).
Tomm, K. (2018): Die Fragen des Beobachters. Schritte zu einer Kybernetik zweiter Ordnung in der systemischen Therapie. Heidelberg (Carl-Auer).
Tomm, K. (2025): Interviewing the internalized other and the distributed self. *Family Process* (64) 1: e70025.
Tschuschke, V. (2010): Gruppen- versus Einzeltherapie – Setting und Wirkfaktoren. In: V. Tschuschke (Hrsg.): Gruppenpsychotherapie. Von der Indikation bis zu Leitungstechniken. Stuttgart/New York (Thieme), S. 13–17.
Ubben, B. (2013): Verhaltenstherapeutische Selbsterfahrung. Weinheim/Basel (Beltz).
Unterholzer, C. C. (2017): Es lohnt sich, einen Stift zu haben. Schreiben in der systemischen Therapie und Beratung. Heidelberg (Carl-Auer), 2. Aufl. 2025.
Unterholzer, C. C. (2018): Externalisieren von Problemen. In: K. von Sydow u. U. Borst (Hrsg.): Systemische Therapie in der Praxis. Weinheim/Basel (Beltz), S. 302–308.
Unterholzer, C. C. (2021): Selbstwirksam schreiben. Wege aus der Rat- und Rastlosigkeit. Heidelberg (Carl-Auer), 2. Aufl. 2023.
Unterholzer, C. C. u. H. Gröger (Hrsg.) (2022): Handbuch der systemischen Gruppentherapie. Ansätze, Methoden, Zielgruppen, Störungsbilder. Heidelberg (Carl-Auer).
Unterholzer, C. C. u. A. Just (2019) (Hrsg.): Wie Symptome siegen und wie sie scheitern. Zur Wirksamkeit und zum Einsatz der DVDs Ana Ex,

Morton Mies, Vreni Shizzo und Ronni Rocket. Ein Handbuch. Heidelberg (Carl-Auer).
Wagner, E. u. U. Russinger (2016): Emotionsbasierte systemische Therapie. Intrapsychische Prozesse verstehen und behandeln. Stuttgart (Klett-Cotta).
Walter, J. u. J. Peller (1994): Lösungsorientierte Kurzzeittherapie. Dortmund (modernes lernen Borgmann).
Watkins, J. u. H. Watkins (2003): Ego-States. Theorie und Therapie. Ein Handbuch. Heidelberg (Carl-Auer).
Westmeyer, H. (1979): Die rationale Rekonstruktion einiger Aspekte psychologischer Praxis. In: H. Albert u. K. H. Stapf (Hrsg.): Theorie und Erfahrung. Beiträge zur Grundlagenproblematik in den Sozialwissenschaften. Stuttgart (Klett), S. 139–161.
White, M. (2005): Das Wiedereingliedern der verlorenen Beziehung bei erfolgreicher Trauerarbeit. *systhema* 18(1): 5–15.
White, M. (2010): Landkarten der narrativen Therapie. Heidelberg (Carl-Auer).
White, M. u. D. Epston (1998): Die Zähmung der Monster. Der narrative Ansatz in der Familientherapie. Heidelberg (Carl-Auer).
Wienands, A. (2003): Zur Verwendung der systemischen Familienskulptur in der Arbeitsweise von Peggy Papp, Virginia Satir sowie Fred und Bunny Duhl. *Zeitschrift für systemische Therapie* 22 (3): 155–169.
Yalom, D. I. (2010): Theorie und Praxis der Gruppenpsychotherapie. Stuttgart (Klett-Cotta).

# Alphabetisches Verzeichnis der Ideen

## Über die Autorin

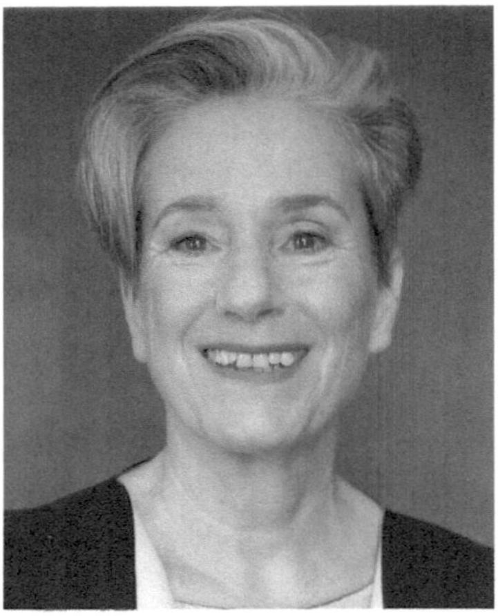

*Carmen C. Unterholzer,* Dr. phil., Psychotherapeutin (systemische Einzel-, Paar-, Familien und Gruppenpsychotherapie), Supervisorin und Coach am Institut für Systemische Therapie (IST), Wien, Lehrtherapeutin und Lehrsupervisorin der Österreichischen Arbeitsgemeinschaft für Systemische Therapie und Studien (ÖAS), Wien. Weiterbildung in Hypnotherapie (bei Jeffrey Zeig nach Milton H. Erickson) und in Poesie- und Bibliotherapie. Lehrtätigkeit an den Universitäten Wien, Klagenfurt und Innsbruck und an verschiedenen pädagogischen Hochschulen. Veröffentlichungen u. a.: *Es lohnt sich, einen Stift zu haben. Schreiben in der systemischen Therapie und Beratung* (2. Aufl. 2025), *Selbstwirksam schreiben* (2. Aufl. 2023); Herausgeberin von *Handbuch der systemischen Gruppentherapie* (2022; zus. mit Herbert Gröger).

Eia Asen | Emma Moris | Noël Pommepuy

# Systemische Multifamilientherapie

## Konzepte und Interventionen

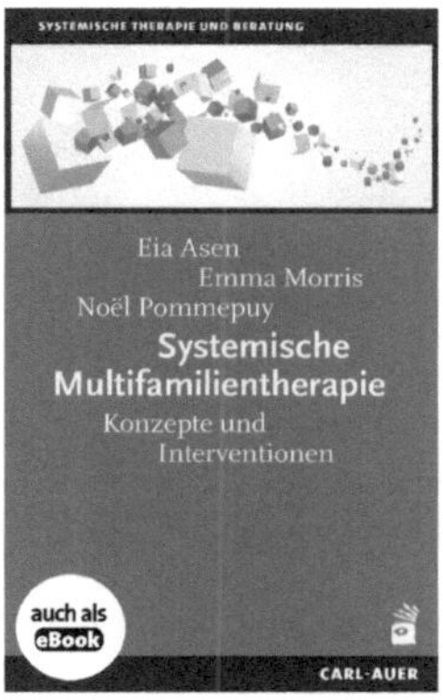


Aus dem Englischen
von Eia Asen

*306 Seiten, Kt, 2026*
*ISBN 978-3-8497-0590-9*

Die Arbeit mit Gruppen kann langen Wartelisten entgegenwirken und den Beteiligten zudem die Erkenntnis vermitteln, dass andere Menschen mit ähnlichen Problemen zu kämpfen haben. Daraus resultieren häufig eine verbesserte Selbstreflexion und gegenseitige Unterstützung. Die Multifamilientherapie (MFT) verstärkt diesen Effekt noch, weil nicht Einzelpersonen aufeinandertreffen, sondern ganze Familien. Familiäre Dynamiken, die mit den jeweiligen Problemen verbunden sind, können dort konkret beobachtet und direkt angesprochen werden.

In den letzten Jahren haben zahlreiche neue MFT-Projekte dazu beigetragen, dass sich der Multifamilienansatz stetig weiterentwickelt. Dieses Buch gibt einen detaillierten Überblick. Darüber hinaus stellt es Prinzipien und Ziele der MFT sowie vielfältige Techniken und Anwendungen in den verschiedenen Bereichen der psychischen Gesundheitsversorgung, der Kinder- und Jugendhilfe und der schulischen Betreuung vor. Besondere Beachtung finden die aktive Förderung von Mentalisierungsprozessen sowie der Umgang mit kultureller Vielfalt und Diskriminierung. Einen zentralen Teil des Buchs bilden die vielen praktischen Übungen, die bei der Multifamilienarbeit eingesetzt werden können.

**Carl-Auer Verlag • www.carl-auer.de**

Fabian Schneider

# Systemische Gruppentherapie mit Jugendlichen

## Eine multimethodische Kombination mit Ego-State- und Körperpsychotherapie

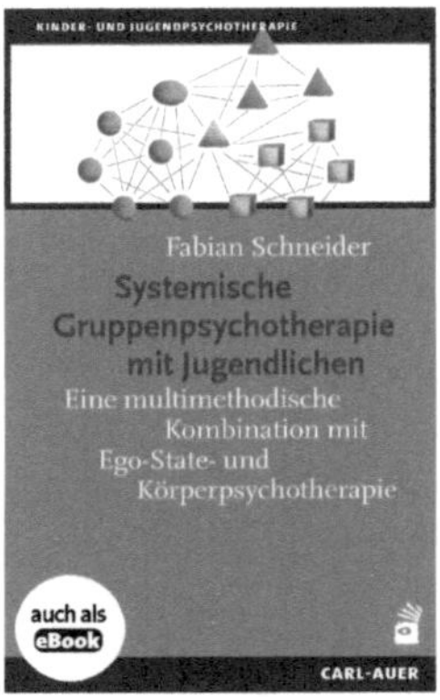


Mit einem Vorwort
von Wilhelm Rotthaus

*219 Seiten, 16 Abb., Kt, 2025*
*ISBN 978-3-8497-0602-9*

In der ambulanten Psychotherapie mit Jugendlichen wird selten in Gruppen gearbeitet. Dabei spricht vieles für dieses Setting: Die Wirksamkeit ist für viele Störungsbilder erwiesen, der organisatorische Aufwand überschaubar und die kassenärztliche Anerkennung gewährleistet. Was es braucht, ist ein breites Repertoire an flexibel einsetzbaren therapeutischen Methoden. Fabian Schneider stellt ein störungsübergreifendes Modell für die lösungsorientierte Gruppenpsychotherapie mit Jugendlichen vor. Es zeichnet sich zum einen durch klassische systemische Aspekte aus: Auftragsklärung gemeinsam mit Jugendlichen und Eltern; regelmäßige Eltern-, Familien- und Geschwistergespräche; Vielfalt der Perspektiven. Zum anderen integriert es Techniken aus der Ego-State-Therapie und der Körperpsychotherapie. Auf der Seite der Jugendlichen unterscheidet sich die Gruppenarbeit vom Einzelsetting u. a. durch gegenseitiges Lernen sowie durch die Erfahrung von Solidarität und eigener Kompetenz im Kontakt mit anderen. Intensive Beziehungen zu Gleichaltrigen – eine zentrale Entwicklungsaufgabe der Adoleszenz – werden in der Gruppentherapie gefördert und schaffen die Voraussetzung für die künftige Autonomie der Jugendlichen. Ausführliche Fallbeispiele illustrieren die Struktur einer multimodalen Gruppensitzung.

*„Sehr praxisnah mit vielen konzeptionellen und methodischen Ideen und Anregungen ist das Buch eine Schatzkiste für alle, die sich für systemische Gruppentherapie interessieren. Die Ideen, Anregungen, Übungen, Fallbeispiele sind Inspiration und Ermunterung für die eigene Praxis."*

Reinert Hanswille

**Carl-Auer Verlag • www.carl-auer.de**